PIFUKE JIBING ZHENDUAN YU
ZHILIAO FANGFA

皮肤科疾病诊断与治疗方法

辛德辉　主编

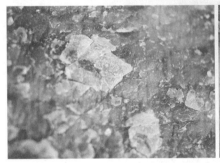
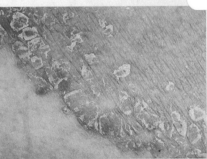

中国纺织出版社有限公司

图书在版编目（CIP）数据

皮肤科疾病诊断与治疗方法 / 辛德辉主编. -- 北京：
中国纺织出版社有限公司，2021.8
ISBN 978-7-5180-8772-3

Ⅰ．①皮…　Ⅱ．①辛…　Ⅲ．①皮肤病—诊疗　Ⅳ.
①R751

中国版本图书馆CIP数据核字（2021）第160452号

责任编辑：樊雅莉　　责任校对：高　涵　　责任印制：王艳丽

中国纺织出版社有限公司出版发行
地址：北京市朝阳区百子湾东里A407号楼　邮政编码：100124
销售电话：010—67004422　传真：010—87155801
http://www.c-textilep.com
中国纺织出版社天猫旗舰店
官方微博 http://weibo.com/2119887771
唐山玺诚印务有限公司印刷　各地新华书店经销
2021年8月第1版第1次印刷
开本：889×1194　1/16　印张：11.5
字数：334千字　定价：78.00元

编　委　会

前　言

　　皮肤是人体最大的器官，与人体所处的外界环境直接接触，对维持人体内环境稳定极其重要。同时，皮肤还与机体其他系统或脏器之间存在着紧密联系，皮肤异常表现常为机体内部某些病变的"窗口"。因此，皮肤病学是临床医学的重要内容，是一门涉及面广、整体性和直观性强的学科。本书结合近几年来国内外皮肤病的新进展，又总结了较丰富的临床实践，对皮肤科医师正确掌握临床诊疗规律和充分运用所学的知识解决临床上复杂的现象提供重要的参考和学习价值。

　　本书重点介绍皮肤科常见疾病的病因、临床表现、诊断治疗、预防等内容，并总结了皮肤肿瘤的新型治疗途径和方法。全书内容取材新颖、图文并茂，具有科学性、完整性、启发性、多样性等特点。

　　全书在编写过程中，参考、借鉴了相关文献资料，谨此向相关作者和出版者表示真诚的感谢。由于本书在编写过程中时间紧迫，难免有疏漏和欠妥之处，欢迎各位同仁及广大读者提出宝贵意见。

编　者
2021 年 5 月

目　　录

第一章

皮肤病的基本治疗方法

第一节　皮肤病的内用药物疗法

一、抗组胺药物

（一）概述

1. 抗组胺药分类

大部分第一代药物镇静作用较强，可能同时阻断了自主受体。而第二代 H_1 受体拮抗药进入中枢神经系统较少，镇静作用较弱。此外，尚有第三代 H_1 受体拮抗药。

2. 抗组胺药作用机制

（1）抑制血管渗出和减少组织水肿：用于血管神经性水肿、荨麻疹、湿疹等效果较好。

（2）抑制平滑肌收缩：用于支气管哮喘、过敏性胃肠痉挛等效果较差。但与肾上腺素有一定的协同作用。哌啶及羟嗪类药物兼有抗 5-羟色胺的作用，有一定解痉作用。

（3）镇痛麻醉作用：与某些麻醉药结构相似，有些能够止痛、镇痒。2% 的苯海拉明配成油膏或霜剂治疗痒症也有效。

（4）抗胆碱作用：与东莨菪碱及阿托品相似，有制止分泌、扩张支气管、弛缓胃肠平滑肌的作用，有时也可加速心率，部分患者用后有口干等不良反应。

3. 抗组胺药临床应用

（1）变态反应：Ⅰ型变态反应性疾病，如变态反应性机制引发的荨麻疹、血管性水肿、特应性皮炎、过敏性休克、药疹等。Ⅱ型、Ⅳ型变态反应疗效及确切机制不明。

（2）非变态反应：①由组胺释放剂引起的荨麻疹、血管性水肿、药疹等。②物理性荨麻疹及其他非变态反应原因引起的荨麻疹。③非变态反应性虫咬反应。

（3）止痒：减轻急性接触性皮炎和虫咬皮炎的瘙痒、水肿和灼热感及瘙痒性皮肤病和伴有瘙痒的各种皮肤病的瘙痒症状。止痒确切机制及疗效不明，或为镇静或嗜睡作用，或为抗 5-羟色胺等炎症介质作用。全身用药以缓解瘙痒时，其作用有限。

（4）用于除皮肤病外的其他疾病：赛庚啶（12 mg/d）可治疗胆汁淤积型肝炎的严重瘙痒，改善类癌综合征患者的皮肤潮红和腹泻等症状；曲尼斯特可预防和治疗瘢痕疙瘩和肥大性瘢痕（成年人 60 mg/d，儿童酌减），还可治疗肉芽肿性唇炎和皮肤结节病（300 mg/d，连服 3 个月）。东莨菪碱和某些第一代 H_1 受体拮抗药是最有效的预防晕动症的药物，如果与麻黄碱或安非他明合用，可增强此作用。最有效的抗组胺药是苯海拉明和异丙嗪。六氢吡啶类（赛克力嗪和美可洛嗪）对晕动症的预防也有重要作用，有人认为可有效预防晕动症的抗组胺制剂，对梅尼埃病也有效。

4. 不良反应

约 25% 的 H_1 受体拮抗药都有不良反应，但不同个体反应不同。

（1）镇静作用：最常见，嗜睡突出，乙醇胺类和吩噻嗪类镇静作用更明显，其他类型的嗜睡作用较轻，大多数个体在连续投用 H_1 受体拮抗药数天后镇静作用有所改善；其他有头晕、耳鸣、运动失调、视物模糊、复视。有时中枢神经系统的作用可以是刺激性，主要为神经质、易怒、失眠和发抖。

（2）胃肠道症状：是第二个最常见的不良反应，尤其是乙二胺类抗组胺药。患者主要表现为食欲减退、恶心、呕吐、上腹部不适、腹泻、便秘，进食时服用可减轻这些症状。

（3）抗胆碱能作用：有黏膜干燥、排尿困难、尿潴留、尿痛、尿频、阳痿的不良反应，主要见于乙醇胺类、吩噻嗪类和哌嗪类抗组胺药。

（4）其他不良反应：不常见的不良反应有头痛、喉头发紧、针刺感和麻木感。静脉用药可出现暂时性低血压。皮肤反应很少见，有湿疹样皮炎、荨麻疹、瘀斑、固定性药疹和光敏性。也可发生急性中毒，尤其是儿童，主要表现有幻觉、共济失调、运动失调、手足徐动症和惊厥，抗胆碱能作用为皮肤发红、皮肤温度升高、脉搏变细。

5. 注意事项

（1）致敏：如被 H_1 受体拮抗药致敏，再次用药或相关的化合物可产生湿疹样皮炎，有些 H_1 受体拮抗药外用可引起接触性皮炎。

（2）其他：肝、肾功能障碍者慎用，高空作业者、驾驶员、飞行员禁用。老年人服用后发生痴呆或头晕的概率较成年人高。

6. 药物相互作用

当 H_1 受体拮抗药与具有中枢神经系统抑制作用的乙醇或其他药物联用时，可加重其抑制作用。患者饮酒或与中枢抑制药合用时，可增强抗组胺药物的作用，故应调整剂量。吩噻嗪类抗组胺药可阻止肾上腺素的血管加压作用。服用单胺氧化酶抑制药的患者，禁用 H_1 受体拮抗药。本类药物与糖皮质激素同时使用，可降低后者的疗效。

（二）第一代 H_1 受体拮抗药

1. 作用和用法

所有的 H_1 受体拮抗药都是稳定的胺类。

第一代 H_1 受体拮抗药（表 1-1）除了抗组胺作用外，还有镇静、抗胆碱能活性、局部麻醉、止吐和抗运动病的作用。有些 H_1 受体拮抗药（如阿扎他定）可抑制肥大细胞释放炎性介质。

表 1-1　常用第一代 H_1 受体拮抗药

药名	特点	用法
（1）烷基胺类 氯苯那敏	有的药物可有中枢兴奋作用的倾向	4 mg，每日 3 次；肌内注射，10 mg；儿童 0.35 mg/（kg·d）
（2）乙醇胺类 苯海拉明 茶苯海明 吡苯甲醇胺	有较强的镇静作用和抗毒蕈碱样胆碱作用	25～50.0 mg，每日 3 次；儿童 1～2 mg/（kg·d） 50 mg，每日 3 次 25～50 mg，每日 2～3 次；儿童 2 mg/（kg·d）
（3）乙二胺类 美吡拉敏 曲吡那敏	有中等强度的镇静作用，可引起胃不适和过敏反应	25～50 mg，每日 3 次 25 mg，每日 3 次
（4）哌啶类 赛庚啶	中度镇静，抗 5-羟色胺活性	2～4 mg，每日 3 次
（5）哌嗪类 羟嗪 去氯羟嗪 美克洛嗪	具有镇吐作用	25～50 mg，每日 3 次；儿童（>6 岁）50～100 mg/d 25～50 mg，每日 3 次 25 mg，每日 1～2 次

药名	特点	用法
（6）吩噻嗪类 异丙嗪	有明显的抗毒蕈碱样胆碱作用及镇吐作用，可引起镇静和光敏感反应	12.5～50 mg，每日 3 次；肌内注射或静脉注射，每次 25～50 mg；儿童 0.5～1.0 mg/（kg·d）

2. 药动学

H_1 受体拮抗药口服后通过胃肠吸收，服药后 30 分钟可起效，1～2 小时达最大效果，可持续 4～6 小时，有的能持续较长时间。如成年人口服溴苯吡胺、氯苯那敏和羟嗪，作用可超过 20 小时。在儿童中，氯苯那敏的血清半衰期较短，但在老年人中，其半衰期较长。在原发性胆汁性肝硬化患者中，羟嗪的半衰期延长，而在肝病患者中，药动学可能有改变。H_1 受体拮抗药是通过肝细胞色素 P_{450} 系统代谢的。服药后 24 小时内由尿完全排泄。

（三）第二代 H_1 受体拮抗药

1. 优点

与第一代 H_1 受体拮抗药相比，其优点是：①不易通过血-脑屏障，因其为厌脂活性，可防止其通过血-脑屏障，它们对 H_1 受体的作用仅限于外周神经。而且对非 H_1 受体的亲和力非常低。不产生或仅产生轻微嗜睡作用，对神经系统的影响较小。②口服后很快吸收，非索非那定、氯雷他定和西替利嗪在胃肠道吸收很好，口服药物后 1～2 小时血药浓度即可达峰值。多在肝内代谢，由肾或消化道排泄。③仅有很小或无抗胆碱能作用。④作用时间较长。阿司咪唑半衰期长达 18～20 天。与之相比，特非那定的半衰期较短（4.5 小时）。⑤服用方便，每日 1 次。由于它们的化学结构互不相同，其药动学和临床效果也不完全相同。

2. 剂量、不良反应

见表 1-2。

表 1-2　第二代 H_1 受体拮抗药

药物	剂量	起效	禁忌	体重增加	严重不良反应
特非那定	60 mg，2 次/天	数小时	与咪唑类抗真菌药（酮康唑、伊曲康唑）或大环内酯类抗生素还能同时用	有	室性心律失常、尖端扭转性心动过速
阿司咪唑	10 mg/d	起效慢，数天	空腹服药	明显	同上
西替利嗪	10 mg/d	30 分钟		有	低镇静性而不是真正的无嗜睡性抗组胺药
阿伐斯汀	8 mg	0.5 小时			
氮䓬斯汀	4 mg	4 小时			
依巴斯汀	10 mg	1 小时			
非索非那定	60 mg	2 小时			—
氯雷他定	10 mg/d	数小时	—	有	
地氯雷他定	5 mg/d	—			
咪唑斯汀	10 mg/d	2 小时			

3. 常用第二代 H_1 受体拮抗药

（1）特非那定。

1）作用：口服后 2 小时达血药浓度高峰，不易透过血－脑屏障，无抗胆碱活性。可用于急慢性荨麻疹、特应性皮炎、虫咬皮炎、湿疹等。也可用于皮肤瘙痒症和肝病性瘙痒（可与考来烯胺合用）。

2）用法：成年人及 12 岁以上儿童用量为 60 mg，2 次/天；6 ~ 12 岁每次 30 mg，2 次/天。该药偶有头痛、头晕、倦怠、口干、多汗或胃肠不适，高剂量或同肝细胞色素 P_{450} 酶抑制药合用，可引起 Q-T 间期延长，导致心律失常，甚至心搏骤停及猝死。有致胎儿致畸或死亡的不良反应，妊娠期和哺乳期妇女禁用，1997 年 4 月 FDA 停止其在美国市场出售。

（2）阿司咪唑。

1）作用：口服一段时间后停药，其抗组胺作用可持续 2 ~ 3 周。用于急慢性荨麻疹、皮肤划痕症、特应性皮炎。

2）用法：成年人与 12 岁以上儿童每日每次用 10 mg；6 ~ 12 岁儿童 5 mg，1 次/天，6 岁以下儿童按 0.2 mg/（kg·d）给药。宜餐前 1 小时或空腹服用。不良反应有长期服用食欲和体重增加。超量服用或与抑制 CYP3A4 同工酶的药物并用偶可引起严重心脏反应，孕妇应避免使用。美国 FDA 已向世界警告，其在美国不再批准使用。

（3）西替利嗪。

1）作用：有直接抑制嗜酸性粒细胞聚集的功能，并可抑制缓激肽及血小板活性因子的作用，但不引起嗜酸性粒细胞脱颗粒。适用于荨麻疹、特应性皮炎、虫咬皮炎、嗜酸性脓疱性毛囊炎、银屑病。

2）用法：推荐用量为 10 mg，1 次/天，不良反应有轻中度嗜睡、疲乏、注意力不集中，无心脏毒性。

（4）左西替利嗪：为西替利嗪的左旋体，对 H_1 受体的亲和力为西替利嗪的 2 倍。药理作用、适应证及注意事项同西替利嗪。成年人及 6 岁以上儿童用法为 5 mg，1 次/天。

（5）氯雷他定。

1）作用：属高强效和安全的外周 H_1 受体拮抗药，可减少肥大细胞释放介质，还可抑制白细胞介素和白三烯的形成。无中枢镇静作用和抗胆碱能等不良反应。对心脏钾通道抑制作用极低，不易导致心脏 Q-T 间期延长，安全性好。适应证为急性或慢性荨麻疹、皮肤划痕症、瘙痒性皮肤病及其他过敏性皮肤病。

2）用法：用量为成年人每日服 10 mg，6 ~ 12 岁儿童每日 5 mg，6 岁以下儿童每 10 kg 体重每日 2 mg，一次服用。不良反应有乏力、镇静、头痛和口干，孕妇慎用。

（6）地氯雷他定：是氯雷他定的活性产物，药效是氯雷他定的 10 倍，无潜伏心脏毒性。成年人及 12 岁以上儿童用量为 5 mg，1 次/天。

（7）咪唑斯汀。

1）作用：具有拮抗 H_1 受体和 5-酯氧合酶的双重活性，从而抑制组胺、缓激肽、白三烯等炎症介质。没有发现严重的心脏毒性作用。适用于慢性荨麻疹、过敏性鼻炎。

2）用法：成年人和 12 岁以上儿童每日 10 mg。不良反应轻微，个别患者有头痛、口干、困意、乏力和胃肠功能紊乱。严重肝病和心脏病、心律失常、心电图异常、低血钾患者禁用。不宜和唑类抗真菌药或大环内酯类药物同时使用。

（8）非索非那定。

1）作用：是特非那定在体内有活性的代谢产物。无特非那定的心脏毒性作用。可抑制肥大细胞释放组胺。降低上皮细胞间黏附分子表达浓度的依赖性和减少白介素 6 的释放；可显著减少白介素 8、粒细胞-巨噬细胞集落刺激因子和可溶性黏附分子的释放。无镇静作用和抗胆碱作用。用于急性或慢性荨麻疹、过敏性鼻炎。

2）用法：口服 60 mg，2 ~ 3 次/天（120 ~ 180 mg/d）。安全性良好，无延长 Q-T 间期和心律失常的潜在危险。不会与肝药酶抑制药，如唑类抗真菌药和大环内酯类抗生素发生相互作用。

（9）氮斯汀：除抗组胺作用外，尚有抑制白三烯合成和释放，抗乙酰胆碱、组胺、5-羟色胺作用。剂型为片剂，成年人及 12 岁以上儿童用量为 2 mg，2 次/天。

（10）依巴斯汀。

1）作用：依巴斯汀属于氯哌斯汀类的 H_1 受体拮抗药，可显著抑制红斑和风团，药物进入体内后转化为有药理活性的代谢产物——羟酸代谢物（卡巴斯汀），不能穿过血-脑屏障，无中枢镇静作用。用于慢性特发性荨麻疹、过敏性鼻炎。

2）用法：口服，成人用量 10 mg，1 次/天；6～12 岁儿童 5 mg，1 次/天；大剂量 20 mg，1 次/天适用于较严重过敏性疾病的成年患者。不良反应有头痛、口干和嗜睡，少见的有腹痛、恶心、消化不良、乏力、咽炎、鼻出血、鼻炎和失眠等。对已知有心脏病风险（如 Q-T 间期延长）、低钾血症者慎用。

（11）依匹斯汀：为 H_1 受体拮抗药，对组胺、白三烯 C4、PAF、5-羟色胺有抑制作用。本药难以通过血-脑屏障，故嗜睡症状轻，对 CNS 作用小，也无心脏毒性，其抑制风团和红肿的速度快于西替利嗪，而效果与西替利嗪无显著差异。每片 10 mg，成年人用量为 20 mg，1 次/天。

（四）作用于 H_2 受体的抗组胺药

1. 作用机制

H_2 受体阻断药与组胺可逆性竞争 H_2 受体位点。此类药物与 H_2 受体有较强的亲和力，使组胺不能与该受体相结合，从而有抗组胺的作用。

2. 皮肤科应用

H_2 受体拮抗药与 H_1 受体拮抗药联用治疗人工性荨麻疹、慢性荨麻疹和血管性水肿效果较好，该类药物对全身性疾病、恶性淋巴瘤引起的皮肤瘙痒也有明显的止痒效果。此外，西咪替丁还有增强细胞免疫功能及抗雄激素样作用，能减少皮脂分泌，可用于治疗带状疱疹、妇女多毛症和痤疮。孕妇及哺乳期妇女慎用。

3. 毒性

H_2 受体阻断药耐受性很好，仅 1%～2% 的病例报道发生不良反应。

（1）中枢神经系统功能失常：老年患者最常见语言不清、谵妄和精神错乱。

（2）影响内分泌：西咪替丁与雄激素受体结合后，引起抗雄激素作用，有报道见男性患者乳房女性化，女性患者发生溢乳等。某些男性患者发生精子数量减少及可复性阳痿，而疗程在 8 周以下者很少发生这些反应。雷尼替丁、法莫替丁、尼扎替丁似乎不影响内分泌。

（3）肝毒性：西咪替丁会引起胆汁淤积，雷尼替丁引起伴有或不伴黄疸的肝炎，法莫替丁和尼扎替丁引起肝酶试验异常。

（4）影响孕妇和乳母：因为 H_2 受体拮抗药能通过胎盘，只有当绝对需要时才可以给孕妇用此类药物。

4. 常用 H_2 受体拮抗药

常用 H_2 受体拮抗药用量、用法见表 1-3。

表 1-3　常用 H_2 受体拮抗药

药物	剂量	用法	抗雄性激素	不良反应及注意事项
西咪替丁	0.2 g，4 次/天	口服	有	头痛、胃肠道反应、肝损害等，孕妇及哺乳期妇女慎用，男性勿长期大量应用
雷尼替丁	150 mg，2 次/天	口服	无	孕妇、患儿禁用
法莫替丁	20 mg，2 次/天	口服	无	孕妇、患儿禁用
尼扎替丁	150 mg，2 次/天	口服	无	孕妇、患儿禁用

（1）西咪替丁（甲氰咪胍）。

1）作用：药物能抑制组胺 H_2 受体，抑制胃酸分泌，尚有抑制肥大细胞和嗜碱性粒细胞释放组胺、免疫调节、降低抑制 T 细胞活性、抗病毒、抗肿瘤、抗雄性激素的作用。可用于血管性水肿，免疫疾病中的皮肤瘙痒、急慢性荨麻疹、色素性荨麻疹，系统疾病中的皮肤瘙痒、肥大细胞增多症。也可用于女性雄激素脱发、女性多毛、痤疮、脂溢性皮炎、免疫受损者带状疱疹，嗜酸性筋膜炎，早期皮肤 T 细胞淋巴瘤。

2）用法：每次 200 mg，4 次/天。不良反应有头痛、眩晕、呕吐、腹泻、便秘、血清转氨酶升高及药疹等。孕妇及哺乳期妇女慎用。男性长期应用可致阳痿及精子减少。

（2）雷尼替丁：用于治疗慢性荨麻疹（300 mg，2 次/天，与 H_1 受体合用），异位性皮炎，寻常痤疮，银屑病（连服 4~6 个月）。一般用量为 150 mg，每日 2 次。不良反应小，有头痛、腹泻、便秘等症状，在大剂量使用时，也无抗雄激素作用。

（五）肥大细胞膜保护药

1. 色甘酸钠

（1）作用：可阻止致敏的肥大细胞释放组胺、白三烯等。从而稳定肥大细胞膜，阻止肥大细胞脱颗粒。但对皮肤肥大细胞的作用可能很小。可用于控制异位性皮炎伴有的呼吸道和胃肠道症状，对控制肥大细胞所引起的胃肠道症状也是帮助。

（2）用法：为粉末喷雾吸入，每次 20 mg，4 次/天。

2. 酮替芬

抗变态反应药物，可抑制肥大细胞和嗜碱性粒细胞释放组胺和慢反应物质，有很强的抗过敏作用。具备稳定肥大细胞膜及组胺 H_1 受体拮抗的双重作用。

酮替芬可用于治疗哮喘、季节性鼻炎、过敏性结膜炎、食物过敏，也可用于治疗慢性、胆碱能性、寒冷性的荨麻疹。

其可稳定或改善系统性硬皮病病情，治疗肥大细胞介导的其他皮肤病。神经纤维瘤中包含了大量的肥大细胞，酮替芬可减慢神经纤维瘤生长速度，减轻瘤体疼痛或瘙痒。

对治疗成年人色素性荨麻疹或肥大细胞增生症（每日 0.05 mg/kg）有效。酮替芬对早期进行性弥漫性硬皮病和局限性硬皮病治疗有效，使用剂量均为每日 6 mg，连续用药 14~24 个月。

3. 曲尼司特

（1）作用：又名肉桂氨茴酸。本品为新型抗变态反应药，通过抑制肥大细胞脱颗粒、阻止组胺和其他化学介质释放，起到抗过敏作用。对 Arthus 反应也有效。临床应用于治疗支气管哮喘、过敏性鼻炎、荨麻疹、湿疹，也可用于瘢痕疙瘩、局限性硬皮病、肥大细胞增生症、肉芽肿性唇炎。

（2）用法：口服，每次 0.1 g，3 次/天；小儿每日 5 mg/kg，分 3 次服用。不良反应有胃肠道反应，偶见皮疹、瘙痒，肝功能损害，膀胱炎，可出现尿频、尿痛、血尿。

（六）三环类抗抑郁药

多塞平有较强的拮抗 H_1 受体和一定的拮抗 H_2 受体作用，治疗慢性荨麻疹、物理性荨麻疹有较好效果。成年人口服 25 mg，3 次/天，儿童用量酌减。2% 多塞平外用有良好的止痒作用。

（七）5-羟色胺拮抗药

多种作用于其他受体（α 肾上腺素能受体、组胺 H_1 受体等）的药物，对 5-羟色胺受体也有部分激动作用。在临床药物中，H_1 受体拮抗药中皆有一定的抗 5-羟色胺作用。如抗组胺药物苯噻啶、赛庚啶、桂利嗪、去氯羟嗪、利血平、多塞平，并无专属 5-羟色胺拮抗药。其中，H_1 受体拮抗药中以苯噻啶抗 5-羟色胺作用较强。

1. 赛庚啶和苯噻啶（新度美安）

（1）药理作用：赛庚啶的化学结构与吩噻嗪类抗组胺药相似，有强大的 H_1 受体拮抗作用。赛庚啶可阻止组胺、5-羟色胺的平滑肌效应，而对组胺刺激引起的胃酸分泌无影响；有重要的抗 M 胆碱作用，引起镇静。

（2）适应证：赛庚啶主要用来治疗类癌的平滑肌表面和胃部分切除术后倾倒综合征，成年人常用量为 12~16 mg/d，分 3~4 次给药。对冷性荨麻疹，赛庚啶也是一种很好的药物。

赛庚啶、苯噻啶均有抗 5-羟色胺作用，可选择性阻断 5-HT_2 受体，并可阻断 H_1 受体和具有较弱的抗胆碱作用，均可用于荨麻疹、湿疹、接触性皮炎、皮肤瘙痒和过敏性鼻炎。也可用于预防偏头痛发作，机制尚不清楚。两药不良反应相似。

（3）用法：口服，每次 2～4 mg，3 次/天。儿童每日 0.25 mg/kg，分次服用。作为食欲增进药应用时，用药时间不超过 6 个月。

（4）注意事项：可致口干、恶心、乏力、嗜睡。由于兴奋下丘脑摄食中枢，使患者食欲和体重增加。青光眼、前列腺肥大及尿闭患者忌用。驾驶员及高空作业者慎用。

（5）制剂：片剂，每片 2 mg。

2. 酮色林（凯坦色林）

（1）药理作用：选择性阻断 5-HT$_2$ 受体，对 5-HT$_2$A 受体作用强；此外，还有较弱的阻断 α 肾上腺素能受体和 H$_1$ 受体的作用。酮色林可对抗 5-羟色胺引起的血管收缩、支气管收缩和血小板聚集。酮色林扩张阻力血管和毛细血管，降低血压，主要是因为阻断 α 肾上腺素能受体。

（2）适应证：酮色林口服主要用于治疗高血压；静脉或肌内注射治疗高血压危象。皮肤科作用与赛庚啶、苯噻啶相同。也可用于雷诺病及间歇性跛行。

（3）用法：口服，开始剂量每次 20 mg，2 次/天。1 个月后如疗效不满意，可将剂量增至每次 40 mg，2 次/天，剂量超过 40 mg 时，降压作用不再增强。肝功能不全时，一次剂量勿超过 20 mg。静脉注射的开始剂量为 10 mg，最大剂量为 30 mg，以 3 mg/min 的速度注射。也可静脉滴注，滴速为 2～6 mg/h。

（4）注意事项：不良反应是镇静、头晕、眩晕、口干、胃肠功能紊乱和体重增加。

（5）制剂：片剂，有每片 20 mg、40 mg 两种规格。注射液规格有：5 mg（1 mL）、10 mg（2 mL）、25 mg（5 mL）。

3. 昂丹司琼

（1）药理作用：选择性阻断 5-HT$_3$ 受体，具有强大的镇吐作用。

（2）适应证：主要用于癌症患者手术和化疗伴发的严重恶心、呕吐、胆汁淤积性瘙痒。静脉给药有效剂量为 0.1～0.2 mg/kg，格雷司琼具有同样特征。

（3）用法：治疗由化疗和放疗引起的恶心呕吐。剂量一般为 8～32 mg，对可引起中度呕吐的化疗和放疗，应在患者接受治疗前，缓慢静脉注射 8 mg；或在治疗前 1～2 小时口服 8 mg，之后间隔 12 小时口服 8 mg。对可引起严重呕吐的化疗和放疗，可于治疗前缓慢静脉注射本品 8 mg，之后间隔 2～4 小时再缓慢静脉注射 8 mg，共 2 次。对于上述疗法，为避免治疗后 24 小时出现恶心、呕吐，均应持续让患者服药，每次 8 mg，每日 2 次，连服 5 天。

（4）注意事项：本品对动物无致畸作用，但对人类无此经验，故应十分谨慎。妇女妊娠期间尤其妊娠前 3 个月除非用药的益处大大超过可能引起的危险，否则不宜使用本品。由于本品可经乳汁分泌，故哺乳期妇女服用本品时应停止哺乳。有过敏史或对本品过敏者不得使用。

（5）制剂：注射液规格有每支 4 mg（1 mL），8 mg（2 mL）；片剂每片 4 mg，8 mg。

二、抗白三烯药

1. 概述

抗白三烯药分两种：白三烯受体拮抗药和合成抑制药，作为一种抗炎制剂，对哮喘、过敏性鼻炎、炎症性肠病等疾病有确切的疗效，在皮肤科也早有应用（表 1-4）。

表1-4　抗白三烯药

白三烯受体拮抗药	扎鲁司特、孟鲁司特钠
白三烯合成抑制药	5-脂加氧酶抑制药，5-脂加氧酶活化蛋白抑制药
临床常用药	白三烯受体阻断药，如扎鲁司特、孟鲁司特钠；5-脂加氧酶抑制药，如齐留通
其他拮抗药	咪唑斯汀、西替利嗪、氯雷他定，均有抑制白三烯生成作用

2. 扎鲁司特

（1）药理作用：选择性与半胱氨酰 LTC_4、LTD_4 和 LTE_4 受体结合而发挥拮抗作用。

（2）适应证：同孟鲁司特钠，但作用较强。

（3）用法：成年人口服每次 20 mg，2 次/天。

（4）注意事项：茶碱或红霉素与扎鲁司特合用，可使扎鲁司特的血药浓度降低 30% ~ 40%；而阿司匹林可增加扎鲁司特的血药浓度约 45%，用药时应加以注意。扎鲁司特较安全，并易耐受。不良反应为暂时性，为轻度消化道反应、头痛、咽炎等。本品上市后，发现有极少数人出现 Churg-Strauss 综合征。这是一种罕见的系统性血管炎，其特征为结节性脉管炎伴有血管外嗜酸性粒细胞浸润、周围血嗜酸性粒细胞增多和哮喘等。一旦综合征发生，应停药，必要时可应用免疫抑制药（如环磷酰胺、氨甲蝶呤等）。

（5）制剂：片剂，20 mg。

3. 孟鲁司特钠

（1）药理作用：是半胱氨酰白三烯 D_4 受体（Cys LTD_4R）拮抗药，可使炎症介质白三烯 D_4（LTD_4）失去生物活性，内科用于预防和治疗哮喘。

（2）适应证：用于特应性皮炎、慢性荨麻疹、银屑病等。

（3）用法：成年人口服每次 10 mg，2 次/天。

（4）注意事项：孟鲁司特钠较完全，易耐受。此药可有轻度胃肠道反应、腹泻、腹部不适、面部潮红、右季肋部触痛、头痛等，程度较轻，一般能自愈。可发生 Churg-Strauss 综合征。不能与影响肝细胞色素 P_{450} 同工酶的药物（如红霉素、伊曲康唑等）合用。

（5）制剂：片剂，10 mg。

4. 齐留通（苯噻羟基脲，AA861，ZYFLO）

齐留通是唯一上市的 5-脂加氧酶抑制药。本品是抑制 5-脂氧合酶，能阻断白三烯的合成。

（1）药理作用：为选择性 5-LOX 抑制药，通过抑制该酶活性阻断花生四烯酸代谢为 LTB_4，从而发挥其抗过敏和抗炎作用。

（2）适应证：用于治疗特应性皮炎、慢性荨麻疹等。

（3）用法：成年人每次 400 ~ 600 mg，4 次/天，小儿酌减，疗程 4 ~ 6 周。

（4）注意事项：齐留通的主要问题是安全性差。有 4% ~ 5% 患者发生肝毒性反应。血清转氨酶升高，一般可 3 倍于正常值，严重者可 8 倍于正常值。主观症状有怠倦、消化不良、皮肤瘙痒等。此外，要注意齐留通与其他药物的相互作用。如齐留通可减少茶碱清除的 50%，使茶碱的血药浓度升高 73%。也能使华法林的血药浓度升高，导致凝血酶原时间延长，引起出血。还能增高普萘洛尔的血浓度，引起血压下降、传导抑制、心动过缓等不良反应。齐留通与以上药物合用时，必须调整这些药物剂量。齐留通与泼尼松、口服避孕药、地高辛及萘普生合用，没有发现相互作用。

（5）制剂：片剂，200 mg、400 mg。

三、其他抗变态反应药

1. 钙剂

（1）药理作用：能致密毛细血管及毛细淋巴管壁，以降低其渗透性，作用于交感神经系统可保持血管神经的紧张性而引起血管收缩；皮肤科常用作抗炎、抗过敏及镇静、止痒药。可供选用的钙剂有葡萄糖酸钙、氯化钙或戊酮酸钙静注，其中葡萄糖酸钙对组织的刺激性较小，因而应用较多。

（2）适应证：用于湿润性、瘙痒性、过敏性及血液凝聚力减低的皮肤病，对急性湿疹、荨麻疹、血管性水肿、血清病、紫癜、接触性皮炎、多形红斑、老年性皮肤瘙痒症等均有良好效果。

（3）用法。

1）氯化钙：静脉注射，5% 注射液每次用 20 mL，以等量的 25% 葡萄糖注射液稀释后缓慢注入，每分钟不得超过 1 ~ 2 mL。

2）葡萄糖酸钙：片剂（0.5 g），口服，每次 0.5~2.0 g，3 次/天；注射剂（1 g/10 mL），每次 10 mL，加等量葡萄糖注射液，缓慢静脉注射，每分钟不超过 2 mL；或加于 5% 葡萄糖注射液 50~100 mL 中静脉滴注。对组织的刺激性较小，注射比氯化钙安全，但含钙量较氯化钙低。

3）氯化钙溴化钠注射液（痒苦乐民）：本品每支 5 mL 含氯化钙 0.1 g，溴化钠 0.25 g。本品止痒作用比葡萄糖酸钙注射液强。主要用于皮肤瘙痒症。每次 5 mL，1~2 次/天，静脉注射。

（4）注意事项：①静脉注射时勿漏出血管外，以免引起组织坏死。②静脉注射速度宜慢。③应用强心药期间禁止注射钙剂。④氯化钙注射过快会使血钙浓度突然增高，兴奋心脏，导致心律失常，甚至心搏骤停。⑤静脉注射钙剂时大都有发热感。

2. 硫代硫酸钠

有抗过敏和解毒作用，用于各种过敏性疾病和某些重金属中毒。10% 硫代硫酸钠 10 mL，每日静脉注射 1 次，缓慢推注。

四、糖皮质激素

皮肤科常用肾上腺类固醇皮质激素，即肾上腺皮质释放的类固醇激素。类固醇激素分为三种：①糖类激素，主要以氢化可的松（皮质醇）和可的松（皮质素）为代表，主要作用是调节糖、脂肪和蛋白质代谢。②盐类激素，以醛固酮为代表，主要调节水盐代谢。③性激素，主要分泌去氢异雄酮（DHEA），其次为少量雄烯二酮和睾酮，通常所指肾上腺皮质激素不包括后者。临床常用的皮质激素是指糖皮质激素。

（一）药理作用

（1）抑制免疫作用：使机体的免疫反应受到抑制。小剂量主要抑制细胞免疫，大剂量时则能抑制 B 细胞转化为浆细胞，使抗体生成减少。

（2）抗过敏作用：能抑制 PAF、白三烯、前列腺素、组胺、缓激肽炎性介质的产生，减轻过敏症状。

（3）抗炎作用：①抑制中性粒细胞向炎症区域的趋化及其吞噬。②抑制前列腺素、血小板激活因子、肿瘤坏死因子和白介素 1 等促炎因子的释放。③抑制成纤维细胞 DNA 的合成，减少胶原纤维和间质增生，延缓肉芽组织生成。

（4）抗休克作用：①大剂量糖皮质激素可稳定溶酶体膜，阻止蛋白酶释放及心肌抑制因子的形成，阻断休克的恶性循环。②降低血管对收缩血管物质的敏感性，改善微循环。③防止血小板聚集和微血栓形成，减少 DIC 的发生。④降低心肌耗氧量，改善心功能。

（5）对血液与造血系统的影响：糖皮质激素能刺激骨髓造血功能，使红细胞和血红蛋白含量增加，大剂量时可使血小板增多并提高纤维蛋白原的浓度，缩短凝血时间；可促使中性粒细胞数增多。

（6）对消化系统的影响：能使胃酸和胃蛋白酶分泌增多，提高食欲，促进消化，大剂量应用可诱发或加重溃疡病。

（7）对骨骼的影响：长期大量应用本类药物时可出现骨质疏松。

（8）对中枢神经系统的影响：氢化可的松可减少脑中 γ-氨基丁酸的浓度，提高中枢兴奋性，可引起欣快、激动、失眠，偶可诱发精神失常，促使癫痫发作。

（9）对垂体-肾上腺轴功能（HPA 轴）的影响：糖皮质激素的分泌有昼夜节律变化，每日上午 8~10 时为分泌高峰，以后逐渐下降，到午夜 12 时最低，这是由 ACTH 昼夜节律所引起。临床用药可随这种节律进行，即长期疗法中对某些慢性病采用隔日一次给药法，将一日或两日的总药量在隔日早晨一次给予，此时正值激素正常分泌高峰，对肾上腺皮质功能的抑制性影响较小。长期应用糖皮质激素，使 HPA 轴受到抑制，甚至引起肾上腺皮质萎缩，此时如突然停药，可引起肾上腺皮质功能不全的症状。

（二）常用制剂

根据糖皮质激素对下丘脑-垂体-肾上腺（HPA）轴的作用及抗炎效价，可将全身应用的糖皮质激素分为低效、中效和高效。常用的糖皮质激素制剂见表1-5。

表1-5　常用糖皮质激素剂量的换算、作用、半衰期及效能

药物	等效剂量（mg）	糖皮质激素作用	抗炎效价	钠潴留作用	血浆近似半衰期（分钟）	生物学半衰期（小时）
低效						
氢化可的松	20	1	1.0	>2	90	8~12
可的松	25	0.8	2	8~12	30	8~36
中效						
泼尼松	5	4	3.5	1	60	12~36
泼尼松龙	5	4	4.0	1	200	12~36
甲泼尼龙	4	5	5.0	0	180	12~36
曲安西龙	4	5	5.0	0	300	12~36
高效						
倍他米松	0.6	25	30.0	0	100~300	36~54
地塞米松	0.75	25	30.0	0	100~300	36~54

（三）用法

糖皮质激素的疗程和剂量应根据疾病种类、病情轻重、治疗效果和个体差异而有所不同，一般将疗程分为几个阶段性。

1. 短、中、长程疗法

（1）短程用药（不超过1个月）：用较大剂量在较短的时间内治疗较严重、急性、一过性的皮肤病，如急性荨麻疹、血管性水肿伴喉头水肿、心脏症状或胃肠道症状等，可选用氢化可的松、地塞米松等。

（2）中程用药（2~3个月）：可分为治疗和减量阶段，适用于病程较长、伴多器官受累，皮损广泛且严重的皮肤病，如某些剥脱性皮炎、皮肤变应性血管炎、急性风湿热等。常选用泼尼松等。

（3）长程用药（6个月以上）：适用于反复发作，累及多器官，需长期治疗的皮肤病，如天疱疮、系统性红斑狼疮、皮肌炎、类风湿关节炎、肾病综合征、血小板减少性紫癜等。一般选用泼尼松，见表1-6。

糖皮质激素给药方法见表1-7。

表1-6　糖皮质激素长程用药方法

治疗阶段	用量要足，以泼尼松为例，病情轻者用小剂量（20~30 mg/d），或中等剂量（40~80 mg/d），重者用大剂量（100~200 mg/d）。当病情控制后，转入减量阶段
减量阶段	病程较短、症状容易控制者，减药速度可以快一些，每3~5天减1次，每次按20%递减；如病程长、症状难以控制，减药速度宜慢，每7~10天减1次，每次减10%。减量过程中病情反复者应重新加大剂量至病情控制
维持阶段	当糖皮质激素减至很小剂量（如泼尼松5~10 mg/d），可维持很长时期（数月至1~2年）。如维持量已很小（如泼尼松5 mg/d），可考虑逐渐停药

表1-7　糖皮质激素给药方法

分次给药法	每日剂量平均分3~4次给药，用于各种皮肤病，尤其用于系统性红斑狼疮和天疱疮，效果最好，但不良反应也最大
一次给药法	每日总药量于早晨6~8时一次给予。常用半衰期短的泼尼松。早晨机体分泌糖皮质激素水平最高，此时给药对HPA轴功能的抑制作用比午后给药小
不等量二次给药法	将一日剂量分两次给药，第一次用全量的3/4，于早晨8时给药，第二次用全量的1/4，于15时30分给药。效果好，不良反应也小
隔日疗法	将两天药量并为1次，于隔日早晨6~8时给予。能更有效地减少不良反应和对HPA轴功能的抑制。只适用半衰期短的泼尼松，半衰期长的难以达到隔日给药的效果

2. 糖皮质激素冲击疗法

（1）作用：糖皮质激素大剂量冲击疗法，能抑制粒细胞聚集和 T 细胞白介素 2 受体的表达，并能长期抑制 NK 细胞活性。

（2）适应证：主要用于抢救危重症，如过敏性休克、感染性休克、SLE 伴脑损害或严重肾脏损害，以求迅速控制病情。对常规糖皮质激素治疗效果不佳的皮肤病，如 SLE、皮肌炎、结节性多动脉炎、寻常型天疱疮、大疱性类天疱疮、顽固性坏疽性脓皮病、角层下脓疱病、重症多形红斑、中毒性表皮松解症等，也可采用。

（3）方法：甲泼尼龙琥珀酸钠 0.5～1 g 加入 5% 葡萄糖注射液 150 mL 静脉滴注，滴注时间应在 1 小时以上，勿与利尿药合用，1 次/天，连续 3～5 天。也可用地塞米松（150～300 mg/d）静脉滴注。冲击疗法结束后，可直接停药或口服小于原剂量的泼尼松。

（4）监测：一般冲击疗法不良反应较少，但有引起过敏反应、癫痫、急性精神病和心搏骤停的报道，因此应密切进行心脏监护和监测电解质。肾功能不全及电解质紊乱者禁用。

（四）适应证

全身性应用糖皮质激素的皮肤科适应证见表 1-8。

表 1-8　全身性应用糖皮质激素的皮肤科适应证

（1）常见皮肤病：过敏性休克和血管性水肿、重型药疹、严重的蜜蜂或黄蜂蜇伤

　　1）结缔组织病：红斑狼疮（所有各亚型）、皮肌炎、混合性结缔组织病、复发性多软骨炎、嗜酸性筋膜炎

　　2）免疫性大疱性疾病：天疱疮、类天疱疮（大疱性、瘢痕性和妊娠性）、获得性大疱性表皮松解症、线状 IgA 大疱性皮肤病

　　3）血管炎：结节性多动脉炎、韦格纳肉芽肿病、超敏性血管炎

　　4）皮炎：慢性光化性皮炎、急性接触性皮炎、异位性皮炎、剥脱性皮炎型药疹

　　5）嗜中性皮肤病：Sweet 综合征、坏疽性脓皮病、贝赫切特综合征

　　6）妊娠疱疹

　　7）淋巴瘤（皮肤 T 细胞和 B 细胞淋巴瘤）

　　8）雄性激素过多综合征（女性）：多毛症、痤疮等

（2）其他皮肤病：泛发性扁平苔藓、结节病、急性重型荨麻疹、血管性水肿、血管瘤、脓疱型银屑病、严重痤疮（特别是囊肿性或聚合性痤疮）、斑秃（特别是全秃和普秃）、Reiter 病、结节性红斑（不常用）、红皮病型或关节病型银屑病

（3）有争议的皮肤病：用于其他类的皮肤病，如多形红斑及中毒性表皮坏死松解症

（五）不良反应及其防治

（1）医源性肾上腺皮质功能亢进：一般应用泼尼松 20 mg/d，持续时间在 1 个月以上即可出现库欣综合征的临床表现。

（2）诱发和加重感染：长期大剂量应用糖皮质激素可诱发和加重感染。

（3）消化系统并发症：可并发或加重胃、十二指肠溃疡甚至导致穿孔和出血。危险度系数 ≥2 的患者，可考虑给予 H_2 受体拮抗药或质子泵抑制药治疗。

（4）糖皮质激素性肌病：特别是氟化糖皮质激素，如地塞米松，可诱发肌病，主要累及肢体近端肌肉及肩部和骨盆肌肉。

（5）代谢异常：监测电解质、脂质、血糖（基线；治疗后早点复查，每年 1 次）；如果有糖尿病、高脂血症等高危因素则应加强监控。

（6）骨质疏松：长期服用可引起骨质疏松甚至骨折，骨缺血性坏死。骨密度测量（基线，如果早期已做过骨预防可每年 1 次），指导饮食、锻炼，补充钙和维生素 D。

（7）精神异常：失眠、神经质、情绪异常甚至抑郁、狂躁或精神分裂症或有自杀倾向。

（8）心血管系统并发症：钠、水潴留和血脂升高可引起高血压和动脉粥样硬化。

（9）皮肤改变：可出现痤疮、伤口延迟愈合、膨胀纹、多毛症，局部注射可引起皮下脂肪萎缩。

（10）HPA 抑制：可以早上一次服用，最好隔日一次。泼尼松低于 3 mg/d 减量时测 8 时血清氢化

可的松含量,如果 <10 μg/dL,每 1~2 个月重复测量,并保持低剂量泼尼松治疗,直到基线氢化可的松量恢复正常。

各种糖皮质激素的不良反应比较见表 1-9。

表 1-9 各种糖皮质激素的不良反应比较

种类	水钠潴留	排钾	高血压	精神反应	食欲、体重增加	消化性溃疡	紫癜	多毛	满月脸	痤疮	骨质疏松	糖尿病	感染	肾上腺皮质萎缩
可的松	++++	++ +	++	++ +	++	+	+++	+	+++	++	+	+++	+	+++
氢化可的松	++	++	+	+	++	+	+	++	++	+	++	++	++	+++
泼尼松	+	+	+	+	++	+++	+++	+	+	+	+++	++++	+	+++
泼尼松龙	++	+	+	++	+	+++	+++	+	+	+	++++	++	+	+++
甲泼尼龙	+	+	+	+	+	++	+++	+	+	+	+++	+++	+	+++
曲安西龙	−	++	+	+	−	+++	+++	+	+++	+	+++	+	+	+++
地塞米松	+	+	++++	++	++++	+++	+++	+	++	+++	+	+	+	+++
倍他米松	+	+	++++	++++	++++	+++	+++	+	+	+	+	+	+	+++

(六)停药反应

肾上腺每日的生理分泌量约 20 mg(约相当每日 5 mg 泼尼松)。短期大剂量应用泼尼松(小于或等于 2 周)不要求逐渐减量,下丘脑-垂体-肾上腺(HPA)轴功能可迅速恢复。长期治疗的患者,一旦剂量达到每日 7.5 mg,减量要缓慢,以使下丘脑-垂体-肾上腺轴恢复,如每月递减 1.0~2.5 mg。

(1)医源性肾上腺皮质功能不全:长期应用糖皮质激素的患者,减量过快或突然停药时,可引起肾上腺皮质萎缩和功能不全。这是由于反馈性抑制垂体-肾上腺皮质轴所致。

(2)反跳现象:其发生原因可能是患者对激素产生了依赖性或病情尚未完全控制,突然停药或减量过快而致原病复发或恶化。

五、抗生素

可供皮肤科系统性应用的抗生素很多,常用于:①皮肤或软组织球菌感染性疾病,如脓疱疮、毛囊炎、疖、丹毒、蜂窝织炎。②杆菌感染性疾病,如结核、麻风和非结核性分枝杆菌感染。③性传播疾病,如淋病、梅毒、软下疳和非淋菌性尿道炎。④正常菌群过度生长引起的疾病,如寻常性痤疮。皮肤科常用抗生素的抗菌谱、作用机制、主要适应证和不良反应见表 1-10。

表 1-10 抗生素在皮肤科的应用简表

分类	作用机制	常用药物	抗菌谱	适应证	不良反应
青霉素类	抑制细胞壁合成(杀菌)	青霉素 氨苄西林 阿莫西林 苯唑西林(新青霉素Ⅱ) 长效青霉素	G⁺菌、螺旋体、G⁻(淋球菌)、放线菌	原发性或继发性皮肤感染,淋病,梅毒,雅司病,炭疽,放线菌病,丹毒,蜂窝织炎	过敏反应

分类	作用机制	常用药物	抗菌谱	适应证	不良反应
头孢菌素类	抑制细胞壁合成（杀菌）	头孢氨苄（一代）头孢呋辛（二代）头孢曲松（三代）头孢克肟（三代）头孢吡肟（四代）	G+菌，部分G-菌，螺旋体	原发性或继发性皮肤感染，淋病，梅毒，雅司病，炭疽，阿弗他溃疡	过敏反应
氨基糖苷类	阻碍细菌蛋白合成，杀菌药，对静止期细菌也有较强作用	链霉素	结核杆菌G-，G+	皮肤结核，腹股沟肉芽肿，放线菌病	第Ⅷ对脑神经损害（耳鸣、耳聋）
		庆大霉素	G-杆菌，包括铜绿假单胞菌、金黄色葡萄球菌	金黄色葡萄球菌感染，铜绿假单胞菌感染	耳、肾毒性
		妥布霉素	G-菌，尤其是铜绿假单胞菌		耳、肾毒性
		阿米卡星	同庆大霉素，活性相对高，对铜绿假单胞菌作用更强		耳、肾毒性
		大观霉素	淋球菌	淋病	罕见，眩晕,发热
大环内酯类	抑制细菌蛋白质合成，抑制白细胞趋化	红霉素罗红霉素克拉霉素阿奇霉素	G+菌，支原体，衣原体，淋球菌，杜克雷嗜血杆菌	脓皮病，痤疮，支原体、衣原体感染，软下疳，腹股沟肉芽肿，红癣，淋病，前列腺炎	胆汁淤积性黄疸，胃部不适
四环素类	抑制细菌蛋白质合成，抑制中性粒细胞趋化，抑制痤疮杆菌和抗炎	四环素米诺环素多西环素	G+和G-菌，支原体，衣原体，立克次体，螺旋体，放线菌，海鱼分枝杆菌	痤疮，支原体、衣原体、立克次体感染，放线菌海鱼分枝杆菌病，莱姆病，酒渣鼻，口周皮炎，大疱性类天疱疮、瘢痕性类天疱疮，掌跖脓疱病，坏疽性脓皮病，嗜酸性脓疱性毛囊炎，颜面播散性粟粒性狼疮，色素性痒疹，结节性脂膜炎，急性苔藓样痘疮样糠疹	光敏感，色素沉着，眩晕（米诺环素），致畸（孕妇禁用），抑制儿童骨生长，致黄牙，8岁以下儿童禁用
磺胺类	干扰细菌、叶酸代谢	复方磺胺甲噁唑柳氮磺胺吡啶	G+和G菌、衣原体，奴卡菌	脓皮病，痤疮，软下疳，奴卡菌感染，角层下脓疱病，白色萎缩，坏疽性脓皮病，关节病型银屑病，疱疹样皮炎，系统性硬皮病	过敏反应，光敏感，肝功能损害，肾功能损害，药疹，孕妇禁用
喹诺酮类	抑制细菌DNA螺旋酶	环丙沙星氧氟沙星司巴沙星莫昔沙星	G+和G-菌，衣原体，支原体，厌氧菌（莫昔沙星）	脓皮病，衣原体、支原体感染	胃肠道不适

六、抗病毒药

（一）病毒生物学特征

病毒专性寄生于细胞内，其复制主要依赖于宿主细胞的合成过程。病毒的复制主要包括：①吸附和穿入敏感的宿主细胞。②病毒核酸脱衣壳。③早期合成，调控蛋白的合成，如核酸聚合酶。④RNA 或 DNA 的合成。⑤晚期合成，结构蛋白的合成。⑥病毒颗粒的组装及从细胞中释放。抗病毒药可以作用于这些步骤中的某一步（图1-1）。

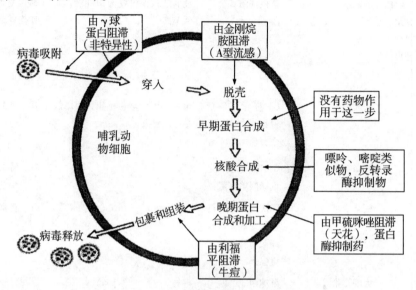

图1-1　抗病毒药作用的主要部位

（二）抗病毒药作用机制

（1）阻止病毒吸附于细胞表面的受体，使病毒不能侵入细胞内。

（2）阻止病毒进入细胞内。

（3）抑制病毒生物合成，如阿昔洛韦，可竞争 DNA 多聚酶，抑制病毒 DNA 的合成。

（4）抑制病毒的释放或增强机体的抗病毒作用，如干扰素等。

（三）常用抗病毒药物

1. 阿昔洛韦（ACV）

又称无环鸟苷，是无环鸟嘌呤的衍生物。

（1）作用机制：在细胞内鸟苷酸激酶和鸟苷二磷酸激酶作用下，ACV 形成三磷酸 ACV。后者能抑制病毒 DNA 多聚酶的活性，是迄今最强的干扰病毒 DNA 合成的药物。

（2）适应证：主要用于治疗原发性或复发性单纯疱疹病毒感染（Ⅰ型和Ⅱ型）、水痘-带状疱疹病毒感染、巨细胞病毒感染、EB 病毒感染、疱疹样湿疹和单纯疱疹所致的多形红斑，重症多形红斑。

（3）用法。

1）口服：治疗单纯疱疹，每次 200 mg，5 次/天，连服 5～10 天。治疗带状疱疹，因为 ACV 口服后吸收较慢且不完全，口服后生理利用度只有 10%～20%，因此必须加大剂量至每次 800 mg，5 次/天，才能维持抗带状疱疹病毒所需的血浆浓度。

2）静脉注射：主要用于严重的原发性生殖器疱疹、新生儿单纯疱疹、免疫功能受损者的单纯疱疹和带状疱疹。用量为 2.5～7.5 mg/kg，每 8 小时 1 次，静脉滴注时间为 1～2 小时，并充分饮水。

（4）不良反应：暂时性血清肌酐水平升高，肾功能不全者慎用或减量，婴幼儿减量。因可集聚于乳汁中，哺乳期妇女用药时应停止哺乳。因致畸、致突变作用尚未研究清楚，儿童及孕妇应慎用。其水溶性差，高浓度快速滴注或口服大剂量可析出结晶阻塞肾小管、肾小球致肾功能衰竭，因此应缓慢滴注。

2. 伐昔洛韦（VCV）

是阿昔洛韦的L-缬氨酸酯，为阿昔洛韦的前体药。水溶性好，口服吸收良好，并在体内迅速转化为阿昔洛韦，血中浓度比口服阿昔洛韦高3~5倍，从而可提高疗效。适应证同ACV，常用剂量为首次发作生殖器疱疹国内成年人用0.3 g，2次/天，饭前服用，疗程为10天，复发生殖器疱疹疗程5天。带状疱疹美国FDA推荐用量为1 g，3次/天，共用7天。伐昔洛韦治疗带状疱疹效果比ACV更理想。其治疗带状疱疹在镇痛、止疱、痊愈时间方面比ACV好。不良反应有轻度头痛、胃部不适、腹痛和腹泻。

3. 泛昔洛韦（FCV）

是喷昔洛韦的前体药，口服吸收良好，半衰期长，具有抗VZV、HSV-Ⅰ和HSV-Ⅱ和EB病毒作用。用法为500 mg，3次/天，口服，常用不良反应有恶心、呕吐、腹泻和头痛。

4. 喷昔洛韦（PCV）

口服吸收困难，局部应用疗效好，FDA批准外用于生殖器疱疹。

5. 更昔洛韦（GVV）

抗菌活性比ACV强100倍，毒性大，有骨髓抑制、精子减少、神经毒性作用，仅用于免疫缺陷的CMV治疗。

6. 膦甲酸钠（FOS）

用于HIV患者的CMV视网膜炎、AZV性脑炎，肾毒性大，经FDA批准治疗对ACV耐药的抗HSV药物。

7. 干扰素（IFN）和干扰素诱导药

具有抗病毒作用，对DNA病毒和RNA病毒均有抑制作用。此外，还有抗肿瘤及免疫调节作用。用于临床的干扰素有3种：①白细胞干扰素（α干扰素）。②成纤维细胞干扰素（β干扰素）。③免疫干扰素（γ干扰素），用量一般为（1~6）×10^9 U，肌内注射，每日1次或隔日1次，疗程按不同病种而定。也可做局部病灶注射或外搽。随着干扰素基因工程的研究成功，除天然产品外，用重组DNA、DNA克隆技术生产的高纯度干扰素已供临床应用，例如，重组干扰素α-2b（干扰素）病灶内注射治疗尖锐湿疣、DLE和基底细胞癌。不良反应可有发热、流感样症状和肾损害。新近有报道，α干扰素可加重或诱发银屑病。

七、抗真菌药

（一）真菌生物学特征

真菌一般分为霉菌和酵母菌两类。霉菌由菌丝构成，这些菌丝可能有或没有被隔膜隔开，可通过顶端继续生长。酵母菌是单个的真菌细胞，通常是卵圆形或圆形，通过出芽方式复制，很少通过裂殖。

（二）抗真菌药作用机制

实验表明绝大多数抗真菌药物是通过在感染部位达到一定浓度来抑制真菌生长的（抑菌药），而少数能破坏生物体（杀菌药）。当宿主抵抗力减弱时，这一不同点在临床上可能就比较重要了。杀菌药治疗感染所需疗程也比抑制药短。

（三）抗真菌药分类

抗真菌药主要包括多烯类、唑类（咪唑类和三唑类）、丙烯胺类和吗啉类，还有由多种成分构成的药物如灰黄霉素和氟胞嘧啶。这些药物可系统应用的比较少。它们的分类和作用模式总结见表1-11。

表 1-11　主要抗真菌药物的分类和作用模式

类别	药物	作用模式
多烯类	两性霉素 B，制霉菌素，纳曲霉素	与真菌细胞壁中的麦角固醇结合，破坏细胞膜结构
唑类	咪唑类：皮福唑，克霉唑，益康唑，酮康唑，咪康唑，硫康唑，噻康唑	通过细胞色素 P_{450} 抑制 C-14 脱甲基固醇，消耗麦角固醇
	三唑类：伊曲康唑，氟康唑，Terconazole，优立康唑	
丙烯胺类	特比萘芬，萘替芬	抑制鲨烯环氧化酶，引起角鲨烯堆积
吗啉类	阿莫昔芬	抑制 14-还原酶和 7-8-异构酶
多组分的	灰黄霉素	通过干扰细胞内微管抑制核酸合成和细胞有丝分裂
	氟胞嘧啶	抑制 DNA 和 RNA 合成
棘白菌素类	卡泊芬净、米卡芬净、阿尼芬净	属于 β-1，3-D-苯聚糖合成抑制药，该酶合成真菌细胞壁，以真菌细胞壁为靶位

（四）常用药物

1. 灰黄霉素

（1）作用：灰黄霉素已基本为伊曲康唑、特比萘芬和氟康唑所代替。灰黄霉素是一种窄谱抗真菌药，对皮肤癣菌有抑制作用。该药主要治疗头癣，不宜用于非皮肤癣菌感染。口服吸收后，在皮肤角质层、毛发和指（趾）甲等处保持较高浓度并与角蛋白相结合，阻止皮肤癣菌继续侵入而保护新生的细胞，待病变组织脱落，由新生的组织取代而痊愈。灰黄霉素能与微管蛋白结合，阻抑真菌细胞分裂，干扰真菌 DNA 的合成而抑制真菌生长。

（2）用法：成年人治疗皮肤真菌感染时，微粒体灰黄霉素 500 mg/d，超微粒体 250～330 mg/d，儿童头癣，微粒体灰黄霉素 15～20 mg/（kg·d），超微粒体则减半。与高脂肪饮食同时服用，可增加其吸收率和数量。不良反应可有胃肠道反应、头晕、光敏性药疹、白细胞减少及肝功能损害。

2. 两性霉素 B（Amb）/两性霉素 B 脂质体（L-Amb）

（1）作用：本品能与真菌细胞膜的麦角固醇相结合，在膜上形成微孔而改变膜的通透性，引起细胞内容物外漏，导致真菌死亡。此药对多种深部真菌，如隐球菌、白色念珠菌、皮炎芽生菌、着色真菌、荚膜组织胞浆菌等均有强抑制作用，但对皮肤癣菌无效。该药不良反应大，可有寒战、发热、胃肠道反应、眩晕、肾功能损害和低血钾等。

（2）用法：首次剂量为每日 1～5 mg，每日增加 5 mg，最后达治疗量每日 0.75～1.00 mg/kg，每日或隔日 1 次。由于该药刺激性大，使用时应配成较低浓度（每毫升内的含量应低于 0.1 mg），缓慢静脉滴注（需 4～6 小时）。L-Amb 保持了抗菌活性，减少了肝、肾毒性。起始剂量为 1 mg/（kg·d），逐渐增至 3～5 mg/（kg·d）。可用于治疗烟曲霉和黄曲霉引起的肺曲霉病。

3. 制霉菌素

（1）作用：抗菌作用机制与两性霉素 B 相同。对白色念珠菌和隐球菌有抑制作用。因毒性强，不能用于注射。口服难吸收，可用于治疗消化道白色念珠菌病。

（2）用法：剂量为成年人每日 200 万 U，分 3～4 次服用，儿童每日 5 万～10 万 U/kg，不良反应可有轻微胃肠道反应。制霉菌素混悬剂（每毫升含 10 万 U）和软膏（每克含 10 万～20 万 U）可外用治疗皮肤、黏膜念珠菌病。

4. 氟胞嘧啶

（1）作用：该药能选择性进入真菌细胞内，在胞核嘧啶脱氨酶的作用下转化为 5-氟尿嘧啶（5-FU），干扰真菌核酸合成而发挥抗真菌作用。

（2）用法：常用剂量为每日 50～150 mg/kg，分 3 次口服。该药主要用于治疗念珠菌病、隐球菌病、着色真菌病。该药与两性霉素 B 联合应用可减少抗药性的发生率。不良反应可有恶心、食欲减退、白细胞及血小板减少和肾损害。可致畸胎，孕妇慎用。

5. 唑类药物

人工合成的广谱抗真菌药，对酵母菌及丝状真菌，如念珠菌、隐球菌、曲霉菌及皮肤癣菌等均有抑制作用。其抑菌机制是通过抑制细胞色素 P_{450} 依赖酶（羊毛甾醇 14-去甲基酶）而强力抑制真菌细胞的麦角固醇合成，结果引起麦角固醇缺乏，使细胞生长受到抑制，而发挥抑菌作用。临床常用的有以下几种。

（1）克霉唑：广谱抗真菌剂，1% ~ 5% 的霜剂、软膏外用可治疗皮肤癣菌病和皮肤念珠菌病。

（2）咪康唑：2% 的乳膏、酊剂可用于皮肤真菌病及甲真菌病。唑类药物对真菌皆有效，对 G^+ 球菌高度敏感，对炭疽菌有效。

（3）益康唑：为苯乙基咪唑衍生物。对皮肤癣菌、酵母菌、双相型真菌及革兰阳性菌等均有杀菌和抑菌作用。目前主要有 1% 软膏、霜剂、酊剂外用治疗皮肤癣菌病和阴道念珠菌感染。

（4）酮康唑。

1）作用：是一种咪唑类广谱抗真菌药，对念珠菌、新型隐球菌、粗球孢子菌、组织胞浆菌、小孢子菌、毛癣菌及絮状表皮癣菌等有抑制使用，其作用机制除可干扰麦角固醇的合成外，还能影响真菌细胞的三磷酸甘油酯和磷脂的合成，抑制真菌细胞氧化和氧化酶系统的活性。

2）用法：每日口服 200 ~ 400 mg，疗程随不同的疾病而异。不良反应可有恶心、眩晕。肝毒性是最严重的不良反应，发生率为 1/53 ~ 1/24，常在治疗后 2 周出现。由于它对肝的毒性，使其在全身应用方面受限。

（5）伊曲康唑：是一种三唑类高效广谱抗真菌药，有高度亲脂性、亲角质性的特点。能高度选择性地作用于真菌细胞色素 P_{450} 依赖酶（羊毛甾醇 14-去甲基酶），致使 14-甲基甾醇聚积，使真菌细胞内的麦角固醇不能合成，导致真菌细胞膜损伤，而使真菌细胞死亡。

伊曲康唑用于治疗皮肤黏膜和内脏真菌感染，有抗皮肤癣菌（毛癣菌、小孢子菌、絮状表皮菌）、酵母菌（新型隐球菌、念珠菌、马拉色菌）、曲霉、孢子丝菌、暗色丝孢霉、着色芽生菌、组织胞浆菌、巴西副球孢子菌的活性。用法见表 1-12。

表 1-12　伊曲康唑治疗甲真菌病及皮肤/黏膜真菌感染推荐方案

适应证	治疗（冲击）剂量
甲真菌病	每月服药 1 周（200 mg，每日 2 次，用 7 天），停药 3 周为 1 个疗程。指甲 2 个疗程。趾甲 3 个疗程
皮肤真菌病（体癣、股癣、手癣、足癣）	200 mg，每日 1 次，用 7 天
皮肤念珠菌病、马拉色菌毛囊炎、慢性念珠菌性龟头炎、急性或慢性念珠菌性阴道炎	200 mg，每日 2 次，用 1 天或 200 mg，每日 1 次，用 3 天
真菌性角膜炎	200 mg，每日 1 次，用 21 天
口腔念珠菌病	200 mg，每日 1 次，用 7 天或 100 mg，每日 1 次，用 15 天
深部真菌病	孢子丝菌病，200 mg/d，3 ~ 6 个月
	侵袭曲霉菌感染，200 ~ 400 mg/d，3 ~ 4 个月
	系统性念珠菌感染，200 mg/d，1 个月

注：高度角化区和掌跖部癣需采用 200 mg，用 7 天。

（6）氟康唑：是一种可溶于水的新型三唑类广谱抗真菌药，半衰期长（17 ~ 30 小时），可口服或静脉注射。不经肝脏代谢，90% 以上由肾脏排出，易通过血-脑屏障，故对深部真菌及中枢神经系统真菌感染的治疗及抢救时可选用。不良反应有胃肠道反应、中毒性皮炎、精神神经症状，少数可引起肝炎或肝功能异常。用法见表 1-13。

表 1-13　氟康唑用法

系统性念珠菌病	肺、泌尿系统感染，100~200 mg/d，10~20 天
	播散性感染，200~400 mg/d，20 天以上
咽部念珠菌病	50 mg/d，7~14 天
支气管、尿道、食管念珠菌病	50 mg/d，14~30 天
难治黏膜念珠菌病	100 mg/d
阴道念珠菌病	单剂量 150 mg
皮肤浅表真菌感染	150 mg，每周 1 次，或 50 mg/d，疗程为 2~4 周，足癣疗程为 3~6 周
花斑癣	50 mg/d，2~4 周，或 150 mg，每周 1 次，共 4 周
甲真菌病	150 mg，每周 1 次或 100 mg，每周 2 次；指甲真菌病疗程为 20 周，趾甲真菌病则为 24~40 周
隐球菌脑膜炎	用于该病治疗的巩固期，即在两性霉素 B 或再加上氟胞嘧啶治疗 2 周后，用氟康唑 400 mg/d，8 周

6. 特比萘芬

属第二代丙烯胺类抗真菌药，抗菌谱广。对皮肤癣菌、丝状菌（如曲霉菌、毛霉菌）、双相型真菌（如申克孢子丝菌）均有活性。其作用机制是抑制真菌细胞膜上麦角固醇合成步骤中所需的角鲨烯环氧化酶而达到杀灭和抑制真菌的双重作用。

该药在肝中代谢，不影响细胞色素 P_{450} 依赖酶，故对分泌激素或其他药物代谢无影响。口服吸收好，作用快，且有较高的亲角质细胞浓度。治疗甲癣和角化过度型手癣疗效好，对念珠菌及酵母菌效果差（表 1-14）。

表 1-14　特比萘芬使用方法

体股癣	250 mg，1 次/天，连服 1 周
手足癣	250 mg，1 次/天，连服 1~2 周
甲真菌病	250 mg，1 次/天，指甲真菌病服用 6 周，趾甲真菌病服用 12 周
儿童头癣	体重 <20 kg，每日 62.5 mg；体重 20~40 kg，每日 125 mg
	体重 >40 kg，每日 250 mg，均为一次日服，连用 4~8 周
深部真菌病	孢子丝菌病每日 250 mg，3 个月以上；着色霉菌病每日 250 mg，服用 3 个月以上；叠瓦癣用量为每日 250 mg，服用 4 周；烟曲霉病 500 mg/d，3 个月；对暗色丝孢霉病有效
1% 特比萘芬霜	皮肤癣菌病、念珠菌病、花斑癣

7. 碘化钾

（1）作用：能促进淋巴管型的孢子丝菌病、晚期梅毒的肉芽肿溶解和吸收。可作为孢子丝菌病和皮肤藻菌的首选药，或作为脓癣、芽生菌病、着色真菌病和放线菌的备选药。

（2）用法：成年人用量开始为每日 1~2 g，逐渐增加至每日 3~6 g，最高量每日 9~12 g，分 3~4 次饭后服用，小儿每日 25~50 mg/kg，临床治愈后，继续服用 1~2 个月。该药可影响免疫系统，抑制中性粒细胞的趋化和氧自由基的产生，并可使肥大细胞释放肝素，抑制迟发性变态反应，故用来治疗血管炎性皮肤病或红斑性皮肤病，如多形红斑、结节性红斑、结节性血管炎、Sweet 病、亚急性结节性游走性脂膜炎。不良反应有消化道黏膜刺激症状，碘过敏者表现为重感冒症状。孕妇、甲状腺肿大、疱疹样皮炎者禁用。

八、维生素类

1. 维生素 A

维生素 A 能调节人体皮肤的角化过程，当维生素 A 缺乏时表现为皮肤干燥、毛周角化、眼干燥及角膜角化，如蟾皮病。常用维生素 A 丸 2.5 万~5 万 U，3 次/天，口服。维生素 A 过量可出现中毒反应，如头痛、恶心、疲乏、毛发脱落、皮肤干燥及脱屑症状加重、肝肿大和血清转氨酶增高。

2. β胡萝卜素

β胡萝卜素是维生素 A 的前体物质，存在于植物、绿叶、萝卜、番茄、南瓜及肉类中，可吸收 360～600 nm 的可见光谱，抑制光激发卟啉所产生的氧自由基，且具有光屏障作用。用于多形性日光疹、红细胞生成原卟啉症、DLE、皮肌炎的皮肤损害，成年人用量为 150～200 mg/d，分 3～4 次服。

3. 维生素 C

维生素 C 具有降低毛细血管通透性，减少渗出的作用。此外还具有增强机体的抗病能力和解毒作用，常用于变态反应性皮肤病、维生素 C 缺乏病、过敏性紫癜、色素性紫癜性皮病、色素性皮肤病、黄褐斑、皮肤黑变病、外伤炎症和痤疮后色素沉着，口服 0.1～0.3 g，3 次/天。

4. 维生素 K

维生素 K 参与凝血因子合成，缺乏时影响凝血过程，导致出血，用于紫癜性皮肤病、皮肤瘙痒症和慢性荨麻疹，口服 4 g，2～3 次/天。

5. 维生素 B_1

维持心脏、神经、胃肠功能所必需。皮肤科用于麻风所致的神经炎、股外侧皮神经炎、带状疱疹及其后遗神经痛、静脉曲张性溃疡、阿弗他口炎、脂溢性皮炎，用法为口服 5～10 mg，3 次/天。

6. 维生素 B_2

维生素 B_2 缺乏见于口角炎、舌炎、唇炎、眼结膜炎和阴囊炎。用于维生素 B_2 缺乏症，皮肤黏膜念珠菌病的辅助治疗，也用于脱屑性红皮病、寻常痤疮、脂溢性皮炎。剂量 5 mg，3 次/天。

7. 烟酸

烟酸和烟酰胺统称为维生素 PP（维生素 B_3），烟酸需转变为烟酰胺而发挥作用。烟酸缺乏病、皮肤瘙痒症、光敏性皮肤、大疱性类天疱疮、硬皮病、白癜风、多形红斑，用法为口服 50～200 mg，3 次/天。

8. 维生素 B_6

维生素 B_6 用于脂溢性皮炎、脂溢性脱发、痤疮、酒渣鼻。其可防止服用异烟肼引起的周围神经炎等，用法为口服 10 mg，3 次/天。

9. 泛酸

泛酸能促进一切细胞发育，用于白癜风、斑秃、女阴瘙痒、痒疹、白发。口服，10～20 mg，3 次/天。

10. 叶酸

叶酸可用于口腔溃疡、放射性皮炎、白癜风、银屑病、硬皮病，当使用叶酸拮抗药 MTX 过量时，用亚叶酸钙肌内注射解毒，口服 5～20 mg，3 次/天，肌内注射，15 mg，1 次/天。

11. 维生素 B_{12}

维生素 B_{12} 用于带状疱疹、银屑病、扁平苔藓、日光性皮炎、先天性鱼鳞病样红皮病、扁平疣、贝赫切特综合征、麻风反应、过敏性紫癜。成年人 0.025～0.1 mg/d，或隔日 0.05～0.2 mg，肌内注射。

12. 维生素 B_4

维生素 B_4 用于免疫抑制药或放疗所致白细胞减少症，尤其急性粒细胞减少症，口服，10～25 mg，3 次/天，肌内注射 20～60 mg/d。

13. 芦丁（维生素 P）

芦丁降低毛细血管通透性，抑制过敏反应和抗炎作用。用于过敏性紫癜、色素性紫癜性皮病、类银屑病、湿疹、下肢静脉曲张综合征，口服 20～40 mg，3 次/天。

14. 维生素 E

（1）作用：有抗氧化作用，可使维生素 A 不被氧化破坏，还可抑制生物膜中脂质氧化过程而有一定的抗衰老作用。大剂量可抑制胶原酶的活性，用于大疱性表皮松解症的治疗；维生素 E 能改善结缔组织的代谢，可作为皮肌炎、红斑狼疮及硬皮病的辅助治疗药物；该药还可减轻毛细血管的脆性，减少渗出，改善微循环而用于冻疮、多形红斑、紫癜、血管炎及雷诺病。

（2）用法：一般用量 10 ~ 20 mg，3 次/天，口服。大剂量为 100 ~ 200 mg，3 次/天，口服。不良反应可有轻度恶心，大量长期应用可致血脂升高，妇女可引起月经失调。

九、免疫抑制药

1. 硫唑嘌呤（AZP）

（1）作用：机制是抑制淋巴细胞的增殖，对 T 淋巴细胞的抑制作用较强，较小剂量即可抑制细胞免疫，抑制 B 细胞的剂量要比抑制 T 细胞的剂量大得多。适应证为天疱疮、大疱性类天疱疮、SLE、皮肌炎、硬皮病、多发性肌炎、贝赫切特综合征、光线性类网织细胞增生症、血管炎、慢性湿疹，其他还有治疗银屑病、多形红斑、暴发性痤疮、复发性多软骨炎、毛发红糠疹、结节病、妊娠疱疹的报道。对慢性肾炎其疗效不及环磷酰胺。

（2）用法：常用剂量每日 1 ~ 3 mg/kg，分 3 次口服，成年人通常每日 50 ~ 150 mg，儿童 1 ~ 3 mg/（kg·d）。用药 12 ~ 16 周仍无效者应停药。用药剂量不宜过大，不超过 150 mg/d，用药时间不要超过 3 ~ 4 年。用药前后监测血常规及肝肾功能。不良反应有骨髓抑制、胃肠道反应、AZP 超敏反应、致畸，诱发癌症。

2. 环孢素（CyA）

（1）作用：作用机制主要抑制 T 细胞功能，抑制其分泌白介素及 IFN 等，抑制 NK 细胞的杀伤活力。皮肤科用于治疗皮肌炎、多发性肌炎、系统性红斑狼疮、类风湿关节炎、泛发性扁平苔藓、银屑病、特应性皮炎、大疱性类天疱疮、坏疽性脓皮病、寻常型天疱疮。还可用于普秃、雄激素脱发、蕈样肉芽肿、Sezary 综合征、鱼鳞病、Sweet 病、复发性多软骨炎等。

（2）用法：开始剂量为每日 2.5 ~ 3.5 mg/kg，分 1 ~ 2 次口服，如用 4 ~ 8 周仍无效，可逐渐增量，直至 5 mg/kg，常见不良反应有肝肾毒性、神经系统损害、高血压、牙龈增生、继发感染和致癌。哺乳期妇女应避免使用。

3. 环磷酰胺（CTX）

（1）作用：CTX 对 B 细胞的作用更显著，但实际上对受抗原刺激进入分裂期的 B 细胞和 T 细胞有相等的作用，对体液免疫和细胞免疫均有抑制作用。CTX 还有抗炎作用，因其干扰细胞的增殖，部分是直接的抗炎作用。CTX 对淋巴细胞作用快，给药后 6 ~ 8 小时起作用。主要用于狼疮肾炎、系统性红斑狼疮、狼疮脑病、类风湿关节炎、难治性 DLE 和 SCLE、皮肌炎、多发性肌炎、天疱疮和类天疱疮、特发性血小板减少性紫癜、贝赫切特综合征、恶性淋巴瘤和组织细胞增生症。

（2）用法：口服用量为每日 0.5 ~ 1 mg/kg，为减少对膀胱的毒性，应全天大量饮水和清晨服药。静脉注射法，每次 200 mg，隔日 1 次，疗效较口服好。冲击法，用 8 ~ 12 mg/kg（首次 8 mg/kg），加入 10% 葡萄糖注射液或生理盐水中静脉滴注。每周 1 次，或连用 2 天，每 2 周 1 次；也可每次 1 000 mg，每 3 ~ 4 周 1 次。冲击法比常规疗法疗效更快，不良反应少。滴注时间均应超过 1 小时。冲击前静脉缓慢注射昂丹司琼 8 mg，可预防恶心呕吐，并大量饮水或补液。定期查血常规和肝肾功能。

（3）不良反应：CTX 主要不良反应为骨髓抑制、恶心、呕吐、脱发、出血性膀胱炎、迟发性膀胱纤维化、膀胱癌、肺癌、部分或完全不育，主要是对女性生殖腺的抑制，致畸。一般认为 CTX 总量应 ≤150 mg/（kg·d），然而，CTX 积累 > （30 ~ 100）g 才会有致癌作用。

4. 氨甲蝶呤（MTX）

（1）作用：MTX 为叶酸拮抗药，对体液免疫的抑制作用较对细胞免疫作用为强。MTX 有很强的抗炎作用，其抗炎作用部分是由于抑制细胞增殖的结果，部分是能抑制对组胺等炎症介质的反应。皮肤科适应证为银屑病、Reiter 病、类风湿关节炎、毛发红糠疹、鱼鳞病样红皮病、角化棘皮瘤、蕈样肉芽肿、Sezary 病、淋巴瘤样丘疹病、寻常型天疱疮、落叶型天疱疮、皮肌炎、SLE（关节炎、皮疹、发热、浆膜炎）、皮肤型结节性多动脉炎、结节病、急性痘疮样苔藓样糠疹、贝赫切特综合征、Wegener 肉芽肿、荨麻疹。

（2）用法：治疗银屑病有 2 种治疗方案。①分次口服法，每次口服 2.5 ~ 5.0 mg，每 12 小时 1 次，每周连服 3 天。②单次口服法和胃肠道外给药法，每周 1 次口服 7.5 ~ 25 mg，或每 7.5 ~ 20 mg 一次肌内注射。前者间歇给药比后者每日给药可减少药物毒性。

作为免疫抑制药，可每周口服 10 ~ 15 mg，也可用 15 ~ 20 mg 静脉或肌内注射，每周 1 次。SLE 关节炎、浆膜炎每周 7.5 ~ 15 mg，一次口服；贝赫切特综合征每周 15 ~ 20 mg；皮肌炎/多发性肌炎 7.5 ~ 25 mg，静脉注射，每 50 天 1 次。治疗结缔组织病起效时间为 4 ~ 8 周，注射给药起效迅速，常于 1 ~ 2 天见效。

（3）不良反应：主要有胃肠道反应（呕吐）、骨髓抑制、肝毒性，少数可引起慢性纤维化间质性肺炎、肝纤维化和肝癌。总量 > 1 500 mg 时，肝纤维化率 1/1 000。常用 MTX 24 小时内再给甲酰四氢叶酸可对抗 MTX 毒性，但几乎不影响其免疫抑制作用。

5. 霉酚酸酯（MMF）

（1）作用：为一嘌呤合成抑制药，阻断淋巴细胞鸟嘌呤核苷酸（GMP）合成，使 DNA 合成受阻，从而抑制 T 淋巴细胞和 B 淋巴细胞的增殖反应，抑制 B 细胞抗体形成和细胞毒 T 细胞的分化。适用于移植的排斥反应、狼疮性肾炎、寻常型天疱疮、大疱性类天疱疮、皮肌炎、银屑病、结节性脂膜炎等。

（2）用法：常用量为每日 1.0 ~ 2.0 g，单用时每日 1.5 ~ 2.0 g，大多数患者即有效。不良反应主要有恶心、呕吐、腹泻、白细胞减少、尿频。偶有高血尿酸、高血钾、肌痛和嗜睡。妊娠期、哺乳期禁用。儿童应避免用药。

6. 他克莫司

又名 FK506，是一种强效免疫抑制药，其效力比环孢素强 10 ~ 100 倍。

（1）作用：①抑制淋巴细胞增殖。②抑制 Ca^{2+} 依赖性 T 细胞和 B 细胞的活化。③抑制 T 细胞依赖的 B 细胞产生免疫球蛋白的能力。④预防及治疗器官移植时的免疫排斥反应。⑤对多种实验性自身免疫性疾病具有治疗作用。

用于肝移植、系统性红斑狼疮、银屑病、贝赫切特综合征、坏疽性脓皮病、类风湿关节炎、移植物抗宿主病等。

（2）用法：胶囊，规格为 1 mg、5 mg。注射液，每支 5 mg（1 mL），用时稀释在 5% 葡萄糖注射液或生理盐水中缓慢静脉滴注。主要不良反应有：①静脉注射 FK506 发生神经毒性，轻者可出现头痛、震颤、失眠、畏光、感觉迟钝等，重者可出现运动不能、缄默症、癫痫发作、脑病等。②可发生急性和慢性肾毒性。③FK506 对胰岛细胞具有不良反应，可导致高血糖。④大剂量时有生殖系统毒性。

7. 来氟米特（SU101）

（1）作用：①抗炎作用，抑制炎症介质的合成及释放；抑制酪氨酸激酶活性；抑制环氧合酶的产生；抑制一氧化氮（NO）的生成；抑制与血管生成相关的内皮细胞功能；抑制中性粒细胞的趋化。②免疫抑制作用，抑制淋巴细胞的活化、增殖及分化；抑制抗体产生。用于治疗类风湿关节炎、系统性红斑狼疮、大疱性类天疱疮、干燥综合征、银屑病、Wegener 肉芽肿。

（2）用法：一般用量为每日 50 ~ 100 mg 的负荷量，共 3 天，之后给予每日 20 mg 的维持量，给药方法为每日 1 次，口服。治疗炎症性皮肤病时用 20 mg，每日 1 次口服。

（3）不良反应：有乏力、头晕、胃肠道反应（厌食、恶心、呕吐、腹泻）、过敏反应（皮肤瘙痒及皮疹）、可逆性脱发、一过性转氨酶升高和白细胞下降、体重减轻等。

8. 雷公藤总苷

（1）作用：雷公藤总苷（雷公藤多苷）具有较强的抗炎、免疫抑制、免疫调节、抗肿瘤、活血化瘀及抗生育等药理作用。能抑制炎症介质释放而发挥抗炎作用。能抑制 T 细胞功能，抑制迟发型变态反应，抑制白介素 1 的分泌，抑制分裂原及抗原刺激的 T 细胞分裂和繁殖等发挥免疫抑制作用。用于治疗 SLE、SCLE、多发性肌炎、皮肌炎、天疱疮、湿疹、带状疱疹及后遗症、银屑病、掌跖脓疱病、贝赫切特综合征、皮肤血管炎、斑秃、脂膜炎、麻风反应等。

（2）用法：每日 1 ~ 1.5 mg/kg，分 2 ~ 3 次口服。对雷公藤总苷毒性较敏感的靶器官和组织是胃肠道、皮肤黏膜、生殖细胞和骨髓。不良反应有白细胞减少、胃肠道反应、头晕、乏力、精子活力降低、月经量减少及闭经。

十、生物反应调节药

（一）生物反应调节药分类

近年来，将一些修饰机体免疫功能的药物称为生物反应调节药（BRM）。其作用包括：①增强、调节和恢复机体免疫应答的非特异活性成分，如灭活病毒或细菌、细菌脂多糖等。②干扰素或干扰素诱生剂。③胸腺激素、胸腺因子。④淋巴因子和细胞因子。⑤单克隆抗体及其交联物。⑥重新被激活的免疫活性细胞。⑦肿瘤抗原及其疫苗等。

常用生物反应调节药有胞壁酰二肽、A 型链球菌甘露聚糖、卡介苗、短小棒状杆菌菌苗、香菇多糖、云芝多糖、白云山芝多糖、银耳多糖、猪苓多糖、免疫核糖核酸、胸腺素、丙种球蛋白、植物血凝素、白细胞介素 2、干扰素、聚肌苷酸-聚胞苷酸、替洛隆、左旋咪唑、异丙肌苷、黄芪、刺五加。

（二）生物反应调节药在皮肤科的应用

（1）某些免疫缺陷病，如慢性黏膜皮肤念珠菌病、Wiskott-Aldrich 综合征等。

（2）病毒、细菌、真菌等引起的急性播散性感染，如带状疱疹、麻风、结核、组织胞浆菌病等。

（3）作为恶性肿瘤的辅助治疗。

（4）作为自身免疫性疾病的辅助治疗。

（5）其他，如慢性荨麻疹、异位性皮炎等。

（三）常用药物

1. 转移因子（TF）

（1）药理作用：转移因子是从健康人血或动物脾脏提取的多核苷酸肽，可将细胞免疫活性转移给受体以提高后者的细胞免疫功能。

（2）适应证：用于治疗先天性免疫缺陷病（特别是 Wiskott-Aldrich 综合征作为首选药）、带状疱疹、白血病患者的水痘、寻常疣、扁平疣、复发性单纯疱疹、Behcet 综合征、皮肤结核、念珠菌病、麻风、SLE、硬皮病、结节病、异位性皮炎及恶性黑色素瘤等疾病。

（3）用法：皮下注射，隔日或每周 2 次，每次 1~2 IU，慢性病例每周 1 次，每 3 个月为 1 个疗程，一般注射在淋巴回流较丰富的上臂内侧或腹股沟下端皮下，也可将 TF 直接注射于肿瘤组织内。

（4）不良反应：可有注射处胀痛、全身不适、眩晕、短暂肾功能损害和皮疹等。制剂有注射液、粉针剂，按各厂家说明使用。

2. 胸腺素

（1）药理作用：胸腺素又称胸腺肽、胸腺多肽，目前试用的主要是由小牛胸腺素纯化而得的胸腺素组分 5、胸腺肽 α-1、胸腺五肽。胸腺素可使由骨髓产生的干细胞转变成 T 细胞，因而有增强细胞免疫功能作用，而对体液免疫的影响甚微。

（2）适应证：主要用于各种原发性和继发性 T 细胞免疫缺陷病及自身免疫性皮肤病，如 SLE、干燥综合征、Behcet 病、硬皮病、带状疱疹、扁平疣、尖锐湿疣、银屑病和顽固性口腔溃疡。

（3）用法：肌内注射，每次 2~10 mg，每日或隔日 1 次。也有口服制剂。

（4）不良反应：有发热、头晕、皮疹，注射前或停药后再次注射需做皮试。

3. 左旋咪唑（LMS）

（1）药理作用：左旋咪唑为四咪唑（驱虫净）的左旋体，此药可刺激 T 淋巴细胞，提高或恢复机体细胞免疫功能，也可通过增强和激发 T 细胞功能而恢复对 B 细胞系统的控制，调节抗体的产生。

（2）适应证：内科用于肿瘤的辅助治疗、类风湿关节炎、支气管哮喘。皮肤科用于带状疱疹、复发性单纯疱疹、寻常疣、跖疣、麻风、SLE、硬皮病、Behcet 综合征、恶性黑色素瘤等。

（3）用法：本药因每日给药可使免疫抑制或粒细胞减少，故每次 50 mg，3 次/天，连服 3 天，休息 11 天。

（4）不良反应：可有恶心、呕吐和腹泻，偶可引起瘙痒和皮疹，白细胞和血小板减少。

4. 干扰素（IFN）

已用于临床的干扰素有三类，α 干扰素是病毒诱导白细胞产生的干扰素，β 干扰素是病毒诱导成纤维细胞产生的干扰素，γ 干扰素是病毒诱导淋巴样细胞产生的干扰素。目前大多是基因工程 DNA 重组制备的产品。

（1）药理作用：干扰素的药理作用是多方面的，包括抑制病毒繁殖、免疫调节和抗肿瘤效应。通过调动机体细胞免疫功能、促分化、抑制增殖及调控某些致癌基因表达，干扰素对迅速分裂的肿瘤细胞有选择性抑制作用。具体机制还包括防止病毒整合到细胞 DNA 中，阻止肿瘤细胞生长、转移及除去封闭抗体，促进自然杀伤（NK）细胞和巨噬细胞的功能等。

（2）适应证：单纯疱疹、生殖器疱疹、水痘、带状疱疹、巨细胞病毒感染、艾滋病、恶性黑色素瘤、淋巴瘤、卡波西肉瘤、基底细胞癌、贝赫切特综合征、尖锐湿疣、寻常疣、DLE。

美国 FDA 已批准 IFN-α-2β 和 IFN-α-n3 用于治疗尖锐湿疣，也批准了用 IFN-α-2β 治疗 AIDS 相关性卡波西肉瘤。

（3）用法。

1）IFN 用量一般为：（1~5）×10^6 IU，肌内注射或病灶内注射。与抗病毒药联合应用可起“协同作用”和“相加作用”。

2）IFN-α：批准使用的疾病有恶性黑色素瘤、皮肤 T 细胞淋巴瘤、艾滋病相关的卡波西肉瘤。未批准的皮肤科疾病包括表皮皮肤癌、尖锐湿疣、血管瘤。

3）IFN-β：IFN-β 已证明可用于治疗多发性硬化症。它还成功用于某些病毒感染包括生殖器疱疹、泛发性单纯疱疹和尖锐湿疣。

4）IFN-γ：批准使用的有慢性肉芽肿疾病。未获批准使用的包括恶性肿瘤（恶性黑色素瘤、上皮癌）、特应性皮炎、银屑病关节炎、贝赫切特综合征。

（4）不良反应：有发热、流感样症状、肾脏损害、转氨酶和肌酶升高、血小板和粒细胞减少、皮疹加重或诱发银屑病，大剂量应用可致低血压、心律不齐、心动过速，可通过减量、间断给药及对症治疗来处理。

（5）制剂：注射剂，规格为每支 100 万 IU、300 万 IU、500 万 IU。

5. 白细胞介素 2（IL-2）

（1）药理作用：白细胞介素现已发现至少有 13 种，分别由单核-巨噬细胞、淋巴细胞及其他多种细胞产生。投放市场的有基因工程方法人工合成的白细胞介素 2，其与反应细胞的白细胞介素 2 受体结合后，可诱导 Th 细胞和 Tc 细胞增殖，激活 B 细胞产生抗体，活化巨噬细胞，增加 NK 细胞和淋巴因子活化的杀伤细胞（LAK）的活性，诱导干扰素产生。

（2）适应证：皮肤科目前已用于治疗艾滋病、恶性肿瘤（如晚期恶性黑色瘤）和麻风病。

（3）用法：静脉注射或静脉滴注，每日用药，每 1~2 周为 1 个疗程，疗程间隔 2~6 周；常用量每日皮下注射 20 万~40 万 IU/m^2，每周连用 4 天，4 周为 1 个疗程；静脉滴注，20 万~40 万 IU/m^2，加入生理盐水 500 mL，1 次/天，每周连用 4 天，4 周为 1 个疗程；瘤内注射，10 万~30 万 IU，每周 2 次，连用 2 周为 1 个疗程。不良反应有发热、恶心、呕吐、关节痛、皮疹、向心性水肿和症状性高血压。

（4）制剂：注射剂，规格为每支 5 万 IU、10 万 IU。

6. 肿瘤坏死因子（TNF）

TNF 是包括角朊细胞和树枝状细胞在内的多种类型细胞所产生的多肽，可导致免疫调节因子的生成，主要用于恶性肿瘤、难治性银屑病（如脓疱性银屑病）。目前使用较多的是重组人肿瘤坏死因子（rH-TNF），剂量为 4.5×10^5 IU/m^2，5 天为 1 个疗程，TNF 与其他细胞因子（如干扰素、IL-2）或药物联合应用效果更好。

免疫调节药能增强巨噬细胞及免疫活性细胞的功能，并促进体液免疫功能，提高机体免疫功能总体水平，抵御外来病原体的侵袭。

7. 卡介苗（BCG）

（1）药理作用：卡介苗是减毒牛型结核杆菌制成的活菌苗，目前我国采用的是冻干皮内卡介苗，0.5 mg/mL，有效期为自冻干之日起 1 年。BCG 能刺激 T 淋巴细胞增殖，继而使巨噬细胞增殖活化，提高巨噬细胞吞噬能力，Rook 报道接种卡介苗有产生肿瘤坏死因子的作用。

（2）适应证：恶性黑色素瘤、基底细胞癌、鳞状细胞癌和蕈样肉芽肿。

（3）用法。

1）皮肤划痕：每次于划痕处滴 1~2 滴 BCG，每周 1~2 次，10~20 次为 1 个疗程。

2）病灶内注射：多用于黑色素瘤，每个瘤结节注射 BCG 悬液 0.05~0.15 mL，每次最多注射 4~6 个结节。

3）其他：口服 75~150 mg，每周 1~2 次，1 个月后改为每周或隔周 1 次，3 个月后为每个月 1 次，直至 1 年以上。

（4）注意事项：局部注射常有红斑、硬结或发生化脓和溃疡，全身反应可有寒战、恶心、肌痛和关节痛。

（5）制剂：注射剂，每支 0.5 mg。

8. 香菇多糖（香菇糖，能治难，瘤停能，LC-33）

（1）药理作用：本品为香菇子实体提取的多糖（高分子葡聚糖），分子量约 50 万。具有免疫调节作用，增强 NK 细胞、T 细胞功能，诱导干扰素血中浓度增高。也具有一定的抗肿瘤作用。

（2）适应证：可用于各种肿瘤及慢性乙型肝炎。提高细胞免疫功能。

（3）用法：口服，成年人每次 12.5 mg，每日 2 次；儿童每次 5~7.5 mg，每日 2 次。静脉注射或静脉滴注，每次 2 mg，每周 1 次。一般 3 个月为 1 个疗程。

（4）注意事项：不良反应发生率较低，偶见胸闷、休克、皮疹、恶心、呕吐等。停药后即可消失。

（5）制剂：注射剂，每瓶 1 mg。

9. 免疫核糖核酸（immune RNA，免疫核酸，iRNA）

（1）药理作用：免疫核糖核酸（iRNA）也存在于淋巴细胞中，其分子量（13 500）较转移因子（TF）大，可以从肿瘤组织免疫的羊或其他动物的脾脏、淋巴结提取（也可从正常人周围血白细胞和脾血白细胞中提取）。它使未致敏的淋巴细胞转变为免疫活性细胞。由于 iRNA 具有一定的特异性，且不受动物种属的影响，又不存在输注免疫活性细胞的配型及排斥问题，所以受到广泛重视。

（2）适应证：与转移因子相似。

（3）用法：皮下注射，每次 1~2 mg，腋下淋巴结周围注射，每周 2~3 次，3 个月为 1 个疗程。

（4）制剂：粉针剂，每支 3 mg（相当于 1 g 白细胞所含的核糖核酸）。注射液，正常人周围血白细胞 iRNA，每支含量 3 mg，正常人脾血白细胞 iRNA，每支含量 2 mg。

10. 丙种球蛋白

按其来源可分为两种：一种为健康人静脉血来源的人血丙种球蛋白，另一种为胎盘血来源的丙种球蛋白。胎盘球蛋白因丙种球蛋白含量以及纯度均较低，其用量应相应增大。

（1）药理作用：含有健康人群血清具有的各种抗体，因而有增强机体抵抗力及预防感染的作用。

（2）适应证：主要用于免疫缺陷病及传染性肝炎、麻疹、水痘、腮腺炎、带状疱疹等病毒感染和细菌感染的防治，也可用于哮喘、过敏性鼻炎、湿疹等内源性过敏性疾病。

（3）用法：肌内注射，人血丙种球蛋白，预防麻疹，0.05~0.15 mL/kg；预防甲型肝炎，0.05~0.1 mL/kg。用于内源性过敏性疾病，每次 10 mL（含量 10% 者），3 周内注射 2 次。人胎盘球蛋白每次 6~9 mL。

（4）注意事项。

1）除专供静脉注射用的制剂外，一般制剂不可静脉注射。

2）注射大量时可见局部疼痛和暂时性体温升高。

（5）制剂：注射剂，每支 0.3 g/3 mL、0.5 g/5 mL。

11. 静脉滴注免疫球蛋白（IVIg）

1970 年，伴随血浆分离技术的发展出现静脉用免疫球蛋白制剂。IVIg 从 3 000 ~ 50 000 名供者的混合血浆标本中制备，以达到最广谱的抗体，它包含高水平的 IgG（ >95%），IgA 和 IgM 很少，健康者 IgG 的半衰期为 18 ~ 23 天。静脉用免疫球蛋白近年来被广泛用于多种皮肤病的治疗，并取得良好的疗效。

（1）药理作用：其作用机制与抑制抗体产生、加速抗体代谢、自身抗体的中和作用、中和补体、干扰抗体依赖性细胞介导的细胞毒作用，以及影响 T 细胞活化，恢复 Th_1/Th_2 细胞平衡，抑制细胞黏附、细胞增殖和凋亡的调节，影响糖皮质激素受体敏感性有关。

（2）适应证：①红斑狼疮，狼疮性肾炎。②皮肌炎和多发性肌炎。③天疱疮、大疱性类天疱疮、线状 IgA 大疱皮病。④获得性大疱性表皮松解症。⑤川崎病和 Guillain - Barre 综合征。⑥自身免疫性慢性荨麻疹。⑦中毒性表皮坏死松解症（TEN），能阻滞由 Fas - Fasl 交互作用所引起的角质形成细胞死亡。⑧其他皮肤病，如坏疽性脓皮病和硬化性黏液水肿。

（3）用法：0.4 g/（kg·d），静脉滴注，连用 3 ~ 5 天，必要时 2 ~ 4 周重复 1 次。

（4）注意事项。

1）IVIg 不良反应及严重程度：①轻度，如头痛、恶心、呕吐、腹泻、寒战、发热、发抖、潮红、高血压、低血压、胸闷、呼吸短促。②中度，如头痛、斑疹、中性粒细胞减少症、关节炎、静脉炎、血清病、秃发、湿疹、多形红斑、白细胞减少、注射部位坏死。③重度，如无菌性脑膜炎、急性肾衰竭、脑梗死、心肌梗死、血液黏滞性过高、血栓形成、血管炎、溶血性贫血、弥散性血管内凝血、过敏反应。

2）不良反应的预防和处理：不良反应发生率为 1% ~ 81%，其差异性与不同厂商的 IVIg 总蛋白含量及 pH 不同相关。

不良反应通常在注射内第 1 个小时发生，一旦发生即刻停止输注，30 分钟后以更低的速度输注，但部分患者即使更低速度输注也会发生不良反应。为了避免不良反应的发生可以在输注 IVIg 前口服氢化可的松（50 ~ 100 mg）、抗组胺药、非甾体类抗炎药或镇痛药预防性治疗。部分患者在输注后到 7 天内发生头痛，可能因 IVIg 含致热源所致。

极少数患者可发生过敏反应，一旦发生应立即停止输注，并按过敏反应处理。

3）本品只能做静脉注射，不能做肌内注射或其他途径的使用。应严格单独输注，禁止与任何其他药物或液体混合输注。

（5）制剂：粉针剂，0.5 g。注射剂，5 mL（12%）。

十一、生物性免疫制剂

随着分子生物学技术的发展，生物性免疫制剂日益增多，具有广阔的应用前景，但疗效和不良反应有待进一步观察，且价格昂贵，目前推广尚有困难。

1. 抗淋巴细胞球蛋白（ALG）

主要有马 ALG 和兔 ALG 两种，ALG 在补体参与下能溶解周围血中的 T 细胞，对 B 细胞只有间接抑制作用，皮肤科用于治疗 SLE、皮肤血管炎等。

由于兔 ALG 不良反应少，故较多应用，兔 ALG 用量为每次 0.5 ~ 1 mg/kg，每日或隔日肌内注射 1 次。可有过敏反应发生。

2. 阿法赛特

是一种抗 T 细胞的重组蛋白，与 T 细胞上的 CD2 分子结合，并刺激 NK 细胞释放颗粒酶 B，与穿孔素结合后作用于活化 T 细胞并使之溶解。皮肤科可用于治疗银屑病，中度至重度慢性斑块型。每次静脉注射或静脉滴注 0.15 mg/kg，每周 1 次。可有发热、皮疹等不良反应。

3. 昂他克

是重组的一种融合蛋白，由 IL-2 受体（IL-2R）的结合区和白喉毒素分子组成，当它与 T 细胞 IL-2R 结合后，其中的白喉毒素则进入活化的 T 细胞内，使 T 细胞死亡。有报道试用于治疗银屑病，$0.5 \sim 5 \ \mu g/$（kg·d），每 2 周内连用 3 天，共 6~8 周。可有发热、皮疹等不良反应。

4. 依法利珠

是人源化单抗，与 T 细胞表面上的 CD11a 结合，使 T 细胞上的 LFA-1 不能与抗原呈递细胞上的细胞间黏附分子-1（ICAM-1）及 ICAM-2 相结合，从而降低 T 细胞的活化能力。用于慢性中到重度斑块型银屑病治疗，每周 0.3~0.6 mg/kg 静脉滴注或静脉注射。不良反应较少。对其疗效尚待进一步观察。

5. CTLA-4Ig

是 CTLA-4 和 Ig 组成的一种融合蛋白。它抑制 T 细胞活化所必需的协同刺激因子，使 T 细胞不能活化。尚可与 B 细胞上的 B7 分子结合，使抗体生成减少。可用于 SLE 和银屑病的治疗。

6. 依木龙

它与 Th 细胞上的 CD4 分子结合而抑制 Th 细胞的活化。治疗银屑病，每次 150~250 mg，隔日 1 次，静脉注射。

7. 抗 IL-8 单抗（恩博克）

IL-8 为趋化因子之一，它对 T 细胞和中性粒细胞的趋化作用，可引起局部炎症和角质形成细胞增殖反应。恩博克可降低银屑病皮损内 IL-8 水平，故有治疗作用。有报道外用其乳膏，2 次/天，近期治愈率 13.4%，总有效率 48.3%。可有轻度局部刺激。

8. 英利昔单抗

是抗 TNF-α 的单抗，与 TNF-α 有较高的亲和力，与之结合后，TNF-α 便不能与 T 细胞上的 TNF-α 受体结合，从而阻抑 T 细胞尤其 Th₁，细胞的活化。

（1）适应证：连续性肢端皮炎、银屑病、银屑病性关节炎、贝赫切特综合征、移植物抗宿主病、化脓性汗腺炎、坏疽性脓皮病、结节病、角层下脓疱病、中毒性表皮坏死松解症。

（2）用法和用量：3~5 mg/（kg·d），静脉注射，可增加到 10 mg/（kg·d）。在第 1、第 2、第 6 周使用，或每个月 1 次，联用 MTX 或其他免疫抑制药物，以减少抗体形成率。

对寻常型和关节型银屑病均有效，有报道在治疗的第 1、第 2 和第 6 周各静脉滴注英利昔单抗 5 mg/kg，在治疗第 2 次后，所有患者（8 例关节型，2 例斑块型）的 PASI 值均降低 75% 以上。有人认为英利昔单抗与 MTX 并用其效果更好。在应用英利昔单抗之前先静脉滴注 MTX 5 mg，可防止抗 TNF-α 抗体产生。有报道可用于治疗坏疽性脓皮病。目前报道的不良反应较少，但可出现发热、头晕、头痛、皮疹和结核病复发等。

9. 依那西普

重组人肿瘤坏死因子 α 受体融合蛋白，由细胞外肿瘤细胞坏死因子 α 受体 p75 与免疫球蛋白 GIFc 片段组成。也抑制溶解性和膜结合肿瘤坏死因子 α。皮肤科用于治疗银屑病、特应性皮炎、溃疡性口炎、贝赫切特综合征、瘢痕性类天疱疮、组织细胞增多症、硬皮病、Wegener 肉芽肿等，每次 25 mg，每周 2 次，皮下注射，疗程为 10~12 周。不良反应较少，可有发热、头痛、皮疹、上呼吸道感染、肺结核加重或复发等。

10. 阿达木单抗

纯化人重组免疫球蛋白 GI 单克隆抗体，特异性拮抗肿瘤坏死因子 α（TNF-α）。

（1）适应证：银屑病、银屑病关节炎、类风湿关节炎。

（2）用法和用量：40 mg，皮下注射，隔周 1 次。

（3）不良反应：注射部位刺激，上呼吸道感染，皮疹，过敏反应，结核复发，肝功能异常。

十二、其他药物

1. 普鲁卡因

（1）作用：采用普鲁卡因阻断不良刺激的神经传导称为封闭疗法，能够阻断恶性刺激的传导，恢复机体的正常防御和调节功能。

（2）用法及适应证：临床作用为镇静、止痒。可分为静脉封闭（大静封、小静封）、局部静封（皮损周围封闭、神经周围阻滞封闭）、口服封闭疗法。局部封闭适用于局限性神经性皮炎及慢性湿疹等，一般用 0.25% ~ 0.5% 普鲁卡因 10 ~ 20 mL 注射于病灶皮下，每 2 ~ 3 日 1 次，10 次为 1 个疗程。大静脉封闭适用于急性泛发性湿疹、播散性神经性皮炎、银屑病及荨麻疹等。普鲁卡因的用量按 4 ~ 8 mg/kg 计算，用生理盐水或 5% 葡萄糖注射液配成 0.1% 浓度加维生素 C 1 ~ 3 g 静脉滴注，1 次/天，10 次为 1 个疗程。小静脉封闭也可用 0.25% 普鲁卡因溶液 10 ~ 20 mL 缓慢静脉注射，每日 1 次，共用 10 次，应用封闭疗法前应先做皮试。可用于湿疹、荨麻疹、皮肤瘙痒症、硬皮病、结节性痒疹、银屑病。

（3）不良反应：有头晕、头痛，偶见过敏性休克或惊厥。磺胺药过敏者及心、肝、肾功能不全者禁用。

2. 羟氯喹和氯喹

为抗疟药物。

（1）作用：羟氯喹（或氯喹）治疗皮肤病的作用机制：第一，免疫抑制作用，抑制细胞免疫及白细胞趋化性，调节巨噬细胞释放细胞因子，抑制抗核抗体反应；第二，抑制磷脂酶 A_2，减少炎症介质的形成；第三，稳定溶酶体；第四，降低皮肤光敏感性，其在皮肤中形成一复合体，具有抗紫外线作用。

羟氯喹比氯喹安全，但其疗效不如氯喹。氯喹对角质层和有黑色素存在的部位有特别亲和力，氯喹排泄慢，在尿中 1 年后尚证实存在。

（2）适应证。

1）光敏性皮肤病，如日光性荨麻疹、多形性日光疹、外源性光敏性皮炎、慢性光化性皮肤病、痘疮样水疱病、日光性唇炎。

2）结缔组织病，如亚急性皮肤型红斑狼疮、慢性盘状红斑狼疮、狼疮性脂膜炎、以皮损为主的 SLE、皮肌炎、干燥综合征、Jessner 淋巴细胞浸润、局限性硬皮病。

3）血管性皮肤病或脂膜炎，如网状青斑、结节性红斑、结节性脂膜炎、变应性血管炎。

4）代谢性皮肤病，如迟发性皮肤卟啉病（可增加迟发性皮肤卟啉病患者的卟啉排泄）、黏蛋白沉积症。

5）丘疹、红斑、鳞屑病，如多形红斑、扁平苔藓（包括口腔扁平苔藓）、玫瑰糠疹、关节型银屑病、光敏相关银屑病、掌跖脓疱病。

6）其他皮肤病，如结节病、播散性环状肉芽肿、玫瑰糠疹、大疱性表皮松解症、慢性荨麻疹。

（3）用法：先给初始剂量（羟氯喹 200 mg，每日 2 次，儿童每日 5 ~ 6 mg/kg，分 2 次服；氯喹 125 mg，每日 2 次，儿童每日 2.5 ~ 3 mg/kg，分 2 次口服），待病情控制后，一般为 4 ~ 8 周，改用维持量（羟氯喹，每日 200 ~ 400 mg，氯喹，每日 125 ~ 250 mg，均分为 2 次服），羟氯喹总量不宜超过 100 g，氯喹不宜超过 62.5 g。治疗迟发性皮肤卟啉病，应从小剂量开始（以羟氯喹为例，每次 0.2 g，每周用 2 次），以免因快速动员肝卟啉而损害肝脏。光敏性皮肤病可在光照强烈的季节用药。

（4）不良反应：毒性作用为视网膜病变，药物沉积于视网膜色素上皮，可引起视力减退，甚至失明。氯喹危险性最大，羟氯喹次之。

色素性视网膜炎、重症肌无力、葡萄糖-6-磷酸脱氢酶缺乏等均为禁忌。孕妇应用可致小儿畸形，故妊娠期、哺乳期禁用。

服药期间应做好血尿常规、心肝功能检查。其中每半年做 1 次眼科检查。

3. 氨苯砜（DDS）

是治疗麻风病的主要抗菌药物之一。

（1）作用：DDS 可抑制补体激活和淋巴细胞转化，而具有抑制免疫的作用，影响 T 细胞免疫。该药还可抑制白细胞趋化因子，抑制溶酶体酶的释放而具有抗炎作用，可干扰和清除 PMN 氧自由基的产生，抑制中性粒细胞游走，对中性粒细胞、嗜酸性粒细胞和淋巴细胞浸润为主的皮肤病均有效。

（2）适应证：可用于大疱性皮肤病（特别是疱疹样皮炎）、各种皮肤血管炎、白细胞碎裂性血管炎、持久性隆起性红斑、环状肉芽肿、贝赫切特综合征、急性痘疮样苔藓样糠疹、嗜酸性脓疱性毛囊炎、Sweet 综合征、阿弗他口炎、脓疱性银屑病、坏疽性脓皮病、无菌性脓疱性皮肤病、大疱性系统性红斑狼疮、皮肤红斑狼疮和囊肿性痤疮等。

（3）用法：口服每日 50 ~ 150 mg。

（4）不良反应：有头痛、嗜睡（加服西咪替丁可减轻这两种不良反应），还有红细胞和白细胞中毒反应，尤其是溶血性贫血和高铁血红蛋白血症。患 G-6-PD 缺乏者禁用。

4. 硫酸锌

锌制剂包括硫酸锌、葡萄糖酸锌、甘草锌，为人体所必需的微量元素之一，用于锌缺乏者，也具有抗炎、提高细胞免疫力的作用。用于肠病性肢端皮炎、脂溢性皮炎、小腿溃疡、单纯疱疹和寻常痤疮。口服每日 200 ~ 400 mg，不良反应有恶心、食欲减退、腹痛和腹泻等。

5. 沙利度胺（酞咪哌啶酮，反应停）

（1）作用机制：①抗炎作用。②免疫调节作用（影响 T 细胞功能）（拮抗乙酰胆碱、组胺及 5-羟色胺）。③抗移植的排斥反应。④抑制体液免疫和细胞免疫。⑤止痒，降低痒阈，阻断瘙痒-搔抓恶性循环。用于 Ⅱ 型麻风反应，曾用于治疗妊娠反应，造成大量畸形婴儿，还会扩大皮肤病的范围。

（2）适应证：①麻风反应，如 Ⅱ 型麻风反应（麻风结节性红斑）。②免疫疾病，如移植物抗宿主病、坏疽性脓皮病。③结缔组织病，如红斑狼疮（DLE、SCLE、SLE）、贝赫切特综合征（DLE、SCLE、SLE）。④变应性皮肤病，如特应性皮炎、结节性痒疹、瘙痒症、贝赫切特综合征、多形性日光疹、光敏性痒疹、牛痘样水疱病。⑤大疱病，如家族性天疱疮。⑥其他，如脂膜炎、血管炎、结节病、复发性口疮、糜烂性扁平苔藓、HIV 感染的某些并发症。

（3）用法：成年人用量每日 100 ~ 300 mg，分 4 次口服，后递减至每日 25 mg。有致畸作用，孕妇忌用，育龄期妇女在用药期间应避孕。

6. 维 A 酸类

维 A 酸也称维甲酸，是一组与维生素 A 结构相似的化合物。在哺乳动物，维生素 A 的活性成分包括三种主要化合物——视黄醇、视黄醛和视黄酸，维 A 酸是包括视黄醇及其天然和合成衍生物在内的一组化合物。根据其分子中环状终末基团、聚烯侧链和极性终末基团的不同变化，已生产出三代维 A 酸，维 A 酸的分类如表 1-15 所示。

表 1-15　维 A 酸分类

第一代维 A 酸类（非芳族维 A 酸或天然维 A 酸）：维 A 酸（全反式维 A 酸、RT-RA）、异维 A 酸（β-顺维甲酸）、维胺酯等，它们属维生素 A 在体内代谢后的衍生物
第二代维 A 酸类（单芳族维 A 酸或合成维 A 酸）：依曲替酯（阿维 A 酯、银屑灵）、依曲替酸（阿维 A，阿维 A 酸）、维甲酸乙酰胺。它们是合成的维 A 酸的衍生物
第三代维 A 酸类：芳香维 A 酸，芳香维 A 酸乙酯、甲磺基芳香维 A 酸、他扎罗汀、阿达帕林、他扎罗汀、贝沙罗汀（用于治疗皮肤 T 细胞淋巴瘤、卡波西肉瘤）

（1）作用机制：维 A 酸有一系列的生物作用。第一，调节上皮细胞和其他细胞的生长和分化；第二，在实验肿瘤形成中抑制肿瘤形成；第三，对恶性细胞生长的抑制作用；第四，影响免疫系统和炎症过程；第五，改变靶细胞之间的黏附；第六，抑脂作用，通过动物皮脂腺模型发现，异维 A 酸使基底细胞成熟过程延长，而使皮脂腺细胞数目减少，皮脂合成减少；第七，减少表皮黑色素。减少黑色素体输入表皮细胞，并抑制酪氨酸活性，减少黑色素形成。

（2）适应证。

1）外用维 A 酸。①FDA 批准：寻常痤疮，光老化（皱纹、斑驳状色素沉着、面部粗糙），银屑病（＜20% 体表面积），皮肤 T 细胞淋巴瘤，卡波西肉瘤。②未经 FDA 批准：局限性角化性疾病（毛囊角化病、鱼鳞病、毛发红糠疹），酒渣鼻，色素性疾病（黄褐斑、雀斑样痣、炎症后色素沉着），日光性角化病，萎缩纹，伤口愈合，扁平苔藓（口腔和皮肤），扁平疣，皮质激素所致萎缩；治疗和预防皮肤癌（基底细胞癌、着色性干皮病）。

2）系统性维 A 酸。①FDA 批准：银屑病（阿维 A），痤疮（异维 A 酸），皮肤 T 细胞淋巴瘤（贝沙罗汀）。②未经 FDA 批准：酒渣鼻及痤疮相关性疾病，如化脓性汗腺炎、面部脓皮病（暴发性酒渣鼻）、头皮穿掘性蜂窝织炎；角化异常性疾病，如鱼鳞病，毛囊角化病，毛发红糠疹；肿瘤的化学预防，如着色性干皮病、痣样基底细胞癌综合征；肿瘤治疗，如上皮癌前病变、基底细胞癌、晚期鳞状细胞癌、角化棘皮瘤；其他各类疾病，如融合性网状乳头状瘤病（Gougerot‑Carteaud 综合征）、Bazex 副肿瘤性肢端角化症、结节病、环状肉芽肿、扁平苔藓、硬化性苔藓、角层下脓疱病。

（3）不良反应。

1）皮肤黏膜症状：第一代维 A 酸对皮肤黏膜的不良反应比第二、第三代重，有皮肤黏膜干燥、掌跖脱皮、皮肤瘙痒、烧灼感、痛性剥脱性唇炎、阴道干燥、甲沟炎、甲分离、脱发等症状。

2）中枢神经系统症状：头痛眩晕、假性脑瘤症状、抑郁症、性格改变。

3）致畸作用：可致先天畸形、自发性流产和畸胎。

4）对血脂的影响：甘油三酯升高、胆固醇和低密度脂蛋白升高。

5）对肌肉、骨骼的影响：骨骼疼痛、骨骺早期闭合、骨质疏松。

6）其他：血清转氨酶升高、疲劳、视物模糊、白内障、高血钙。

第二节　皮肤病的外用药物疗法

一、外用药物的性能

1. 清洁剂

用于清除皮损处的浆液、脓液、鳞屑、痂皮或残留药物等。常用的有 3% 硼酸溶液、生理盐水、植物油、矿物油和 1 ∶ 8 000 高锰酸钾液等。

2. 保护剂

性质温和无刺激性的药物。具有保护皮肤、减少摩擦和防止外来刺激的作用。常用的有氧化锌粉、淀粉、炉甘石洗剂、滑石粉和植物油等。

3. 止痒药

可分为麻醉止痒、清凉止痒、抗变态止痒和糖皮质激素止痒。常用的有 5% 苯唑卡因、1% 盐酸达克罗宁、2% 多塞平、0.5%～1% 薄荷脑、2% 樟脑、1% 麝香草酚及 1% 苯酚等。

4. 抗菌药

具有杀菌或抑菌作用，常用的有 2% 硼酸、0.1% 雷弗奴尔、1%～2% 甲紫、1 ∶ 5 000 高锰酸钾、0.5%～1% 新霉素、2% 莫匹罗星、1% 克林霉素、5%～10% 过氧化苯甲酰等。

5. 抗病毒药

3%～5% 阿昔洛韦和 5%～10% 碘苷（又称疱疹净），主要用于治疗单纯疱疹和带状疱疹，均需多次用药（至少每日 5 次）和于疾病的早期应用，才有效果。10%～40% 足叶草酯主要用于治疗尖锐湿疣和跖疣。足叶草酯毒素是足叶草酯的主要活性成分制剂。

6. 抗真菌药

（1）唑类：2%～3% 克霉唑（对红癣也有效）、1% 益康唑（对某些 G^+ 菌也有效）、2% 咪康唑（达克宁）、2% 酮康唑（对亚硫酸盐过敏者禁用）和 1% 联苯苄唑（对花斑癣效果尤佳）。

（2）丙烯胺类：如 1% 特比萘芬。

（3）多烯类：如制霉菌素、两性霉素 B。

（4）合成药类：如环丙酮胺（环利软膏）、10%十一烯酸、5%～10%水杨酸、6%～12%苯甲酸、10%～30%冰醋酸、2.5%硫化硒（希尔生）等。

1）克霉唑：广谱抗真菌药，1%～5%霜剂、软膏外用治疗皮肤癣菌病和皮肤念珠菌病。

2）咪康唑：2%乳膏、酊剂用于皮肤真菌病及甲真菌病。唑类药物对真菌皆有效，对 G$^+$ 球菌高度敏感，对炭疽菌有效。

3）益康唑：为苯乙基咪唑衍生物。对皮肤癣菌、酵母菌、双相型真菌及革兰阳性菌等均有杀菌和抑菌作用。目前主要有 1% 软膏、霜剂、酊剂外用治疗皮肤癣菌病和阴道念珠菌感染。

7. 杀虫药

能够杀灭疥螨、虱、蠕形螨等寄生虫并兼有抗菌、止痒作用。常用的有 5%～10%硫黄、1%林旦、2%甲硝唑、25%苯甲酸苄酯、0.1%苄氯菊酯和50%百部酊等。

8. 角质促成药

促进表皮正常的角质形成，有轻度兴奋和刺激作用，促进局部小血管收缩，减轻炎症渗出和浸润，使表皮恢复正常角化。适用于角化不全的疾病如银屑病。常用的有 2%～5%焦油类药物、1%～3%水杨酸、3%～5%硫黄、0.1%～0.5%蒽林等。

9. 角质剥脱药

又称角质松解药。能软化和溶解角质，使角质脱落，用于角化过度性皮肤病。常用的有 5%～10%水杨酸、10%间苯二酚、20%～40%尿素、10%硫黄、5%～10%乳酸、10%～30%冰醋酸、0.1%～0.2%维 A 酸和5%尿囊素等。

10. 收敛药

使毛细血管收缩，对蛋白质有凝固沉淀作用，能使渗液减少，促进炎症消退，抑制皮脂和汗腺分泌。常用的有 0.2%～0.5%醋酸铅、3%～5%醋酸铝、0.1%～0.3%硝酸银等，均配成溶液湿敷。2%明矾液和5%甲醛溶液用于多汗症。

11. 腐蚀药

具有腐蚀作用，用于破坏和除去增生的肉芽组织及赘生物。常用的有 30%～50%三氯醋酸、纯苯酚、硝酸银棒、5%～20%乳酸等。

12. 细胞毒制剂

外用能抑制皮肤肿瘤细胞分裂和繁殖，以及弱免疫抑制作用。

（1）足叶草酯：10%～25%足叶草脂安息香酊用于肛门生殖器疣，有致畸作用，孕妇禁用。局部全身反应严重，已成为过时药物。0.5%鬼臼毒素优于足叶草脂，局部刺激小，全身不良反应极罕见。

（2）氟尿嘧啶（5-FU）：为胸腺嘧啶核苷酸合成酶抑制药，能阻止 DNA 合成 5% 软膏，用于疣、鲍温病、脂溢性角化。

（3）平阳霉素：阻滞 DNA 合成和修复。外用0.1%软膏或皮损内注射，治疗各种疣、鳞癌等。

13. 遮光药

通过吸收部分紫外线或阻止光线穿透而具有遮光防晒作用。如 5%～10%对氨基苯甲酸、5%～20%水杨酸苯酯软膏、二苯甲酮类、肉桂酸酯类、5%二氧化钛、10%氧化锌以及 5%奎宁等。

14. 脱色药

3%氢醌可使皮肤脱色变白，可能与氢醌能阻断酪氨酸或酪氨酸酶合成黑色素的通路有关。20%壬二酸霜有抑制黑色素细胞的作用。

15. 生发药

促进头发生长。米诺地尔，又称敏乐定、长压定，使周围血管扩张，增加皮肤血流，促进毛发生长。1%～3%溶液酊剂用于斑秃、雄激素性秃发。盐酸氮芥、辣椒、斑蝥、首乌、人参等外用剂也可有上述作用。

16. 制汗药

有乌托品，10%粉剂或乙醇溶液外用，遇酸后分解成甲醛和氨，抑制汗腺分泌，其他尚有5%~10%甲醛乙醇溶液、1%~2%鞣酸、1%三氯醋酸溶液、2%明矾溶液等。

17. 糖皮质激素

该类药物外用能降低毛细血管的通透性，减少渗出和细胞浸润，具有抗变态反应和止痒的作用。常用的外用糖皮质激素见表1-16。

表1-16 常用的外用糖皮质激素的分类

分类及常用名	浓度（%）	备注
低效		
醋酸氢化可的松	0.5~2.5	可用于面部、间擦部和婴幼儿，长期应用较安全，并可用于封包
泼尼松龙	0.5	
甲泼尼龙	0.25~1	
中效		
丁酸氯倍他松	1	可较短期内应用于面部和间擦部位
丁酸氢化可的松	0.1	
地塞米松	0.1	
曲安西龙	0.1	
特戊酸地塞美松	0.03	
糠酸莫米松	0.1	
强效		
戊酸倍他米松	0.1	可短时间内用于面部和间擦部位
二丙酸倍他米松	0.05	
氟轻松	0.5	
氧氟舒松	0.1	
极强		
丙酸氯倍他索	0.05	仅用于小面积、短期治疗，不能用于封包
卤美他松	0.05	
双醋酸双氟拉松	0.05	

（1）含氟外用肾上腺糖皮质激素类药物：对肾上腺糖皮质激素进行卤化可以明显增加其强度，尤其是用氟化的肾上腺糖皮质激素效力明显增加。一些文献认为含氟外用肾上腺糖皮质激素的不良反应高于不含氟的外用肾上腺糖皮质激素类药物，但这一个结论尚有待进一步证明。

（2）不含氟的外用糖皮质激素：如糠酸莫米松酸、强碳松、丁酸氢化可的松、醋酸氢化可的松。

（3）软性激素：软性激素属于软性药物，后者是被吸收后不可被代谢的硬性药物相对比而言。软性激素的特点是均具有较高或很高的局部效果而对全身的毒性很低，这是由于该类药物在皮肤内被吸收后能迅速地被分解代谢为无活性的降解产物（或全身吸收很少）而局部的疗效却保留。故对HPA轴抑制及其他全身不良反应大为减少，其治疗指数大为提高。目前已知的软性激素包括如下几种。

1）糠酸莫米松：为泼尼松龙的衍生物，其特点为C_9被卤化（氯化），C_{17}侧链由糠酸所替换，C_{21}羟基也由氯原子取代，为含氯（不含氟）的中强效激素。$C_{16\alpha}CH_3$可消除不良反应，C_{17}糠酸酯增加生物利用度。因糠酸酯杂环系大分子，故全身吸收效率低，局部作用强，抗炎和抗增生效价均较强。

2）强碳松：在泼尼松龙的基础上C_{17}侧链由乙烯碳酸基取代，C_{21}有丙酸酯，为不含卤素的中效激素，疗效与去炎松A相当，0.1%强碳松霜可供外用。在皮肤内部分被脂酶、水解酶及还原酶所代谢。

3）甲泼尼松龙酸丙酯：泼尼松龙衍生物。其特点为C_{21}醋酸、$C_{6\alpha}$甲基、$C_{17\alpha}$丙酸酯。其中$C_{6\alpha}$甲基具有高度的抗炎抗过敏活性。C_{21}醋酸、$C_{17\alpha}$丙酸酯具有良好的穿透角层的作用。因C_9位无卤族基团，故其局部作用与全身影响是高度分离的。本药抗炎活性强而不良反应小，为一低效致萎缩而抗炎效果又强的激素新制剂，它在皮肤内迅速水解为甲泼尼龙 17-丙酸酯（是活性低的代谢产物）。

4）丙酸氟替卡松（丙酸酯 $C_{17\beta}$-羟酯留烷酯）：商品名为克廷肤（0.05% 霜剂），为中效糖皮质激素类药，由英国葛兰素-史克药厂生产。其 C_{21} 有含氟硫酯（碳硫）、C_{17} 有丙酸酯、C_{16} 有甲基，它能在肝内被代谢成无活性的 17β 羟酸产物。$C_{17\beta}$ 位羟酸使全身安全性增加。

（4）糖皮质激素使用方法。

1）间歇冲击疗法：外用超强糖皮质激素，2 次/天，共 2~3 周，直到皮损消退 85% 以上，然后每周周末连续外涂 3 次，每次间隔 12 小时，即在 36 小时连续 3 次。

2）轮换疗法：先外用强效糖皮质激素，1 周后改用其他等级的糖皮质激素。此法可以避免"快速耐受性"，即单纯外用糖皮质激素，30 小时内可抑制表皮有丝分裂和 DNA 合成。

3）封包疗法可增进糖皮质激素的效能：Mckenzie 用血管收缩试验证明，外用糖皮质激素同时加用塑料薄膜封包，可使疗效增加 10 倍。

4）糖皮质激素的使用浓度：高浓度时单位面积吸收的药量增多，但两者并非平行关系。糖皮质激素超过一定浓度后，其效能并不能因增加浓度而增强，部分原因可能是由于只能有一定量的糖皮质激素通过角质层屏障。双盲对照试验用倍他米松-17-戊酸酯的 0.1% 与 1% 浓度进行比较观察，其疗效相等。

5）为减少糖皮质激素致萎缩的发生，应同时使用维 A 酸类药物，此药能诱发表皮的增生，增加胶原的合成。

6）用药的次数问题：根据快速耐受性的情况，间断用药比连续用药效果好，一般认为每天外用 1~2 次即可，外用最佳时间是在晚上。

7）不同部位的吸收情况，以氢化可的松为例，见表 1-17。

表 1-17　不同部位的 1% 氢化可的松的吸收系数

部位	吸收系数
前臂	0.14
后背	0.14
头皮	3.0
前额	6.0
面部	13.0
阴囊	42.0

18. 保湿剂

保湿剂是模拟人体中油、水、天然保湿因子的复合物，保湿剂主要成分包括封闭剂、吸湿剂、亲水基质、防光剂，辅以乳化剂、防腐剂、香料、脂质体等，可延缓水分丢失，保护皮肤，减少损伤，减轻炎症瘙痒，促进修复。

以特应性皮炎为例，通常局部先用糖皮质激素，待皮损减轻后，再用保湿剂维持治疗，可降低复发率，减少糖皮质激素用量。

常用保湿剂有烟酰胺软膏、多磺酸黏多糖、维生素 E 软膏、肝素软膏（海普林）。

19. 外用免疫调节药

（1）他克莫司：是一种具有大环内酯结构，与环孢素类似，有强免疫调节活性和抗炎活性的钙调磷酸酶抑制药。

1）局部治疗适应证：特应性皮炎、扁平苔藓、皮质类固醇引起的酒渣鼻、坏疽性脓皮病、银屑病、白癜风、慢性皮肤型移植物抗宿主病、结节病、湿疹、斑秃、鱼鳞病、环形红斑、干燥性龟头炎、大疱性类天疱疮、环状肉芽肿、家族性慢性良性天疱疮、苔藓样淀粉样变、硬化性萎缩性苔藓、盘状红斑狼疮。

2）用法：0.1%~0.3% 软膏，每日 1~2 次，外涂。30%~40% 的患者有强烈的皮肤烧灼和瘙痒。

（2）吡美莫司：是一种具有抗炎活性的大环内酯类药物。与环孢素类似，可抑制 T 细胞因子产生、阻止肥大细胞释放炎性介质。它比他克莫司更具亲脂性，故与皮肤有高度亲和力。是一种新的钙调磷酸酶抑制药。

1）适应证：包括以下几类。

皮肤病变：银屑病、淤积性皮炎、口周皮炎、大疱性疾病、皮肤红斑狼疮、斑秃、白癜风、皮肤角化不良、头皮炎症性疾病、各种各样的湿疹、化脓性汗腺炎、脂溢性皮炎。

黏膜病变：阿弗他口腔溃疡、扁平苔藓、天疱疮，类天疱疮、季节性皮肤黏膜病、肛周瘙痒症、外阴阴道炎症。

2）用法：1%吡美莫司乳膏，每天使用2次。

3）1%吡美莫司乳膏和他克莫司的比较：吡美莫司抗炎效应基本等同于弱效糖皮质激素。

适用于轻中度特应性皮炎以及发生于面部、外阴部或皱褶部位等皮薄嫩部位的皮损。

其作用稍弱于他克莫司，而局部刺激反应也较轻，系统吸收也较少，对年龄小的患者更适合。

他克莫司抗炎效果与中效外用糖皮质激素相当，适用于中重度特应性皮炎。有时患者不能耐受他克莫司的刺激反应，此时选择吡美莫司比较容易接受。

（3）咪喹莫特：咪喹莫特既有抗病毒又有抗肿瘤的效应。这种抗病毒和抗肿瘤能力并不是直接的，而是通过诱导机体产生诸如肿瘤坏死因子 α 或 γ，干扰素 α 或 γ，白介素6、白介素1、白介素8、白介素12，粒细胞-巨噬细胞克隆刺激因子，粒细胞克隆刺激因子而发挥作用。

1）适应证：生殖器疣、传染性软疣、基底细胞癌、鲍温病、单纯性疱疹、寻常疣和扁平疣、婴儿血管瘤、光线性角化病、皮肤肿瘤、瘢痕疙瘩、Queyrat 增殖性红斑、乳房外 Paget 病、环状肉芽肿、角化棘皮瘤、传染性软疣、盘状红斑狼疮、汗孔角化症。

2）用法：5%软膏，外涂，每周3次（周一、周三、周五或周二、周四、周六），临睡前用药。

3）局部毒性：最常见的是红斑、糜烂、水肿、剥脱和鳞屑等。

4）全身毒性：可能有疲劳、发热、流感样症状、头痛、腹泻和肌痛等。

20. 联合外用抗生素和糖皮质激素

糖皮质激素和抗生素联合应用治疗脓疱化的湿疹，比单独用其中任何一个药物都更有效。皮质激素抑制感染的临床表现，从而有助于重新建立皮肤的正常屏障功能。再加上适当的抗生素联合应用，可以阻挡感染的侵袭。

表1-18描述了局部用抗生素的作用谱。莫匹罗星可能是治疗局部皮肤感染的有效药物，目前许多非处方药对皮肤感染疗效甚差，只有预防皮肤感染的作用。莫匹罗星用药过量会产生耐药。

表1-18　可局部使用的抗生素的作用谱

杆菌肽	有效对抗所有厌氧球菌、大多数链球菌、葡萄球菌及肺炎球菌，对大多数革兰阴性菌无效
庆大霉素	有效对抗大多数革兰阴性菌（与新霉素类似），包括假单胞菌和多种金黄色葡萄球菌
莫匹罗星	对金黄色葡萄球菌非常有效且不妨碍伤口愈合，是近来唯一一种被证实比符合 FDA 方针制剂更有效的局部用抗生素
短杆菌肽	有效对抗大多数革兰阳性菌，对大多数革兰阴性菌无效
新霉素	有效对抗大多数革兰阴性菌（假单胞菌除外）及一些革兰阳性菌。A 组链球菌对其抵抗
多黏菌素 B	有效对抗大多数革兰阴性菌（包括假单胞菌），大多数变形杆菌、沙雷菌及革兰阳性菌对其抵抗

21. 其他

（1）卡泊三醇：是维生素 D_3 的体内代谢产物，可与特异 DNA 结合点结合，调控基因表达，调节细胞生长分化和免疫功能，外用治疗银屑病、毛发红糠疹、黑棘皮病、先天性鱼鳞病、皮肤 T 细胞淋巴瘤、口腔白斑、汗孔角化病、扁平苔藓、硬斑病、白癜风。

（2）吲哚美辛：抗炎作用强于阿司匹林，13%软膏治疗特应性皮炎、接触性皮炎、银屑病、神经性皮炎、曝光性皮炎。

（3）辣椒辣素：阻止 P 物质积聚，阻断痛觉神经传递而镇痛，0.025%霜有止痒作用，0.075%霜无止痒作用。

二、外用药物的剂型

1. 湿敷剂

药物溶解于水中而成，主要用于湿敷。开放性冷湿敷具有散热、抗炎、止痒、清洁及吸收渗液的作用。适用于急性皮炎和湿疹有糜烂渗液时。常用的有 3% 硼酸溶液、0.2% ～ 0.5% 醋酸铝液、0.1% 雷弗奴尔液、1：5 000 高锰酸钾液。

2. 粉剂

是一种或多种干燥粉末状药物混匀制成。具有保护、散热、吸湿和止痒作用。适用于急性皮炎和湿疹无糜烂渗出时。常用的有滑石粉、氧化锌粉、炉甘石粉和淀粉等，可将数种药粉混合使用，撒布于患处。

3. 洗剂

又称振荡剂，为不溶性药粉与水混合而成，洗剂的作用与粉剂相似，但黏附性较强。适应证与粉剂相似。常用的有炉甘石洗剂、复方硫黄洗剂等。使用时应充分振荡。洗剂不宜用于毛发部位。

4. 油剂

药物溶解或混悬于植物油或与液状石蜡混合而成，其中药粉成分占 30% ～ 50%。油剂具有润滑、保护、收敛和抗炎作用，适用于亚急性皮炎、湿疹有少许渗液时。常用的有 40% 氧化锌油剂。

5. 药物香波

指有治疗作用的清洗头发、头皮的黏稠的清洁剂，有抗炎、杀菌、去屑及止痒作用，用于头皮脂溢性皮炎、头部石棉状糠疹、头皮银屑病。

6. 搽剂

指用于揉搽或涂抹皮肤表面的液体药剂。药物溶解、分散、乳化于水、油、醇或其他介质而得。可分为油溶液型和乳浊剂型，常用有松碘搽剂、昆虫叮咬搽剂、清凉乳剂等。有保护、刺激、抗炎、收敛、镇痛、渗透及清除鳞屑和痂皮等作用，用于泛发性瘙痒性皮肤病，油溶液型可用于干燥性皮肤病。

7. 乳剂

油和水经乳化而成，分为水包油型乳剂（o/w，称为霜）和油包水型乳剂（w/o，称为脂）。乳剂具有保护、润滑皮肤的作用，渗透性能较好，适用于亚急性和慢性皮炎。常用的有皮质激素类乳剂，可直接涂搽于患处，不需包扎，易于清洗。

8. 凝胶

是一种以高分子聚合物和有机溶剂（如聚乙二醇、丙二醇）为基质的新剂型，呈透明的半固体或固体状。无油腻感，美容上易被接受，而且可以用于有毛部位。但凝胶没有任何保护和润肤作用，容易被汗液冲走。用于急性炎症或糜烂性损害，可引起刺激。

9. 软膏

药物与油脂基质混匀而成。软膏中药物成分占 25% 以下。常用的基质为凡士林、动物脂肪、单软膏（植物油、蜂蜡）等。软膏具有保护、润滑、软化痂皮的作用，渗透性强。适用于慢性湿疹、神经性皮炎等。软膏可阻止局部水分蒸发，因此不适用于急性皮炎、湿疹。

10. 糊剂

固体成分占 25% ～ 50% 的软膏称为糊剂，其作用类似软膏，但因所含药粉较多，故有一定的吸湿作用。适用于亚急性皮炎和湿疹渗出甚少者。常用的有氧化锌糊剂，还可根据治疗需要加入其他药物。糊剂的穿透性比软膏差，对深部炎症作用不大，毛发处不宜使用糊剂。

11. 硬膏

药物溶于或混合于黏着性基质中并涂布在裱褙材料（如纸、布或有孔塑料薄膜）上而成。黏着性基质一般由脂肪酸盐、树脂、橡胶等组成。硬膏粘贴于皮肤表面后，可阻止水分蒸发，使角质层软化，有利于药物渗透吸收，作用持久深入，且使用简便清洁。可用于慢性浸润肥厚性局限性皮肤病，如神经性皮炎、慢性湿疹等。常用的有绊创硬膏（氧化锌橡皮硬膏）、药物硬膏（如肤疾宁硬膏）、中药硬膏等。糜烂渗出性皮肤病禁用硬膏。

12. 酊剂和醋剂

不挥发性药物的乙醇溶液或浸出液称为酊剂，挥发性药物的乙醇溶液称为醋剂。根据所含主药的性质不同而具有杀（或抑）菌、止痒和抗炎作用，适用于慢性皮炎、瘙痒性皮肤病和皮肤癣菌病等。常用的有樟脑醋、薄荷醋、碘酊、百部酊等。皮肤破损处及口腔周围忌用。

13. 透皮促进剂

二甲基亚砜制剂（DMSO）可溶解多种水溶性和脂溶性药物，有"万能溶剂"之称，穿透力比乙醇强，可使溶解于其中的主药能更快、更充分透入皮肤。制剂中 DMSO 的含量以 40% ~ 60% 为宜。月桂氮酮可以大幅增强药物的渗透作用。1% ~ 3% 月桂氮酮可增强皮质激素的透皮作用2 ~ 4 倍。

14. 涂膜剂

系高分子化合物成膜材料溶于有机溶剂或水中，再加入作用药物而成，涂搽于皮肤可形成薄膜，使其中的作用药物与皮肤紧密接触，充分透入。适用于慢性无渗出的皮肤病，如神经性皮炎、鸡眼等。涂膜剂还具有保护作用，可用于某些职业性皮肤病的预防。

15. 气雾剂

由药物高分子成膜材料和液化气体（如氟利昂）混合而成，有散热、止痒、保护、润滑作用。药液借助容器内压力呈雾状喷出，且药液喷射均匀，简便清洁。适用于感染性和变态反应性皮肤病。

三、外用药物治疗原则和注意事项

1. 正确选择药物

应根据不同的病因、自觉症状和病理变化，选择相应作用的药物，如真菌性皮肤病选用抗真菌药；脓皮病选用抗菌药；瘙痒性皮肤病选用止痒药；角化不全性皮肤病选用角质促成药。

2. 正确选择剂型

剂型的选择非常重要，主要根据皮损的性质而定（图1-2）。急性期炎症性皮损无糜烂渗液而仅有红斑、丘疹和水疱者可选用洗剂或粉剂；如炎症较重，出现糜烂渗液时，则用溶液湿敷。亚急性期炎症性皮损渗出甚少者可用糊剂或油剂；若皮损已干燥脱屑，使用乳剂比较合适。慢性期炎症性皮损，可选用软膏、硬膏、乳剂、酊剂、涂膜剂。单纯瘙痒而无皮损者，可用酊剂、醋剂或乳剂。

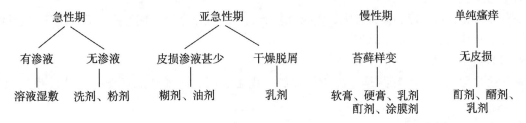

图1-2　皮炎、湿疹外用药物剂型选择

3. 注意事项

（1）药物浓度：外用药物的浓度要适当，特别是有刺激性的药物，应先用低浓度，然后根据病情需要和患者耐受程度，逐渐增加浓度。

（2）年龄、性别和皮损部位：刺激性强的药物不宜应用于婴幼儿、妇女，以及面部、口腔周围和黏膜。

（3）用药方法：例如外用乳剂或软膏时，对表浅性皮损，可单纯涂搽；如皮肤浸润肥厚、苔藓化，可局部涂布加塑料薄膜封包，以促进药物渗透，提高疗效。但封包法易继发细菌和真菌感染，不宜久用。外用药的用法应向患者交代清楚。

（4）用药不良反应：随时注意药物不良反应的发生，如有刺激、过敏或中毒现象，应立即停药并做适当处理。

第三节　冷冻疗法

冷冻疗法是从低温物理学向低温生物学和临床医学逐渐渗透所形成的一种治疗方法，可用于某些疾病的治疗、皮肤美容、冷冻免疫、低温生物保存、冷冻医疗仪器等诸多方面。

一、制冷剂

1. 气态制冷剂

主要有高压（多为 100 个大气压以上）氧气、氮气、二氧化碳等。

2. 液态制冷剂

主要有液态氮（-196 ℃）、氟利昂（-30 ~ -40 ℃）、液态氦（-268.9 ℃）等。其中临床应用最为广泛的液氮为生产氧气的副产品，具有无色透明、无味、无毒、不自燃助燃、不导热导电、化学性质稳定等特点，在常温下容易气化，1 单位体积的液态氮可产生约 650 倍体积的气态氮。

3. 固态制冷剂

固态二氧化碳（即干冰，升华时可获得 -78.9 ℃ 低温），具有无毒、无爆炸危险等特点，但不易保存。

二、治疗原理

冷冻治疗是通过低温对病理组织或病变细胞的选择性破坏作用达到治疗目的的一种物理治疗方法。机制较为复杂，主要是通过低温将病理组织的温度降至 -30 ~ -190 ℃，使生物体内分子的运动速率减慢，病变细胞内形成冰晶，同时周围血管收缩，引起细胞内脱水、电解质紊乱、酸碱失衡，以及血液淤滞、脂蛋白复合体变性等，从而导致其溶解破坏而死亡，最后自行脱落，从而达到治疗作用。而且超低温冷冻尚具有局部麻醉、免疫调节和抑菌等多重作用。

三、适应证

冷冻疗法虽能治疗多种皮肤病，但对不同疾病其疗效差异较大，临床使用时应注意选择适应证。

1. 疗效显著的皮肤病

主要有寻常疣、扁平疣、尖锐湿疣、传染性软疣、单纯性血管瘤、蜘蛛痣、软纤维瘤、老年疣、睑黄瘤、早期基底细胞癌和鳞状细胞癌等。

2. 疗效较好的皮肤病

主要有色素痣、雀斑、疣状痣、皮脂腺囊肿、皮脂腺痣、海绵状血管瘤、结节性痒疹及皮肤结核等。

3. 疗效不肯定的皮肤病

主要有汗管角化病、神经性皮炎、酒渣鼻、痤疮、太田痣、白癜风、混合性血管瘤、鲜红斑痣、皮脂腺腺瘤、增生性瘢痕、扁平苔藓、皮肤淀粉样变等。

影响冷冻治疗效果的因素，除与疾病的种类有关外，还与患者的年龄、性别，病变的大小、部位、厚薄、深浅，以及冻融时间、重复次数、方法选择、操作者经验、个人体质等多种因素有关。一般在治疗适应证选择适宜的前提下，经过 3 ~ 4 次冷冻治疗后，病损与治疗前相比无明显改变者，可认为冷冻治疗无效，宜改用其他治疗方法。

四、禁忌证

冷性荨麻疹、冷球蛋白血症、冷纤维蛋白原血症、冷凝集素血症、雷诺病及对冷冻不能耐受者等，为冷冻治疗的禁忌证。女性月经期间、不足 3 个月婴儿、局部或全身感染者等应暂缓冷冻治疗；有循环功能障碍、神经质、体弱高龄、高血压、脑血管疾病、孕妇及重症糖尿病者，应慎用或不宜用冷冻治疗。

五、治疗方法

冷冻技术治疗疾病的方法较多，并且随着现代治疗科学的不断发展，冷冻疗法也在不断出现新的方式和方法。

1. 棉签法

为冷冻技术最初的一种治疗方法，即用与皮损大小合适的棉签浸蘸液氮后直接压迫病灶，数秒至30秒为一个冻融，一般不超过3个冻融。适用于体表浅在、较小的病灶。

2. 金属探头接触法

即用与病变组织大小基本一致的液氮冷冻金属探头，直接接触病灶表面进行精确冷冻，避免损伤周围健康组织，适用于较平整的病灶。一般30～60秒为一个冻融。

3. 喷射法

即用特制的液氮治疗罐和喷头，使液氮呈雾状直接喷射到病变组织表面，具有不受病灶形状、大小及部位限制的特点，适用于形状不规则、面积大及特殊部位的浅表性病灶。一次冻融时间多不超过30秒，冻融次数以1～2次为宜。

4. 其他疗法

如冻切法、浸入法、刺入法、倾注法、冷刀法等多种方法，多用于内脏肿瘤等特殊部位病灶的治疗，极少应用于皮肤病的治疗和美容。

临床中，冷冻治疗结合局部药物应用，如病灶冷冻后，再在其基底部注射干扰素、细胞因子、聚肌胞等，可提高治疗效果。

六、注意事项

冷冻疗法虽然具有痛苦小、反应轻、不出血或出血少，以及操作简便、安全易行等优点，但由于冷冻为组织损伤性治疗，也会出现程度不同的冷冻不良反应，应引起注意。

1. 疼痛

在冷冻时及冷冻后1～2天，大多数患者被冷冻的局部会出现可耐受的疼痛，一般不需处理，个别对冷敏感者需给予止痛药。

2. 水肿

病灶冷冻后数分钟或数小时可出现大小不等的水疱，其周围正常皮肤也可出现红肿，常在24小时内达到高峰，多数不需要处理，症状可自行缓解，少数可形成大疱和血疱，胀痛明显，影响活动，此时可将疱液用无菌注射器抽吸后，局部适当压迫即可。若有糜烂和较多渗液，可用3%～5%硼酸溶液局部湿敷，必要时给予相应药物控制症状。

3. 色素减退或沉着

发生于冷冻痂皮脱落后，多为暂时性，可在半年内逐渐消退恢复至正常。引起色素加深的主要原因，可能与冻融次数过多、冻融时间长、冷冻时加压过重，以及痂皮过早去除、强烈日光照射、外用化妆品和个体差异等有关，治疗时应引起注意，掌握好冷冻时间，将冷冻后的注意事项向患者交代清楚。

4. 出血

冷冻过深、强行取下冷冻金属探头，以及少数血管瘤正常冷冻或冷冻后挤压等，可能会造成局部出血，一般用棉球按压止血，外涂甲紫溶液即可，必要时住院观察。

5. 瘢痕

冷冻治疗一般不会形成瘢痕，少数情况如冷冻过深、局部反应剧烈、继发感染、瘢痕体质等，可能愈后会留有瘢痕。

6. 其他

如避开重要神经尤其面神经，避免空腹冷冻，足部冷冻前应进行消毒，冷冻时避开指（趾）端以及组织疏松部位、黏膜等处损害，不能冷冻过深和时间过久等。

治疗期间要求患者保持局部清洁、干燥，暂停进食辛辣刺激性食品，不饮酒，尤其是面部损害更应加强护理，冷冻后的痂皮应待其自行脱落，避免强行去除，避免应用化妆品和过早日光照射等。

第四节　红外线疗法

红外线疗法是利用光谱中波长 760 nm ~ 400 μm 的不可见光线（热射线）来治疗疾病和促进病体康复的一种物理治疗方法。医用红外线分为近红外线和远红外线，近红外线也称短波红外线，波长 760 nm ~ 1.5 m，对组织穿透性较强，可达 2 ~ 3 cm；远红外线也称长波红外线，波长 1.5 ~ 400 μm，大部分被表皮吸收，组织穿透性较弱，仅为 0.5 cm。

一、治疗原理

红外线是一种电磁波，辐射到人体后主要产生温热效应，通过机体的反应发生一系列生物效应，如：①局部血管扩张，血流加快，显著改善血液循环，加快组织新陈代谢，促进炎症消退和加快组织再生。②促进白细胞趋化，增强网状内皮系统的吞噬功能，提高机体抗感染能力。③降低末梢神经的兴奋性，松弛肌肉，促进神经功能恢复，具有解痉止痛作用等。

二、适应证

临床主要用于：①带状疱疹后遗神经痛。②多种表浅组织感染，如毛囊炎、汗腺炎、甲周炎、外阴炎、慢性盆腔炎、慢性淋巴结炎、慢性静脉炎等。③慢性表浅组织炎症，如新生儿硬肿症、寒冷性多形红斑、湿疹、神经性皮炎、组织外伤、慢性伤口、烧伤创面等。④各种慢性溃疡、压疮等。⑤冻疮、雷诺病、注射后硬结、术后组织粘连、瘢痕挛缩等。

三、禁忌证

伴有出血倾向、高热、活动性肺结核、重度动脉硬化、闭塞性脉管炎等患者禁止应用红外线照射，尤其是短波红外线照射。

四、治疗

红外线光源常选用碳丝红外线灯泡，是临床应用较为广泛的频谱治疗仪，TDP 治疗仪也为红外线治疗仪。通常采用局部照射的方法进行治疗，照射剂量可根据患者感觉和皮肤红斑反应程度而定，以局部有温热的舒适感和皮肤出现淡红色斑为宜，照射强度和剂量通过调整光源与皮肤的距离进行控制。

一般光源功率 500 W 以上，灯距 50 ~ 60 cm；光源功率 250 ~ 300 W，灯距 30 ~ 40 cm；光源功率 200 W 以下，灯距 20 cm 左右为宜。治疗时让患者取适宜体位，多垂直局部裸露照射，每次照射时间为 15 ~ 30 分钟，每日 1 ~ 2 次，治疗次数依病情而定。

五、注意事项

治疗时应注意随时根据患者的温热感觉调整灯距，防止烫伤，对皮肤感觉障碍者，应随时观察局部情况。照射眼睛周围组织时，需用湿纱布遮盖双眼。治疗结束后患者应在室内休息 10 ~ 15 分钟，尤其是体弱高龄者，避免冷热刺激引起血压变化而发生不测。

第五节　紫外线疗法

紫外线为不可见光，以其生物学特性分为长波紫外线（UVA，波长 320 ~ 400 nm）、中波紫外线

（UVB，波长 290～320 nm）、短波紫外线（UVC，波长 180～290 nm），根据皮肤红斑及黑色素形成作用的不同，UVA 又分为 UVA$_1$（波长 340～400 nm）、UVA$_2$（波长 320～340 nm）。紫外线穿透皮肤的能力与其波长有关，波长越长其穿透性越强，波长越短其穿透性越弱。UVC 大部分被角质层反射和吸收，约 8% 可达棘层；UVB 大部分被表皮吸收；UVA 约 56% 可透入真皮，最深可达真皮中部。

一、紫外线光源

1. 自然光源（阳光）

阳光中含有不同波长的紫外线，可作为紫外线治疗的光源，其强弱与地理位置、海拔高度、季节、大气透明度、照射时间及气候变化等因素有关。

2. 人工光源

（1）高压水银石英灯：是利用热电子发射后在水银蒸气中所产生的弧光放电对疾病进行治疗。辐射光谱 45%～50% 为可见光线（绿光、紫光等），50%～55% 为紫外线，主要为 UVA 和 UVB，其中辐射最强为波长 365 nm 和 313 nm 的紫外线。可进行局部、全身和体腔照射。

（2）低压水银石英灯：即紫外线杀菌灯，是利用热电子发射后在低压水银蒸气中所产生的弧光放电起到杀菌的作用。辐射光光谱主要为 UVC 波段，波长最长为 254 nm 的紫外线。

（3）冷光水银石英灯：辐射光谱中 85% 为波长 254 nm 的紫外线，常用于体整黏膜及小面积皮肤直接接触或近距离照射。

（4）黑光灯：是一种低压汞荧光灯，其辐射光谱主要为 300～400 nm 的紫外线。常作为光化学疗法治疗某些皮肤病时的光源。

二、生物学效应

紫外线的生物学作用较为复杂，可对酶系统、活性递质、原生质膜、细胞代谢、机体免疫功能和遗传物质等多系统、多组织产生直接和间接作用，所产生的光化学反应，可引起复杂的生物学效应。

1. 红斑反应

紫外线照射皮肤或黏膜后，经过 2～6 小时局部出现程度不等的红斑反应，机制可能是角质形成细胞、内皮细胞、肥大细胞等，在紫外线的作用下产生多种细胞因子或活性递质，如白介素、激肽、前列腺素、组胺、肿瘤坏死因子和各种水解酶等，导致血管扩张而出现红斑。

紫外线产生的红斑为一种非特异性急性炎症反应，主要病理改变为皮肤乳头层毛细血管扩张、血管内充满红细胞和白细胞、内皮间隙增宽、通透性增强、白细胞游出和皮肤水肿，其中 UVB、UVC 引起的表皮变化比真皮明显，而 UVA 则能引起真皮的明显变化。紫外线照射剂量越大，潜伏期越短，则红斑反应越强，持续时间越长，其中 UVA 产生红斑反应所需照射剂量约为 UVB 的 1 000 倍。

2. 色素沉着

紫外线照射后可促进黑色素细胞体积增大，树枝状突延长，细胞内酪氨酸酶活性增强，从而黑色素合成增加，引起皮肤色素沉着。照射后立即出现色素沉着，停止照射后 6～8 小时逐渐消失，称为直接色素沉着，为波长 300～420 nm 的紫外线引起；照射后数日方出现的色素沉着，称延迟色素沉着。

3. 增强皮肤屏障作用

紫外线照射能促进皮肤角质层增厚，可使皮肤增强对紫外线的反射和吸收，减轻紫外线对皮肤的损伤，并能使角质层中的神经酰胺等脂质的含量增加，有利于角质层水分的保留。

4. 抑制表皮增生

紫外线照射皮肤后，通过干扰过度增殖表皮细胞 DNA、RNA 和蛋白质的合成，起到抑制表皮增生的作用。

5. 促进维生素 D 生成

波长 275～325 nm 的紫外线照射皮肤后，作用于 7-脱氢胆固醇，形成维生素 D$_3$。

6. 免疫作用

紫外线照射后作用于皮肤多种组织细胞，产生多种细胞因子及活性物质，直接和间接对皮肤的免疫功能产生一定的影响。

（1）免疫抑制作用：紫外线可使皮肤的主要抗原呈递细胞朗格汉斯细胞数量减少、形态改变和功能降低，从而抑制皮肤接触过敏反应和迟发型超敏反应；使鸟苷酸由反式结构转为顺式结构，从而抑制免疫活性细胞的功能。

（2）免疫增强作用：紫外线照射皮肤后，可使角质形成细胞产生多种白细胞介素和肿瘤坏死因子α，参与免疫细胞的激活、分化和增殖，同时使免疫球蛋白形成增多，增强补体活性和网状内皮细胞的吞噬功能，改变T细胞亚群成分和分布等，从而增强皮肤的免疫功能。

三、治疗作用

1. 消炎杀菌

紫外线红斑量照射为一种强抗炎因子，尤其对皮肤浅层组织的急性感染性炎症效果显著。对浅层感染及开放性感染，紫外线具有直接杀菌作用，可使红斑部位血液和淋巴液的循环得以改善，提高组织细胞活性，加强巨噬细胞的吞噬功能，促进炎症消退和水肿消散。

2. 促进组织再生

紫外线红斑量照射能显著改善局部血液循环，同时增强血管壁渗透性，有利于损伤组织的营养物质供应，加速组织的再生功能，促进结缔组织及上皮细胞的生长，加快伤口或溃疡的愈合。

3. 止痛

红斑量紫外线照射对交感神经节具有"封闭"作用，可降低神经兴奋性，达到止痛作用，而且对感染性、非感染性、风湿性及神经性等各种疼痛有好的镇痛作用。

4. 脱敏

红斑量紫外线照射可使组织中的组胺酶含量增加，其分解产生的组胺，可抑制Ⅰ型和Ⅱ型变态反应，达到脱敏的作用。

5. 促进色素再生

紫外线的色素沉着生物学效应，可促进色素脱失性皮肤病的色素再生，达到白斑复色的目的。

6. 其他作用

如抗佝偻作用、增强药物疗效作用、调节内分泌及胃肠功能作用等。

四、人体敏感性

机体对紫外线的敏感性受多种因素的影响，主要有以下几个方面。

1. 部位

一般躯干部皮肤对紫外线最为敏感，上肢较下肢敏感，四肢屈侧较伸侧敏感，手足敏感性最低。敏感程度依次为腹腰部＞面部、颈部、胸部、背部、臀部＞上肢内侧面、下肢后侧面＞上肢外侧面、下肢前侧面＞手掌、足趾。

2. 年龄与性别

新生儿和老年人对紫外线敏感性低，2岁以内的幼儿和青春期青少年对紫外线敏感性高，其中2个月至1岁的婴儿对紫外线敏感性最高。男女及皮肤颜色深浅对紫外线的敏感性差别不甚明显，但女性在经前期、月经期及妊娠期对紫外线的敏感性增强。

3. 季节与地区

人体皮肤对紫外线的敏感性随季节变化有所不同，如春季敏感性高，夏季降低，至秋冬季又逐渐升高。不同地区，阳光辐射强度和照射时间长短不同，皮肤对紫外线敏感性也随之波动，如生活在高原较平原地区者紫外线敏感性要低。

4. 机体的功能状态

高级神经中枢兴奋性增强时，机体对紫外线的敏感性增高，受到抑制时敏感性降低。神经损伤、神经炎、中枢神经病变、体质虚弱，以及体力或脑力劳动后处于高度疲倦状态时，机体对紫外线的敏感性也降低。

5. 疾病

机体的各种病理改变均可影响紫外线的敏感性，如甲状腺功能亢进、湿疹、高血压、急性风湿性关节炎、糖尿病、活动性肺结核、日光性皮炎、白血病、痛风、感染性多关节炎、恶性贫血、食物中毒、雷诺病等，可使局部或全身皮肤对紫外线敏感性增强。而糙皮病、重度冻疮、急性重度传染病、慢性消耗性疾病、丹毒、慢性小腿溃疡、慢性化脓性伤口、重症感染、广泛软组织损伤、营养不良性干皮病等，可使局部或全身对紫外线敏感性有不同程度降低。

6. 药物

某些药物如磺胺类、四环素、水杨酸、保泰松、甲基多巴、氢氯噻嗪、荧光素、异丙嗪、氯丙嗪、痛经宁、补骨脂素、多西环素、碘剂等，可增强紫外线的敏感性。而糖皮质激素、吲哚美辛、胰岛素、钙剂、溴剂、硫代硫酸钠及某些麻醉剂等，可使机体对紫外线的敏感性降低。

五、治疗

1. 生物剂量测定

紫外线照射治疗一般以最小红斑量（MED）为一个生物剂量单位，即紫外线灯管在一定距离内（常为 50 cm），垂直照射下引起皮肤最弱红斑反应（阈红斑反应）所需的照射时间。不同个体同一部位和同一个体不同部位 MED 也各不相同，临床一般选用下腹部皮肤作为 MED 测量的部位。

亚红斑量即小于 1 个 MED，弱红斑量（一级红斑量）为 2~4 个 MED，中红斑量（二级红斑量）为 5~6 个 MED，强红斑量（三级红斑量）为 7~10 个 MED，超强红斑量（四级红斑量）为 10 个以上 MED，临床紫外线治疗剂量最初常为亚红斑量。

2. 照射方法和剂量

治疗部位的中央应与特定的光源中心垂直，并与光源保持一定的距离，进行局部或全身照射，全身照射首次剂量为 80% MED，根据照射后的皮肤反应情况，逐渐增加剂量，一般增加量为初始照射剂量的 20%~30%。临床根据情况一般隔日或每周照射 3 次，维持治疗可每周或每 2 周照射 1 次。

六、适应证

适用于疖、痈、甲沟炎、蜂窝织炎、丹毒、创伤感染、慢性苔藓样糠疹、慢性溃疡、压疮、冻伤、瘙痒症、毛囊炎、荨麻疹、玫瑰糠疹、带状疱疹、斑秃、特应性皮炎、毛发红糠疹、色素性荨麻疹、慢性湿疹、接触性皮炎、光敏性皮炎、花斑癣、白癜风、银屑病、神经性皮炎等。

七、禁忌证

患有系统性红斑狼疮、急性泛发性湿疹、日晒病、血卟啉病、着色性干皮病、凝血机制障碍有出血倾向、高热、发疹性传染病、严重过敏体质及严重心功能不全等疾病者，应慎用或禁用。

八、不良反应

紫外线照射极少出现明显不良反应，偶有短时轻微发热、发冷、口干、舌燥、嗜睡、轻微头晕、胃肠道反应及皮肤红斑和瘙痒等症状，但可很快消退。

九、注意事项

治疗时光源开启后 3~5 分钟待设备工作稳定后再进行照射，患者及工作人员应戴墨镜进行防护，男性阴囊部位需用白布遮盖保护。每次照射前应询问患者服药和饮食情况，对服用光敏性药物及食物者，以及根据季节变化情况等，紫外线照射剂量应酌情进行调整。若照射后局部出现细碎鳞屑，紫外线剂量不宜再增加；若出现大片脱皮，则应停止治疗，症状消退后从初始剂量重新照射。

第六节　激光疗法

激光疗法是利用能量放大了的光子具有较好的单色性、相干性和方向性，通过热效应和非热效应在生物体内产生治疗作用的一种方法。热效应可使组织发生凝固性坏死、炭化和气化，非热效应包括机械作用、电磁作用、光化学作用和生物刺激作用，其特定光能吸收在组织内造成的局限性损伤，称为"选择性光热作用"。

一、CO_2 激光

1. 特性

CO_2 激光的波长为 10 600 nm，属于远红外线，输出功率为 3～50 W，光波通过波导或激光关节臂输出。主要为热效应，可被组织吸收，发生热刺激、红斑反应，使组织变性、凝固、炭化和气化。

2. 治疗方法

CO_2 激光用于组织切割或烧灼时，应按无菌技术操作。术前局部常规消毒，用0.5%～1%利多卡因或普鲁卡因局部麻醉，较小损害也可不行麻醉。根据所要切割或烧灼组织的性质、范围、深浅等，调至所需功率（一般为 5～20 W），将光束对准所需烧灼、切割或扩束照射的组织，进行一次或分次治疗。

CO_2 激光烧灼过程中应用3%过氧化氢溶液或生理盐水棉签不断将炭化组织去除，随时观察烧灼深度和病变基底情况，治疗结束后创面外涂抗生素软膏或烫伤软膏。

3. 适应证

CO_2 激光治疗适用于寻常疣、扁平疣、尖锐湿疣、毛发上皮瘤、跖疣、汗管瘤、软纤维瘤、睑黄瘤、脂溢性角化、蜘蛛痣、酒渣鼻、局限性毛细血管扩张症、颜色较淡的小片鲜红斑痣、色素痣、皮角、角化棘皮瘤、鲍温病、Paget 病、光线性角化症、基底细胞瘤、鳞状上皮癌等良性和恶性皮肤病。

低密度 CO_2 激光（扩束成光密度）局部照射，可用于治疗带状疱疹及其后遗神经痛、慢性溃疡、寒冷性多形红斑等疾病。治疗时的能量密度一般为 50～150 mW/cm^2，每次照射5～15 分钟，每日 1 次，15 天为一疗程。

4. 注意事项

治疗时术者和患者应佩戴特制的防护眼镜，激光束不可照射于具有强反光的物体表面，治疗眼睛周围损害时应将眼睛用湿纱布覆盖，眼睑损害最好不使用此方法治疗。

室内应备有较好的通风设施，及时排除组织气化的烟尘，以保护术者和其他人员。瘢痕体质者禁用 CO_2 激光创伤治疗。

二、氦-氖激光

1. 特性

氦-氖激光是一种波长为 632.8 nm 的单色红光，输出功率最高为 60 mW，属于小功率激光，对组织穿透深度为 10～15 mm。生物学效应主要为扩张血管、加快血流、改善皮肤微循环、促进组织新陈代谢和细胞有丝分裂、增加蛋白质和糖原合成、降低末梢神经兴奋性、减少炎症物质形成、增加淋巴细胞转化率及血液中的免疫球蛋白和补体含量等，因而具有改善皮肤微循环、促进皮肤毛细血管再生、加快皮肤黏膜溃疡愈合、增强局部免疫功能、减轻炎性水肿、促进炎症细胞消散等作用。

2. 治疗方法

氦-氖激光主要用于组织局部照射，能量密度为 2～4 mW/cm^2，将光斑调整为适宜大小直接照射病灶，每日或隔日 1 次，每次照射15 分钟，15～20 次为一疗程。也可作为光针进行穴位照射。

3. 适应证

适用于皮肤黏膜溃疡（如静脉曲张性溃疡、压疮、放射性溃疡、单纯疱疹性黏膜溃疡、慢性皮肤溃疡等）、斑秃、带状疱疹、寒冷性多形红斑、冻疮等。用激光针照射穴位可治疗皮肤瘙痒症、带状疱疹后遗神经痛、淤积性皮炎、慢性荨麻疹等。

4. 注意事项

照射溃疡组织时，表面分泌物及脱落组织应用生理盐水清洗后再进行照射，以免影响治疗效果。注意固定光束，防止损伤眼睛。

三、铜蒸气激光

1. 特性

铜蒸气激光为波长 511 nm（绿光）和 578 nm（黄光）的高频（15 kHz）激光，其波段均在血红蛋白吸收的峰值区，根据血管的热时放时间 0.05 ~ 1.2 ms（取决于血管直径大小和热参数），在激光器上安装机械性开关，可调制为断续脉冲激光，使其相当于直径为 100 ~ 200 μm 扩张血管的热时放时间，照射后可致血红蛋白凝固而起到治疗作用，而周围组织有足够的冷却时间而不受热损伤。

2. 治疗方法

治疗前局部常规消毒，用 0.5% ~ 1% 利多卡因或普鲁卡因局部麻醉，较大损害可用 EMLA 霜外敷 30 ~ 60 分钟再进行治疗。照射时快速移动光束，以组织出现苍白或灰白即可。治疗后创面涂搽抗生素软膏或烧伤软膏，1 ~ 2 天换药 1 次。

3. 适应证

主要用于治疗鲜红斑痣、毛细血管扩张症、蜘蛛痣、匐行性血管瘤、酒渣鼻、浅表型草莓状血管瘤、静脉湖、化脓性肉芽肿等。511 nm 的铜蒸气激光也可用于治疗雀斑、雀斑样痣等。

4. 注意事项

进行铜蒸气激光治疗时，应尽可能使组织均匀照射，防止重复照射和局部光束停留过久造成创面烧灼过深，需要重复治疗者应间隔 2 ~ 3 个月。

少数患者治疗后数分钟创面出现红肿及水疱，一般 3 ~ 7 天自行消退。治疗后局部出现的色素沉着及轻微表皮萎缩，多在数月后自行恢复，无须处理，但治疗引起的色素减退则不易恢复。

四、掺钕钇铝石榴石激光

1. 特性

掺钕钇铝石榴石激光（Nd：YAG）为波长 1 064 nm 的近红外线激光，功率为 10 ~ 80 W。连续波长的 YAG 激光对组织损伤无选择性，主要应用其热效应进行血管凝固和闭塞来治疗某些疾病。

根据光热分离理论及黑色素热时放时间，在激光器上安装 Q 开关，调制成脉冲激光，用于治疗深色素性皮肤病及文身，取得了较好疗效。

若将 YAG 激光用重水晶玻璃倍频后得到波长 532 nm 的光束，然后用 Q 开关调制成脉冲激光，可对血管扩张性和色素性皮肤病进行治疗。

2. 治疗方法

治疗前局部常规消毒，用 0.5% ~ 1% 利多卡因或普鲁卡因局部麻醉，（调 Q）Nd：YAG 治疗时一般不需麻醉。照射时移动激光束，均匀照射创面使其呈苍白色或灰褐色即可。治疗后创面涂搽抗生素软膏或烧伤软膏，1 ~ 2 天换药 1 次。

3. 适应证

Nd：YAG 主要适用于海绵状血管瘤、淋巴血管瘤、血管角皮瘤、化脓性肉芽肿、血管内皮瘤、木村病等血管性疾病。（调 Q）Nd：YAG 主要适用于鲜红斑痣、咖啡斑、Becker 痣、黑子、雀斑、雀斑样痣、文身等浅表血管扩张性及表浅色素性皮肤病。

4. 注意事项

治疗时应注意移动光束的速度和创面照射的均匀程度，避免热损伤导致瘢痕形成和色素沉着。

五、Q 开关掺钕钇铝石榴石激光

1. 特性

Q 开关掺钕钇铝石榴石激光（Q 开关 Nd：YAG）为波长 1 060 nm 的近红外光谱激光，脉冲持续时间为 5 ~ 40 ns，输出功率为 1 ~ 10 J/cm²，光斑直径为 1.5 mm、2 mm、3 mm，脉冲频率为 1 ~ 10 Hz。组织穿透深度为 3.7 mm，水分子吸收后导致非特异性热损伤而起到治疗效应，对来源于真皮的色素性损害效果较好。

2. 治疗方法

治疗前局部常规消毒，用 0.5% ~ 1% 利多卡因或普鲁卡因局部麻醉，较大损害可用 EMLA 霜外敷 30 ~ 60 分钟再行治疗。照射光斑直径为 3 mm，能量为 6 ~ 8 J/cm²，均匀照射创面使其呈苍白色或灰褐色即可。治疗后创面外涂抗生素软膏或烧伤软膏。

3. 适应证

适用于文身、异物色素沉着、色素痣、褐青色母斑等色素深在性皮肤病。

4. 注意事项

治疗时创面有刺痛感、点状出血及少量渗出，应用棉签擦边照射，以免影响照射视野。照射后可有继发性色素沉着和色素减退，但可自行消退。需要重复治疗者需间隔至少 3 个月。

六、脉冲 CO₂ 激光

1. 特性

脉冲 CO_2 激光为波长 10 600 nm 的远红外光谱激光，单脉冲能量为 100 ~ 1 500 mJ，脉冲持续时间为 100 μs ~ 1 ms，脉宽 ≤ 1 ms，光斑直径为 3 mm、5 mm、6 mm、9 mm，脉冲频率为 1 ~ 20 Hz。穿透组织深度为 20 μm，作用于细胞内外水分子，通过消融和气化起到治疗效应，而对邻近皮肤组织的热损伤则较轻。

2. 治疗方法

主要作为激光磨削术应用于临床。治疗前局部常规消毒，用 0.5% ~ 1% 利多卡因或普鲁卡因局部麻醉，或用 EMLA 霜外敷 30 ~ 60 分钟后治疗。治疗浅表良性肿瘤的能量为 1 ~ 300 mJ/脉冲、萎缩性瘢痕为 300 ~ 500 mJ/脉冲、皮肤皱纹为 300 ~ 800 mJ/脉冲。照射时快速均匀移动光束，有渗出或渗血时用棉球压迫和擦拭后再照射。治疗后创面外涂抗生素软膏或烧伤软膏。

3. 适应证

适用于浅表良性肿瘤、萎缩性瘢痕、皮肤皱纹，以及色痣、汗管瘤、睑黄瘤等浅表性损害。

4. 注意事项

术后应注意创面的护理，防止继发感染，术后 1 个月避免强光照射。伴有色素沉着时可口服大剂量维生素 C、维生素 E 和外涂氢醌霜。

七、585 nm 脉冲染料激光

1. 特性

585 nm 脉冲染料激光为波长 585 nm 的单色激光，输出能量为 4 ~ 10 J/cm²，脉冲持续时间为 300 ~ 450 μs，脉宽 ≤ 1 ms，光斑直径为 2 mm、3 mm、5 mm、7 mm、10 mm，脉冲频率为 1 Hz。大部分光能穿透表皮进入真皮组织，被血红蛋白吸收，可破坏毛细血管而不引起周围组织损伤。

2. 治疗方法

治疗前局部常规消毒，一般不需要麻醉。治疗时的能量选择，毛细血管扩张为 6 ~ 8 J/cm²，照射 1 ~ 3 次；鲜红斑痣为 8 ~ 10 J/cm²，平均照射 6 次；其他疾病多为 7 ~ 9 J/cm²，照射 1 ~ 3 次。治疗时应对准皮损的某一点，当照射处呈苍白色或灰白色时，再在其边缘照射下一点，避免重叠。治疗后创面外涂抗生素软膏或烧伤软膏。

3. 适应证

适用于鲜红斑痣、毛细血管扩张、血管角皮瘤、血管扩张性酒渣鼻、蜘蛛痣、扁平疣、跖疣、肥厚性瘢痕等。

4. 注意事项

治疗时的照射剂量除以上参考数值外，尚应根据疾病性质、患者年龄和皮损部位等选择照射剂量。治疗过程中或治疗后不久创面可有红肿和少量渗液，一般 3 天即可消退，少数治疗后出现的色素沉着，可在 3~6 个月恢复。治疗过深可引起瘢痕形成，应引起注意。

八、510 nm 脉冲染料激光

1. 特性

510 nm 脉冲染料激光为波长 510 nm 的单色激光，输出能量为 1.5~4 J/cm^2，脉冲持续时间为300~400 μs，光斑直径为 3~5 mm，脉冲频率为 1 Hz。穿透皮肤深度为 0.5 mm，主要作用于表皮和真皮的色素组织，可使色素小体崩解、碎裂，并被巨噬细胞吞噬后经血液、淋巴循环被排出体外而起到治疗作用，而对邻近的组织不造成损伤。

2. 治疗方法

治疗前局部常规消毒，一般不需要麻醉。治疗时的能量依疾病性质、患者年龄、皮损部位及光斑直径进行调整，一般先从低能量开始，逐渐增加剂量以皮损出现灰白色为度，参考照射剂量为 2~3.5 J/cm^2。照射时应对准皮损的某一点，避免重叠。治疗后创面外涂抗生素软膏或烧伤软膏。

3. 适应证

适用于雀斑、雀斑样痣、脂溢性角化、咖啡斑、Becker 痣、Spilus 痣等皮肤病。

4. 注意事项

治疗后可出现紫癜样损害和色素沉着，少数可出现色素减退，一般均能自行消退。需要重复治疗者，需间隔 2~3 个月。

九、调 Q 翠绿宝石激光

1. 特性

调 Q 翠绿宝石激光为波长 755 nm 的单色激光，输出能量为 4~10 J/cm^2，脉冲持续时间为 50~100 μs，光斑直径为 3 mm，脉冲频率为 1~15 Hz。大部分光能穿透表皮进入真皮组织，主要被表皮和真皮的色素组织选择性吸收，造成色素小体的崩解、碎裂，并被巨噬细胞吞噬后经血液、淋巴循环排出体外而起到治疗作用，而对邻近的组织不造成损伤。

2. 治疗方法

治疗前局部常规消毒，一般不需要麻醉。治疗时的能量依疾病性质、患者年龄、皮损部位及光斑直径进行调整，一般先从低能量开始，逐渐增加剂量以皮损出现灰白色为度，参考照射剂量为 4~10 J/cm^2，每一点皮损需照射 2~5 次。照射时应对准皮损的某一点，依次进行照射，避免重叠。治疗后创面外涂抗生素软膏或烧伤软膏。

3. 适应证

适用于蓝痣、太田痣、伊藤痣、文身、异物色素沉着等皮肤病。

4. 注意事项

治疗后可出现紫癜样损害和色素沉着，少数可出现色素减退，一般均能自行消退。需要重复治疗者，需间隔 3~6 个月或更长。

十、调 Q 铒激光

1. 特性

调 Q 铒激光为波长 2 940 nm 的远红外光谱激光，单脉冲能量为 0.06 ~ 2.0 J，脉冲持续时间为 300 μs，光斑直径为 1.6 mm、3.0 mm、5.0 mm，脉冲频率为 1 ~ 20 Hz。皮肤组织对该波长的光吸收良好，作用更为表浅，对邻近组织不造成损伤。

2. 治疗方法

治疗前局部常规消毒，一般不需要麻醉。治疗时依皮损的大小选择照射能量和光斑直径，以皮损出现灰白色或苍白色为度。治疗后创面外涂抗生素软膏或烧伤软膏。

3. 适应证

适用于汗管瘤、汗腺瘤、扁平疣、毛发上皮瘤、脂溢性角化、色素痣、皮角、皮样囊肿、睑黄瘤、萎缩性瘢痕、皮肤皱纹等皮肤病。

4. 注意事项

治疗时局部可有点状出血及渗液，治疗后可出现色素沉着，但均能自行缓解。需要重复治疗者，需间隔 2 ~ 6 个月。

十一、调 Q 红宝石激光

1. 特性

调 Q 红宝石激光为波长 694.3 nm 的单色激光，输出能量为 1 ~ 8 J/cm^2，调 Q 脉宽为 20 ~ 40 ns，长脉宽为 1 ~ 2 ms，光斑直径为 2 ~ 8 mm，脉冲频率为 1 Hz。大部分光能穿透表皮进入真皮组织，主要被表皮和真皮的色素组织选择性吸收，造成色素小体的崩解、碎裂，并被巨噬细胞吞噬后经血液、淋巴循环排出体外而起到治疗作用，而对邻近的组织不造成损伤。

2. 治疗方法

治疗前局部常规消毒，一般不需要麻醉，脱毛治疗时皮肤表面涂 Gel 冷却剂，以减少对周围组织的损伤。调 Q 脉宽激光的光斑直径为 3 mm、4 mm、5 mm，对应的照射剂量分别为 10 ~ 40 J/cm^2、5 ~ 30 J/cm^2、3 ~ 15 J/cm^2。长脉宽激光的光斑直径为 3 mm、4 mm、5 mm、6 mm、8 mm，对应的照射剂量分别为 30 ~ 60 J/cm^2、20 ~ 40 J/cm^2、15 ~ 30 J/cm^2、10 ~ 25 J/cm^2、5 ~ 20 J/cm^2。治疗时一般先从低能量开始，逐渐增加剂量，以皮损出现灰白色或灰褐色为度。治疗后创面外涂抗生素软膏或烧伤软膏。

3. 适应证

调 Q 脉宽激光适用于 Becker 痣、雀斑样痣、蓝痣、太田痣、伊藤痣、色痣等。长脉宽激光适用于毛痣、多毛症等。

4. 注意事项

治疗后可出现色素减退或色素沉着，一般均能自行消退，偶可形成瘢痕或表皮萎缩。需要重复治疗者，需间隔 3 个月或更长。

十二、308 nm 准分子激光

308 nm 准分子激光是氯化氙准分子激光器发出的脉冲激光，通过硅纤维束传导至发射柄后聚焦成数厘米的紫外线光束，作用于病变组织而起到治疗作用。

1. 特性

308 nm 准分子激光属于中波紫外线（UVB）光谱范围，除 UVB 产生的生物效应外，其主要生物特性是诱导皮损内 T 细胞凋亡，且诱导凋亡的能力是 NB-UVB 的数倍，因而增强了 UVB 的治疗效果。

2. 治疗方法

将准分子激光发射头置于皮损表面，触动开关即可自动照射，剂量和照射时间根据皮损厚度和部位进行调整，一般采用每周 3 次中等剂量（2～6 个 MED）照射的方法进行治疗。

3. 适应证

主要适用于局限性顽固难退的银屑病和白癜风皮损。

4. 注意事项

308 nm 准分子激光是近年兴起的一种新的激光治疗技术，其治疗方法及不良反应仍需进一步探讨和观察，与中波紫外线相同，治疗剂量过高可造成局部红斑、水疱，而且从理论上讲，累计照射剂量越小，危险性也相对越小。

十三、半导体激光

1. 特性

半导体激光为砷化镉铝半导体阵列式，波长 800 nm，输出能量 10～40 J/cm^2，脉冲持续时间 5～30 ms，光斑区域为正方形（9 mm×9 mm），脉冲频率为 1 Hz。光能主要被表皮和真皮的色素组织选择性吸收后，使色素小体崩解、碎裂，并被巨噬细胞吞噬后经血液、淋巴循环排出体外而起到治疗作用，而对邻近的组织不造成损伤。

2. 治疗方法

治疗前局部常规消毒，一般不需要麻醉，脱毛治疗时剃除毛发并在皮肤表面涂 Gel 冷却剂，以减少对周围组织的损伤。治疗时的能量依疾病性质、患者年龄、皮损部位进行调整，参考剂量为 15～40 J/cm^2，一般先从低能量开始，逐渐增加剂量。治疗后创面外涂抗生素软膏或烧伤软膏。

3. 适应证

适用于多毛症、雀斑、雀斑样痣等皮肤病。

4. 注意事项

治疗后不久局部可出现红肿和水疱，一般 3～10 天自行消退，少数可留有暂时性色素减退或色素沉着。常需间隔 3 个月重复治疗，一般需治疗 4～6 次。

第二章

细菌性皮肤病

第一节 脓疱疮

脓疱疮是一种常见、可传染、浅表的皮肤化脓性感染，主要由葡萄球菌、链球菌或两者混合感染所致。临床表现为大疱性脓疱疮和非大疱性脓疱疮，后者又称为 Tilbur Fox 接触传染性脓疱疮。

一、流行病学

本病各年龄组均可发生，但学龄前儿童占 80% ~ 90%，以 1 ~ 5 岁为高发年龄。一年四季均可发病，以夏季为主，占全年发病总数的 2/3 以上。潮热和高温环境易发病。接触是本病传播的主要方式。儿童感染主要来源于宠物、指甲以及学校或托儿所儿童相互接触，尤其是在拥挤的居住环境下易于传播。成人感染主要通过剃须刀、游泳池、美容用具等。脓疱疮可继发于疥疮、单纯疱疹、水痘、昆虫叮咬、湿疹或其他渗出性瘙痒性皮肤病。大疱性脓疱疮以散发为主，而非大疱性脓疱疮可发生暴发流行。

二、病因学

病原菌主要有金黄色葡萄球菌和链球菌。20 世纪 70 年代以前，链球菌成为脓疱疮的主要病原菌，70 年代末金黄色葡萄球菌逐渐成为优势致病菌。近年来的研究表明，70% ~ 90% 患者由金黄色葡萄球菌所致，其余可以由链球菌或链球菌和葡萄球菌混合感染所致。有研究认为，非大疱性脓疱疮主要由链球菌所致，金黄色葡萄球菌多在病变的基础上继发感染。B 族链球菌与新生儿脓疱疮有一定关联。相对于 A 族链球菌，D 族链球菌很少引起脓疱疮。

三、发病机制

本病的发生有一定的诱因，主要是机体抵抗力下降或皮肤屏障发生破坏，给致病化脓性细菌入侵提供了条件。这些诱因可见于机体衰弱、瘙痒性皮肤病、职业相关各种皮肤刺激、皮肤外伤、小儿解剖生理缺陷等。大疱性脓疱疮主要由噬菌体Ⅱ型葡萄球菌所致，也可以见于Ⅰ型、Ⅲ型和Ⅳ型葡萄球菌，且噬菌体型别与其产生表皮松解毒素的类型密切相关。研究表明，金黄色葡萄球菌产生的表皮松解毒素可作为丝氨酸蛋白的水解酶，选择性地降解桥粒芯糖蛋白Ⅰ，使细胞间黏附力缺损，产生角层下水疱，导致金黄色葡萄球菌在表皮内增殖扩散。近年动物研究发现，剥脱毒素可以上述相同机制分别引起 Ritter 病（新生儿剥脱性皮炎）、猩红热样发疹、大疱样脓疱样疹及金葡菌型中毒性表皮松解症（TEN），这一类由毒素引起的疾病统称为葡萄球菌性烫伤样皮肤综合征（SSSS）。

四、临床表现

脓疱疮临床上有两种类型，即非大疱性脓疱疮和大疱性脓疱疮。

1. 非大疱性脓疱疮

是最常见的一型，也是儿童皮肤细菌感染最主要的类型。皮疹开始表现红斑基础上小的薄壁水疱或脓疱，疱壁很快破裂后暴露红色、潮湿基底。在较早期的皮损周围可见不对称分布的卫星状皮损。随着皮损进展，其渗液干燥后形成的结痂可紧密黏着，形成米黄色至棕白色厚痂，边缘有轻度的红晕。本病主要累及暴露部位，尤其是鼻、口周和四肢，但手掌和跖部一般不受累。

本病有自限性，脓疱经 4 ~ 7 天逐渐消退，但因搔抓及分泌物的流出不断使细菌扩散到其他部位，以至于有新的皮损不断发生，使病程迁延数周或数月。大多数皮损痊愈后不留瘢痕。重症患者可以伴局部淋巴结肿大和全身发热等中毒症状。

2. 大疱性脓疱疮

由金黄色葡萄球菌所致。病初皮损为散在小的水疱，1 ~ 2 天后水疱增大并形成脓疱，周边有红晕。脓疱丰满紧张，直径可达 1 ~ 2 cm，2 ~ 3 天后疱壁松弛。当疱内脓液减少后，脓液沉积于疱的下部，呈半月形的积脓形象，成为本型脓疱疮的特征之一。由于疱壁薄而松弛，大疱中央部分常破溃先结痂，而周边脓液可向四周渗出，在四周形成新的水疱或脓疱，排列成环状或链环状，称环状脓疱病。本病好发于面部，但也可以发生其他部位。自觉瘙痒，一般无全身症状。

五、辅助检查

本病常不做检查即可明确诊断。但对少数临床表现不典型或治疗和判断有无可能并发肾炎等预后，可以做下列检查。

1. 常规检查

白细胞总数升高，可达到（1.0 ~ 1.5）×10^9/L，皮损泛发者或伴全身症状者更明显，约 50% 患者中性粒细胞比例增高（>70% 以上）。少数患者红细胞沉降率增快，尿常规检查尿蛋白轻度升高。

2. 细菌学检查

脓液培养多为金黄色葡萄球菌，也可为链球菌或两者混合存在。噬菌体分型多为 Ⅱ 型，也可为 Ⅰ 型、Ⅲ 型和 Ⅳ 型。细菌培养时应同时做药物敏感试验，以指导临床用药。脓液涂片检查，革兰染色显示阳性球菌，也有用免疫学方法对分离的细菌进行链球菌型别鉴定，链球菌型别 2 型，49 型，55 型和 60 型与肾炎有关。

3. 血清学检查

主要用于预测链球菌感染后的肾小球肾炎（PSGN）发生的危险性。由链球菌引起的脓疱疮，抗链"O"可升高。血浆 C 反应蛋白可以升高。脱氧核糖核酸酶抗体和透明质酸酶抗体检测阳性，这两种抗体可以作为早期预测是否继发 PSGN 的指标。

六、病理学检查

大疱性脓疱疮在颗粒层下形成表皮裂隙，胞内含有较多的中性粒细胞、上皮细胞碎片、纤维蛋白和球菌，真皮上部有炎症反应，表现为血管扩张、水肿、多形核白细胞和淋巴细胞浸润。非大疱性脓疱疮病理改变与大疱性相似，但水疱形成轻，持续时间短暂。

七、诊断与鉴别诊断

1. 诊断

根据发病年龄、季节和部位，结合典型的皮损改变可以明确诊断，必要时借助细菌学检查以明确病原诊断。

2. 鉴别诊断

（1）丘疹性荨麻疹：其特征为风团样红斑基础上出现丘疹或小水疱，反复发作，好发于四肢和躯干，伴奇痒。

（2）水痘：冬春季节好发，起病时可有发热，皮疹为向心性分布，同时可见到斑疹、丘疹、水疱和结痂等各期损害，头皮和口腔黏膜易受累。

（3）体癣：环状脓疱疮需与体癣鉴别。前者为表浅、十分潮湿的皮损，上覆黄亮色或橙黄色的原痂，痂的边缘较松软。体癣周边为鳞屑性红斑。必要时真菌检查可以帮助鉴别。

（4）脓疱性湿疹：本病发生与年龄、季节和部位无关，表现为界限不清的潮红，皮疹呈多形性。

八、并发症

大多数脓疱疮患儿呈自限性经过，但少数情况下可发生并发症，多与链球菌感染相关的脓疱疮有关。

1. PSGN

A族β溶血性链球菌可以导致PSGN，常在感染后1~3周发病，发生率1%~5%，在致肾炎的链球菌感染的脓疱疮患儿中可高达10%。PSGN可发生各个年龄段，常见于儿童，特别是6~10岁年龄段，1.5岁以下婴儿很少继发肾炎。近年来，PSGN发生率呈明显的下降趋势。目前无证据表明，早期抗菌治疗可以阻止PSGN的发生。金黄色葡萄球菌无引起肾炎的证据。风湿热与链球菌相关的脓疱疮无关。

2. 感染扩散

在机体抵抗力低下时，偶可局部扩散形成蜂窝织炎。

3. 毒素相关的并发症

有报道，链球菌相关的脓疱疮可以引起猩红热、荨麻疹和多形红斑。

九、治疗

1. 治疗原则

依据皮损范围，有无并发症，结合细菌学检查及药敏试验，选用局部或系统抗菌治疗。

2. 局部治疗

应以杀菌、消炎、收敛、干燥为原则。对于抽取疱液后和糜烂、结痂性皮损，可用1%聚维酮碘溶液，或1:5 000~1:10 000高锰酸钾溶液湿敷，对于较厚的痂壳，先软化后加以清除，以方便抗菌药物充分接触创面。外用药物包括：①2%莫匹罗星（百多邦）软膏。②2%夫西地酸软膏。③5%聚维酮碘溶液、凝胶或软膏。上述3种外用药物共同特点是抗菌作用强、抗菌谱广，局部刺激性小，且与其他抗生素无显著的交叉耐药。每日3~4次，疗程7~10天。无全身症状者，仅局部治疗即可，尤其是非大疱性患者。

3. 系统用药

近20年来，由于耐青霉素的金黄色葡萄球菌成为脓疱疮的最常见原因，故主张开始治疗就选用抗β内酰胺酶的抗生素，如氯唑西林、头孢拉定、阿奇霉素、头孢羟氨苄等，如为耐甲氧西林的金黄色葡萄球菌（MRSA），抗生素首选万古霉素。具体使用方法如下。

（1）氯唑西林：0.25~0.5 g，每日4次日服，或2.0~6.0 g/d，分4次肌内注射或静脉滴注。

（2）头孢拉定：0.5~1.0 g，每日4次，口服，或2~4 g/d，静脉注射。

（3）头孢克洛：375 mg，每日2次。

（4）阿奇霉素：1.0 g，每日1次，口服，或1.0 g/d，静脉滴注。

（5）莫西沙星：400 mg，每日1次，口服，或400 mg，每日1次，静脉滴注。

（6）万古霉素：每日1~2 g，分2次静脉滴注。

上述药物疗程为7~10天或视病情变化而定。

十、预防

加强个人卫生，减少疾病传播，注意其他皮肤疾病的治疗是防止脓疱疮的关键。必要时可以对鼻前庭带菌状态进行监测，以防止本病的传播和流行。

第二节　毛囊炎、疖、疖病

毛囊炎是指原发于毛囊部的急性、亚急性或慢性炎症。疖是指金黄色葡萄球菌侵入毛囊引起的一种急性化脓性深毛囊炎和毛囊周围炎。疖病是指多发性、复发性疖。

一、毛囊炎分类

毛囊炎可以是化脓性炎症，如单纯性毛囊炎，也可以是非化脓性炎症，如项部瘢痕疙瘩性毛囊炎。通常将毛囊炎按累及毛囊炎的程度不同，分为表浅型和深在型。

1. 表浅型

此型主要累及毛囊口及周围，主要表现为毛囊口小脓疱，周边有狭窄的红晕。自觉症状有瘙痒或疼痛，可呈急性经过如 Bockhart 脓疱疮，也可呈慢性经过如痘疮样痤疮、粟粒性坏死性痤疮等。

2. 深在型

又称深毛囊炎，主要累及毛囊深部结构。急性者开始为小脓疱，表现为单纯性毛囊炎，可发展成较深较大的脓肿，即疖；也可呈慢性经过如须部毛囊炎、脱发性毛囊炎、项部瘢痕疙瘩性毛囊炎。

二、流行病学

皮肤病患者如湿疹、痱子、瘙痒症、虱病等瘙痒性皮肤病是常见的患病人群。营养不良、恶病质、贫血、糖尿病、长期使用免疫抑制药也是发病的重要诱因。皮脂腺分泌旺盛也是致病因素之一，故发病年龄多为 18~40 岁，男性多于女性。

三、病因与发病机制

疖和疖病主要是由葡萄球菌，尤其是金黄色葡萄球菌引起的化脓性炎症，机体抵抗力低下或皮肤屏障破坏，可以成为发病的基础，病原菌感染的来源主要是患者的鼻腔或肛周，故属自身源性感染。

毛囊炎的病因及发病机制极为复杂，可以是感染性，也可以是非感染性。感染性病因主要有细菌、真菌，特别是金黄色葡萄球菌和糠秕马拉色菌，其他如螺旋体、寄生虫也偶可引起本病。非感染性病因包括各种化学物质（如煤焦油、石蜡、石油等）刺激以及物理因素（如搔抓、摩擦、拔毛、剃毛等）。

四、临床表现

1. 毛囊炎

常见毛囊炎有以下几种。

（1）细菌性毛囊炎：本病为毛囊浅部或深部细菌（主要是金黄色葡萄球菌）感染。浅部细菌性毛囊炎是发生在毛囊口的浅表性炎症，表现为毛囊口炎症性丘疹或脓疱，绿豆至黄豆大小不等，四周绕以红晕，中间有毛发穿过。脓疱干涸或破溃后结成黄痂，痂皮脱落后痊愈。如炎症向深部发展，可以形成瘢痕或永久性脱毛。好发于头皮、颈部、胸部及臀部。局部淋巴结可肿大。

深部毛囊炎通常是发生在光滑皮肤上的脱发性毛囊炎。表现为深在性脓疱性毛囊损害，通常在下肢对称出现，痊愈后留下永久性脱毛。脱毛后毛囊炎不再发生。

（2）急性毛囊炎：本病又称 Bockhart 脓疱病。由金黄色葡萄球菌所致，主要累及毛皮脂腺开口处，皮损表现为围绕毛囊口的表浅脓疱，绿豆大小，圆顶，壁脆薄，多有一毛发穿出，皮疹分批出现，数日内可自愈。

（3）须疮：本病为局限于胡须的细菌性毛囊炎和毛囊周围炎。病原菌是金黄色葡萄球菌。本病好发于 30~40 岁的男性。初起皮疹为水肿性红斑、丘疹或脓疱，中间有毛发穿过。相互邻近的毛囊受累可以融合，形成斑块。自觉灼痒或疼痛。可以呈亚急性或慢性经过。如果毛囊被破坏，并形成瘢痕，则称为狼疮样须疮，其皮损中间为粉红色的萎缩性瘢痕，周边有脓疱或丘疹组成的活动性边缘和肉芽肿性炎症，形成堤状。好发于耳前颊部及颞部，有时可误诊为寻常狼疮或红斑狼疮。

（4）穿通性鼻毛囊炎：本病是一种少见的鼻毛处深部毛囊炎，病原为葡萄球菌。表现为鼻翼接近鼻前庭开口处的小脓疱，伴痒痛感。炎症可向深部组织侵袭，最终在鼻翼外部皮肤表面出现丘疹或脓疱，形成鼻翼内外一感染性通道。将受累的鼻毛拔除，外用抗生素软膏即可痊愈。

（5）脓肿性穿凿性头部毛囊周围炎：本病可能为细菌感染后一种特异性自身免疫反应，造成毛囊及周围组织破坏。常见于男性，初期皮损为头部数个毛囊炎或毛囊周围炎，后渐增大变深，形成相互贯通的深在性脓腔，表面呈细小或半球形结节，破溃后形成多发性瘘孔，压迫有脓液流出。病损处毛发脱落，愈后遗留萎缩性瘢痕和不规则的秃发斑。病程经过呈慢性，易复发。

（6）项部瘢痕疙瘩性毛囊炎：又称枕骨下硬结性毛囊炎，为一种慢性毛囊炎，发生在颈后发缘处或头后部。初期为散在性针尖大小毛囊性丘疹和脓疱，互相融合，渐形成不规则的瘢痕硬结或硬块，可有束状头发穿出，无明显脓液。自觉轻度痒感。病程极为缓慢。

（7）秃发性毛囊炎：属一种破坏性、留有永久性秃发的毛囊炎。初起为毛囊性的红斑、丘疹，迅速形成小脓，脓疱干涸后有圆形或椭圆形瘢痕。可有瘙痒或无自觉症状。本病多见于青壮年，病程迁延。

2. 疖和疖病

初起为毛囊性炎症丘疹，渐增大形成炎症性硬结，局部有红肿、热痛。经 2 ~ 4 天后硬结中心有波动感，皮肤表面呈现小黄点，破溃后排出脓栓及坏死组织及脓液。1 ~ 2 周后炎症消退而痊愈。皮损好发于头部、面部、颈部和臀部，有时四肢和躯干也可受累。可伴有发热、全身不适和局部淋巴结肿大。

疖可以成批发生，每批发生时可以有间歇期或无间歇期。有些发病可以持续数月或数年，称为慢性疖病。

五、病理学检查

急性期毛囊炎可表现为毛囊及毛囊周围化脓性炎症，被侵犯的毛囊壁有中性粒细胞浸润。慢性期毛囊炎可形成肉芽肿性改变，有淋巴细胞、浆细胞、组织细胞和异物巨细胞浸润。部分毛囊炎愈合后可表现胶原组织增生，弹力纤维断裂，愈合区有广泛的纤维化。

疖和疖病病理改变与毛囊炎相似，但毛发、毛囊和皮脂腺破坏严重，炎症范围更加广泛。

六、辅助检查

1. 细菌学检查

本病急性期可在皮损部位分离培养金黄色葡萄球菌、表皮葡萄球菌或白色葡萄球菌，可合并其他病菌感染，慢性期则细菌分离阳性率明显降低，分离的细菌宜做药敏试验。

2. 血常规检查

大多数情况下血白细胞总数和中性粒细胞比例正常，少数情况下尤其是急性期伴病变范围广泛时可见血白细胞总数升高，中性粒细胞比例 >80％。疖和疖病常有白细胞升高，中性粒细胞比例 >80％。

3. 其他检查

反复发作性毛囊炎、疖或疖病要检查血糖。

七、诊断

诊断的标准：本病诊断主要是临床皮损的特征性改变，必要时结合细菌学检查和组织病理。如反复发作应寻找皮损局部和全身因素，如糖尿病、中性粒细胞减少症、肿瘤等因素。

八、治疗

1. 治疗原则

注意皮肤卫生，积极治疗瘙痒性皮肤病、全身慢性消耗性疾病，增强机体免疫力，以减少复发。发病时以抗生素治疗为主。

2. 局部治疗

（1）外用药物治疗：以选择消炎、杀菌和干燥为主的外用药物为主。外用抗菌药物中以选择2% 莫匹罗星软膏和夫西地酸软膏为主，尽量减少选择其他类型抗生素外用制剂，以免诱导耐药。渗液明显时可以用呋喃西林溶液湿敷，或 1∶5 000 高锰酸钾溶液清洗。也可选用硫黄洗剂、硫黄炉甘石洗剂、5% 聚维酮碘等。

（2）物理治疗：包括①紫外线照射。②超短波治疗。③多源红外治疗仪照射。④氦氖激光。⑤CO_2 激光等。须疮、项部瘢痕疙瘩性毛囊炎可酌情使用浅层 X 线。

（3）皮损内注射：对脓肿穿凿性毛囊周围炎、项部瘢痕疙瘩性毛囊炎可局部注射醋酸曲安奈德或倍他米松。

3. 系统治疗

根据皮损数量、大小、病变深度酌情选用抗生素，如青霉素或头孢类抗生素，必要时可根据细菌的药敏试验选择抗生素，对外耳道及危险三角区疖病宜加强系统抗生素使用。

4. 手术治疗

对疖已局限和有波动感时，可行脓肿切开。

第三节　化脓性汗腺炎

化脓性汗腺炎是好发于腋部及会阴部的顶泌汗腺慢性化脓性炎症。鉴于本病发病基础是毛囊上皮异常，但发病部位等特点与寻常痤疮有差别，有提出使用反常性痤疮这一病名，但目前尚未广泛认可，故本文仍沿用化脓性汗腺炎这一病名。

一、流行病学

本病多见于青年及中年妇女，男女发病比例为 1∶（2~5）。无明显种族发病差异。

二、发病机制

本病遗传因素可能占一定的作用，多数研究提示本病遗传模式为常染色体显性遗传，且单基因遗传的可能性较大。但到目前为止，致病基因的定位及突变尚未明确。由于本病常与坏疽性脓皮病、Crohn 病等并存，伴红细胞沉降率增快等免疫学异常，提示本病免疫因素起重要作用，而细菌（如金黄色葡萄球菌、链球菌、铜绿假单胞菌等）感染多认为系继发性，因病变部位不能稳定地检出同一种细菌。其他如性激素水平的变化、吸烟、化学刺激和机械刺激均可以诱发或加重病情。

在疾病的早期可见毛囊上皮鳞状增生，进一步发展可致破裂，病变波及顶浆分泌腺，继发细菌感染，扩大炎症反应。随着炎症发展，局部结构破坏形成瘘管，更易发生炎症，形成恶性循环。

三、临床表现

1. 腋部汗腺炎

最常见，且女性多于男性。表现为初起 1 个或数个豌豆大小的炎性硬结，逐渐增大、增多，形成条索状或融合成片状斑块。结节表面可有小脓疱，但大多数情况下无明显的化脓征象。经过数周或数月后，结节深部化脓，向表面穿破后形成窦道或瘘管，相互融合可呈潜行性不规则的溃疡。如无有效治疗，病情时轻时重，呈慢性迁延经过。多为单侧受累，两侧同时受累达20%~50%。

2. 会阴部汗腺炎

可与腋部汗腺炎同时或随后发生，但也可原发。男性多于女性，且常伴有聚合性痤疮。病初为一豌豆大小的硬性结节，经数周后破溃，形成潜行性溃疡，可形成瘘道，与肛门壁相通后则形成肛瘘。可发生在腹股沟、阴囊、股部和臀部，也可发生在女性乳腺。发生于乳腺时，如伴有腋部或会阴部黑头粉刺样损害，对诊断有很大帮助。病程更为迁延，可伴发鳞癌。

本病无全身症状，但可与其他毛囊口阻塞的疾病并发，如腋窝阴阜顶泌腺慢性皮炎、多发生皮脂腺囊肿、屈侧网状色素沉着病等。

四、辅助检查

不同部位、不同时期可检出多种细菌，包括金黄色葡萄球菌、链球菌和铜绿假单胞菌，也可以分离出大肠埃希菌、厌氧菌，尤其在肛周部位。分离的致病菌应具体分析其在病变形成中的作用，并同时做药物敏感试验。

五、病理学检查

早期为顶泌汗腺及其周围的炎性改变，有白细胞浸润。腺体及真皮内可发现大量细菌。当发展至有顶浆分泌腺受累时，在血管周围有大量淋巴细胞和浆细胞浸润，并最终形成异物肉芽肿。愈合部位可有广泛纤维化，并可见皮肤附属器破坏。

六、诊断与鉴别诊断

1. 诊断

根据典型皮损（硬性结节、潜行性溃疡、交通性瘘道）、好发部位（腋窝、会阴部），结合发病年龄（青年和中年）、遗传因素（可能有常染色体显性遗传）和合并其他毛囊口阻塞的疾病，可以作出诊断。细菌学检查仅供诊断时参考。

2. 分期

Ⅰ期：单发或多发脓肿，无窦道和瘢痕；Ⅱ期：多发性脓肿，有窦道和瘢痕；Ⅲ期：局部损害呈弥漫性，有很多窦道和瘢痕。

3. 鉴别诊断

本病需与疖、痈、增殖性脓皮病、溃疡性皮肤结核、放线菌病、腹股沟肉芽肿、性病性肉芽肿等鉴别。

七、治疗

1. 手术治疗

方法包括切开引流法、外置伤口换药术、病灶局限性切除术和广泛根治切除术。以根治性手术切除术可以彻底治疗本病，且复发率低，故可以作为本病首选治疗方法。手术前可口服抗生素和异维A酸，以控制炎症，方便手术实施。

2. 药物治疗

（1）抗生素：治疗反应差异较大，且停药后易致病情反复，故需长期用药。通常选用克林霉素口服，每次450 mg，每日3~4次。也可选用四环素和米诺环素。

（2）维A酸类：可选用异维A酸、阿维A酯和阿维A酸，通常异维A酸疗效要次于阿维A，且异维A酸无效的患者，使用阿维A同样有效。用法：异维A酸0.5~1 mg/（kg·d），分2~3次口服；阿维A酸成人20~40 mg/d，分2~3次口服。

（3）性激素：女性可口服避孕药，男性口服非那雄胺（5 mg/d）可显著改善症状。鉴于性激素有较多的不良反应，选择时要慎重，宜用于抗生素和维A酸治疗无效的患者。

（4）类固醇皮质激素：炎症明显且进展较快，可酌情口服泼尼松30~40 mg/d，1~2周后停用。也可皮损内注射类固醇皮质激素。

（5）其他药物：少数病例可试用氨苯砜，可获显效。生物制剂如TNF单抗或TNF受体拮抗药也有成功地用于本病治疗的报道，但其疗效和安全性需进一步验证。

3. 物理治疗

二氧化碳激光治疗是一种可供选择的方法，不主张行局部浅层X线治疗，因易形成窦道和瘢痕。

第三章

病毒性皮肤病

第一节　单纯疱疹

单纯疱疹病毒（HSV）能够引起多种感染，如黏膜皮肤感染、中枢神经系统感染及偶见的内脏感染。人疱疹病毒分1型和2型，HSV-1主要经过呼吸道、消化道或皮肤黏膜直接与感染性分泌物密切接触而传播，HSV-2则主要经过性接触导致生殖道传播，新生儿可经产道感染。

一、病因与发病机制

1. 病原特性

HSV-1型主要侵犯面部、脑部及腰部以上部位；HSV-2型主要侵犯生殖器及腰以下部位，但并非所有病例都如此分布。

2. 感染—潜伏—激活

病毒侵犯表皮、真皮细胞及神经节，并在其中复制，局部出现病变；病毒侵入后沿局部神经末梢上行进入神经节，经过2~3天的复制后进入潜伏状态，在机体受到刺激（如外伤、免疫功能下降），病毒被激活，开始重新复制，并沿该神经节的神经分支下行播散到外周支配的表皮细胞、真皮细胞等，而发生疱疹。

3. 传染源及传播途径

急性期患者及慢性带毒者均为传染源。可通过黏膜或皮肤微小损伤部位直接接触感染；HSV-1型主要通过空气飞沫传播，HSV-2型传播主要通过性交及接吻传播。HSV也可经消化道、母婴垂直传播。

二、临床表现

临床上可分两型。①原发型：可有发热（体温高达39℃左右），周身不适，局部淋巴结肿大，病程为7~10天。②复发型：临床症状较轻，病程短。

潜伏期2~12天，平均6天，几乎所有的内脏或黏膜表皮部位都可分离到HSV。

1. 皮肤疱疹

好发于皮肤和黏膜交界处，以唇缘、口角、鼻孔周围等处多见。初起局部皮肤发痒、灼热或刺痛、充血、红晕，出现成簇米粒大小水疱，可发2~3簇。疱液清，壁薄易破。2~10天后干燥结痂，脱痂不留瘢痕。

2. 疱疹性齿龈口腔炎

多发于1~5岁儿童。口腔、牙龈上出现成群水疱，破溃、溃疡，剧痛，易出血，在唇红部和口周围常发生水疱，可有发热、咽喉疼痛及局部淋巴结肿大、压痛，经3~5天溃疡愈合，发热消退。病程约为2周。口腔疱疹还有溃疡性咽炎、口腔或面部疱疹或浅溃疡。

3. 疱疹性瘭疽

手指的HSV感染是原发性口或生殖器疱疹的一种并发症，病毒可经手指上皮破损处进入或由于职业及其他原因而直接进入手内。临床表现为感染的手指突发水肿、红斑，局部压痛、水疱和脓疱，常出现发热、肘窝和腋窝淋巴结炎。

4. 眼疱疹

表现为一种急性角膜结膜炎，多为单侧性，初起眼睑红肿、疼痛，视物模糊，继则出现小疱（滤泡性结膜炎），约2/3侵犯角膜，表现树枝状或葡萄状角膜溃疡。

5. 中枢及外周神经系统的 HSV 感染

（1）急性脑炎：95% 以上由 HSV-1 引起，临床表现多呈暴发性或急性发作，发热、头痛、呕吐、意识障碍和抽搐，常有颞叶受损表现，如性格改变、行为异常、幻觉和失语等。病死率30% ~50%。

（2）急性脑膜炎、脊髓炎和神经根炎：也可因原发性或复发性 HSV 感染引起。HSV 脑膜炎是一种急性自限性疾病，表现为头痛、发热及轻度畏光，持续2~7天。

6. 播散性感染

播散性 HSV 感染常见于免疫功能缺陷者，妊娠妇女或新生儿，播散性感染可累及皮肤黏膜和内脏。内脏 HSV 感染通常由病毒血症所致。

（1）肺炎：疱疹性气管、支气管炎扩散到肺实质则引起 HSV 肺炎，通常是局灶性坏死性肺炎。病毒也可经血行播散到肺而导致双侧间质性肺炎。

（2）肝 HSV 感染：可表现为肝炎，也可出现播散性血管内凝集。

（3）其他：包括单关节的关节炎、肾上腺坏死、特发性血小板减少及肾小球肾炎。免疫受抑制可波及其他内脏器官，孕妇的 HSV 感染能引起播散并可能与母亲和胎儿的死亡有关。

7. 新生儿 HSV 感染

新生儿 HSV 感染中约70% 由 HSV-2 所致，皆因出生时接触生殖道分泌液而被感染。但是先天性感染常是原发性 HSV 感染的母亲在孕期传播给胎儿的。新生儿 HSV-1 感染通常在生后获得，与家庭成员直接接触而感染。

新生儿 HSV 感染包括：①皮肤、眼及口腔疾病。②脑炎。③播散性感染。在出生后4~7天出现发热、咳嗽、气急、黄疸、出血倾向、抽搐、肝肿大、脾肿大、皮肤及口腔疱疹、发绀及意识障碍，常在出生后9~12天死亡。抗病毒化疗使新生儿疱疹病死率降到25%，但其发病率（特别是婴儿中枢神经系统 HSV-2 感染率）仍很高。

三、实验室检查

1. Tzanck 涂片
自水疱基底取材涂片经吉姆萨染色，见多核巨细胞。
2. 抗原检测
皮损处取材，涂片用 HSV-1 和 HSV-2 抗原特异性单抗检测 HSV-1、HSV-2 抗原。
3. 病毒培养
受累皮损或组织活检标本 HSV 培养。
4. 血清学检查
糖蛋白（g）GI、（g）GZ 特异性抗体，可区分 HSV-1 和 HSV-2 的既往感染。原发 HSV 感染可通过出现血清转化现象得以证实。HSV 抗体血清检查如血清检查阴性可除外复发性疱疹。
5. 组织病理学检查
表皮气球样变性和网状变性、棘层松解，表皮内水疱，水疱内为纤维蛋白、炎性细胞及气球状细胞。PCR 可确定组织、涂片或分泌物中 HSV-DNA 序列。

四、诊断

典型临床表现即可诊断。必要时可做疱液涂片、培养或病毒抗原检查确定。初次发病感染2~6周才出现 IgG_1 或 IgG_2 抗体，故确诊仍应需用培养法。

五、治疗

1. 局部治疗

（1）皮损处：以5%阿昔洛韦霜、1%喷昔洛韦霜每2~3小时1次外用，3%酞丁胺霜外用，5%碘苷溶于100%二甲亚砜擦洗，2次/天，连用4~5天。

（2）眼疱疹：0.1%阿昔洛韦（ACV）眼液滴眼，涂以3%阿糖腺苷（Ara-A）软膏或0.5%碘苷眼膏，每3~4小时1次；或者滴入0.1%碘苷溶液，每次1~2滴，白天每1~2小时1次，夜间每2~3小时1次。7~10天为1个疗程。用1%三氟胸腺嘧啶核苷（TFT）滴眼，效果更佳。

2. 系统治疗

（1）抗病毒治疗。

1）阿昔洛韦200 mg，口服，5次/天，共7~10天，或每次5 mg/kg，每8小时1次，静脉滴注，7天为1个疗程；在局限性HSV感染中多数经治疗后皮损24小时开始愈合，72小时结痂。

2）伐昔洛韦、泛昔洛韦也可选用；伐昔洛韦是阿昔洛韦的前体药物，生物利用度更高，口服后约80%被吸收。

复发单纯疱疹：阿昔洛韦，400 mg口服，3次/天或800 mg，2次/天，伐昔洛韦0.3 g，口服，2次/天，皆连用5天。

长期抑制治疗：阿昔洛韦，400 mg口服，2次/天；伐昔洛韦，0.3 g，口服，1次/天。

3）新生儿疱疹：阿昔洛韦20 mg/kg，静脉滴注，每8小时1次，连用14~21天。

（2）免疫治疗：可加用α干扰素或白细胞介素2（IL-2）、转移因子或胸腺素等免疫增强药。

（3）耐药病毒株治疗：阿昔洛韦耐药，表现疱疹皮损严重，病毒载量高。HSV耐药株为胸苷激活酶缺陷型，可用膦甲酸40 mg/kg，静脉滴注，每8小时1次，直至皮损消退。外用咪喹莫特霜。

六、预后

口唇疱疹未经治疗自然病程为1~2周。抗病毒治疗不能清除体内潜伏的HSV，故不能防止复发。

第二节　带状疱疹

带状疱疹是由水痘-带状疱疹病毒引起的疱疹性皮肤病。初次感染表现为水痘或隐伏感染，此后病毒潜伏于脊髓后神经根中，在某些诱发因素或机体免疫力下降的情况下病毒被激活而发病。

一、诊断要点

1. 好发年龄

患者以老年人居多，儿童和青少年少见。部分发生于长期应用糖皮质激素或免疫抑制剂者。

2. 好发部位

主要发生于肋间神经支配区域的皮肤，其次为三叉神经支配区域，发生于腰段、颈段者临床也不少见。

3. 前驱症状

皮疹出现前可有低热、全身不适、食欲不振等症状，局部常有刺痛、灼热、神经痛或皮肤感觉过敏，一般持续2~5天出现皮疹。部分病例尤其是儿童患者在出疹前可无任何自觉症状。

4. 典型损害

皮损发生于身体一侧，沿周围神经分布区排列，不超过或略微超过身体中线。基本损害为红斑基础上群集粟粒至绿豆大中央凹陷的水疱，一簇或多簇，簇间皮肤一般正常，疱壁紧张，疱内容物初期清澈或呈淡黄色，不久即变浑浊，病情严重时疱液可为血性，破溃后形成糜烂面，表面结痂。

由于皮疹可同时或先后发生，在同一患者可同时见到红斑、丘疹、丘疱疹、水疱、糜烂、痂皮等不同时期的损害。最后患处逐渐干燥结痂，痂皮脱落后遗留暂时性色素沉着而痊愈，若无继发感染一般不留瘢痕。

5. 特殊类型

临床可见到具有神经痛而无皮损的无疱型带状疱疹、局部组织坏死的坏死型带状疱疹、只有红斑而无水疱的顿挫型带状疱疹、水疱较大的大疱型带状疱疹、水疱为血性的出血型带状疱疹、多神经或双侧发疹的多发型带状疱疹、发生于角膜的眼带状疱疹、带状疱疹性脑膜炎，以及伴有面瘫、耳聋、耳鸣的耳带状疱疹等特殊类型，但均较为少见。

6. 自觉症状

患处有不同程度的疼痛，年龄越大疼痛越为明显，甚至疼痛剧烈致难以忍受。疼痛可发生于皮疹出现前或与皮疹同时出现，轻微牵拉或外物刺激即可诱发或加重疼痛。

通常疼痛持续至皮损完全消退，若皮损消退 1 个月后仍有神经痛，称为带状疱疹后遗神经痛，多发生于 50 岁以上的年老体弱者。

7. 病程

一般 1~2 周，偶可复发，复发率小于 0.2%。局部组织坏死严重、泛发型带状疱疹、免疫缺陷及有潜在恶性病的患者，病程可延长，甚至反复发作。带状疱疹后遗神经痛一般 1~3 个月可自行缓解或消失，少数患者的疼痛可持续 1 年以上。

8. 实验室检查

半数患者在发疹后外周血白细胞总数低于 5.0×10^9/L，病情好转或痊愈后恢复至发病前水平。部分患者在发疹期红细胞沉降率可增快。疱液或创面刮取物涂片镜检可查到多核巨细胞，PCR 病毒检出率高达 97%，直接免疫荧光抗体试验阳性检出率（适用于既往感染 HSV 者，不适用于急性感染者）也较高。

二、治疗

1. 一般治疗

发病后注意休息，避免食用辛辣刺激性食品，保持消化道通畅；加强创面保护和护理，避免衣物摩擦和刺激，以防止继发感染和加剧疼痛；发病后及时合理诊治，避免带状疱疹后遗神经痛的发生。

2. 全身治疗

（1）抗病毒药：可给予阿昔洛韦 2~4 g/d、伐昔洛韦 600 mg/d 或泛昔洛韦 1.5 g/d，分次口服；或阿昔洛韦 5~10 mg/kg，每 8 小时 1 次，静脉滴注；或阿糖胞苷 10 mg/（kg·d）配成浓度为 0.5 mg/mL 的溶液，静脉滴注 12 小时以上，一般疗程 7~10 天。

（2）干扰素：急性发疹期可给予基因工程干扰素 α-1b 10~30 μg、基因工程干扰素 γ 100 万 U 或基因干扰素 β-1a 200 万 U，每日 1 次，肌内注射，连续 5~7 天。

（3）免疫调节剂：麻疹减毒活疫苗 2 mg/次，肌内注射，可减轻症状。免疫力低下的患者，可酌情给予转移因子 2~4 mL/d、胸腺素 10~20 mg，2~3 次/周，静脉注射人免疫球蛋白 200~400 mg/（kg·d）等。

（4）糖皮质激素：早期与抗病毒药物联合应用可有效控制炎症反应，减轻神经节的炎症后纤维化，降低后遗神经痛的发生率，适用于病情严重、年老体健、无严重糖皮质激素禁忌者，但免疫功能低下或免疫缺陷者应用后有导致病毒扩散的危险，需慎重。临床一般选用醋酸泼尼松 30~60 mg/d，分次口服，疗程 7~10 天。

（5）消炎止痛剂：疼痛明显者可给予阿司匹林 0.9~1.8 g/d，萘普生（首剂 0.5 g，以后每次 0.25 g，每 6~8 小时 1 次），盐酸曲马朵 200~400 mg/d，布洛芬 1.2~1.8 g/d，卡马西平 0.6~1.2 g/d，吲哚美辛 50~100 mg/d，分次口服。

（6）抗生素：继发细菌感染者可给予罗红霉素 150~300 mg/d、阿奇霉素 500 mg/d、阿莫西林 2~4 g/d、头孢氨苄 1~4 g/d 或阿莫西林—克拉维酸钾 0.75 g/d（按阿莫西林计算），分次口服。

3. 局部治疗

（1）无继发感染的皮损处可涂搽5%阿昔洛韦霜、3%肽丁胺霜、1%喷昔洛韦软膏、3%膦甲酸钠软膏、0.5%碘苷软膏、2%甲紫、1%达克罗宁马妥氧化锌油膏或泥膏、0.9%利多卡因软膏、0.025%～0.075%辣椒素软膏、炉甘石洗剂或1%樟脑炉甘石洗剂等，每日3～5次。

眼带状疱疹可选用0.1%阿昔洛韦滴眼液、3%阿昔洛韦软膏、0.1%利巴韦林滴眼液、0.1%碘苷滴眼液、0.1%酞丁胺滴眼液或含10 μg/mL基因工程干扰素α-1b滴眼液，每日5～7次，直至症状完全消退，可与抗生素滴眼液交替使用防止继发感染。角膜形成溃疡者禁用糖皮质激素外用制剂。

（2）急性发疹期或疱疹破溃初期，可涂搽基因工程干扰素α-1b软膏（25万U/5 g），每日3次，直至皮损消退。

（3）有继发感染或渗液较多者，患处可用0.1%依沙吖啶溶液或0.5%新霉素溶液湿敷后，涂搽2%甲紫溶液、1%红霉素软膏、黄连素软膏、0.1%新霉素软膏、林可霉素利多卡因凝胶、1%诺氟沙星软膏或2%莫匹罗星软膏，每日3～5次。

4. 封闭治疗

急性发疹期炎症剧烈者，可选用基因工程干扰素β-1a 200万～300万U/次，病灶基底部放射状注射，每日1次，连续5次；若患处疼痛剧烈，在有效抗病毒药物应用前提下，可选用甲泼尼龙醋酸酯混悬液20 mg或复方倍他米松混悬液7 mg，与1%利多卡因溶液5 mL混匀后，行皮下浸润注射或神经节阻滞封闭，一般1次即可。

5. 物理治疗

局部照射紫外光、CO₂激光扩束、微波照射、TDP频谱，以及高频电疗、低频电磁、针灸、穴位照射等，均具有较好的消炎止痛和缩短病程作用。

6. 带状疱疹后遗神经痛的治疗

（1）止痛药：可口服可待因60 mg/d、布洛芬1.2～1.8 g/d或尼美舒利100～200 mg/d，分次口服；或盐酸曲马朵50～100 mg，4～6小时1次，口服或肌内注射，可重复使用，累计剂量不超过800 mg/d。

（2）抗抑郁药：长期剧烈疼痛影响睡眠者，可给予阿米替林，初始剂量为25 mg/d，逐渐递增至150～250 mg/d，最大剂量不超过300 mg/d，维持剂量为50～150 mg/d，分次口服；或多塞平25～75 mg/d、去甲替林50 mg/d或氯米帕明75 mg/d，分次口服。此外，氟奋乃静、齐美定、帕罗西汀等也可酌情选用。

（3）抗惊厥药：能缓解神经痛，尤其是三叉神经痛，可选用卡马西平100 mg，每日3次，口服；或苯妥英钠200～400 mg/d，分次服用。

（4）局部封闭：2%利多卡因3～5 mL，加用或不加用糖皮质激素在皮肤疼痛处浸润注射和行神经阻滞封闭，3天1次。

7. 中医治疗

（1）湿热搏结证：患处红斑基础上有成簇水疱，疱液浑浊，疱壁破溃后糜烂渗液，伴疼痛，纳呆腹胀，脉滑数；舌质淡红，苔白腻或黄腻。治宜清化湿热，凉血解毒，方选薏仁赤豆汤加减，药用薏苡仁、赤小豆各15 g，茯苓皮、地肤子、生地、银花各12 g，车前子、马齿苋、车前草、赤芍各10 g，藿香、佩兰各9 g，甘草6 g，每日1剂，水煎取汁分次服。

（2）毒热炽盛证：皮肤红斑、丘疹、丘疱疹、水疱等多形性皮疹，集簇分布，排列呈条带状，疼痛剧烈，伴咽干口苦，溲黄，脉数；舌质红，苔黄。治宜清热泻火，解毒止痛，方选大青连翘汤加减，药用绿豆衣20 g，马齿苋15 g，连翘、银花、生地各12 g，大青叶、黄芩、贯众、玄参各9 g，炒丹皮、赤芍各6 g，每日1剂，水煎取汁分次服。

（3）气滞血瘀证：皮疹消退后患处仍疼痛不止，疼痛常剧烈而难以忍受，伴胸胁胀满，舌质黯红，苔少或薄白。治宜疏肝理气，通络止痛，药用鸡血藤、鬼箭羽、忍冬藤各15 g，金瓜蒌、川楝子、桃仁、红花、元胡、香附、陈皮各10 g；或川楝子、柴胡、当归、川芎、元胡、乳香、没药、莪术、郁金各 10 g，每日 1 剂，水煎取汁分次服。

以上各证加减法：皮损发于颜面者，加杭菊花、野菊花、桑叶；发于眼周者，加谷精珠、炒黄连、银花；发于下肢者，加川牛膝、宣木瓜；发于腰骶者，加炒杜仲、续断；疼痛日久不除者，加金头蜈蚣、全蝎；头晕目眩者，加茺蔚子、蔓荆子、川芎。

（4）外治法：疱疹未破溃时可外涂玉露膏（由芙蓉叶粉 2 份、凡士林 8 份组成），或雄黄 10 g、冰片 1 g，研细末后凉开水调敷患处。损害为红斑、丘疹、丘疱疹及未破溃的水疱，可外敷金黄散、双柏散。疱疹破溃有渗液时，选用马齿苋、黄连、黄柏、五倍子等水煎取汁湿敷患处，创面干燥后外敷冰石散、黄连膏。也可选用复方地榆氧化锌油（生地榆粉 10 g、紫草粉 5 g、冰片粉 2 g，氧化锌油加至 100 g)或季德胜蛇药片研末后调成糊状涂搽患处，每日 2 次或 3 次。

第三节　扁平疣、寻常疣

一、扁平疣

扁平疣好发于青少年，也称青年扁平疣。

（一）临床表现

1. 皮肤损害

皮疹为帽针头至绿豆或稍大的扁平光滑丘疹，直径 0.1～0.5 cm，数目多少不一，呈圆形、椭圆形或多角形，质硬，正常皮色或淡褐色。

2. 发病特征

青少年多见，好发于颜面、手背或前臂，大多骤然发生。一般无自觉症状，偶有微痒，常由搔抓而自体接种，沿抓痕呈串珠状排列，即 Koebner 现象。慢性病程，若出现剧烈瘙痒和发红，往往为治愈的征兆。

扁平疣可数周或数月后突然消失，但也可多年不愈。在所有临床型 HPV 感染中，扁平疣自发性缓解率最高。

（二）治疗

1. 一般治疗

可用液氮冷冻、电灼或激光治疗，维 A 酸乳膏或他扎罗汀乳膏外涂，5% 咪喹莫特乳膏，每日或隔日外用 1 次有效。也可用氟尿嘧啶软膏点涂疣面（愈合后常遗留色素沉着），或外用肽丁胺软膏有一定疗效。

2. 顽固难治者

西咪替丁或联合左旋咪唑治疗。

3. 中医治疗

板蓝根、大青叶、紫草、薏苡仁、凌霄花、珍珠母各 30 g，红花、马齿苋、赤芍各 15 g，水煎口服，每日 1 剂，连服 7～14 剂，可加局部搽药，有良效。

二、寻常疣

（一）临床表现

1. 皮肤损害

寻常疣初起为针尖至豌豆大，半圆形或多角形丘疹，表面粗糙角化，乳头样增殖，呈花蕊或刺状，灰黄色、污褐色或为正常肤色，表面有黑点，黑点为毛细血管血栓所致。

2. 发病特征

初发多为单个，可因自身接种而增多到数个或数十个。偶尔数个损害融合成片。多见于儿童及青少年，无自觉症状，偶有压痛。好发于手、足及足缘等处。多数寻常疣可在2年内自然消退。经治疗后，1年内大约有35%患者复发或出现新的损害。

3. 临床亚型

（1）甲周疣：发生于甲缘，有触痛，易致皲裂而感染。

（2）丝状疣：好发于颈部、眼睑或颏部等处，为单个细软的丝状突起，呈正常肤色或棕灰色。

（3）指状疣：为在同一柔软基础上发生参差不齐的多个指状突起，尖端为角质样物质，数目多少不等。

（二）治疗

1. 一般治疗

（1）过度角化表面应削除，用液氮冷冻、电烧灼或二氧化碳激光或配合外科手术切除。

（2）刮除法：用外科刀划开疣周围皮肤，再用5号骨科刮匙，套入疣基底部，以30°角用力推除，然后涂2.5%碘酒或聚维酮碘，压迫止血，包扎。

（3）药物法：外用咪喹莫特乳膏，每晚1次，干扰素0.1~0.2 mL一次局部注射；用0.1%博来霉素生理盐水或0.05%平阳霉素普鲁卡因液注射于疣基底部至疣表面发白，每次0.2~0.5 mL，每周1次，2~3次疣即脱落。

（4）外用药涂贴：涂5%氟尿嘧啶软膏，方法同上或以三氯醋酸点涂。也可涂10%甲醛溶液、10%水杨酸软膏。

2. 顽固的甲周疣治疗

试用40%碘苷二甲基亚砜溶液，或5%氟尿嘧啶、10%水杨酸火棉胶。

3. 多发寻常疣治疗

应检查有无免疫功能障碍。用中药治疣汤或针灸治疗。

第四节　手足口病

手足口病（HFMD）是由肠道病毒引起的一种急性传染病，主要通过密切接触或消化道传播，人群普遍易感，以10岁以下的婴幼儿多见。机体感染病毒后，多呈隐性感染或病毒携带状态，少数发病；发病的症状一般轻微，临床表现为发热、咽痛、口腔内疼痛和皮疹，在手部、足部、臀部、膝部出现丘疹、疱疹，可自愈，不留痂，一般仅需对症治疗，预后良好。极少数患者可引起心肌炎、肺水肿和无菌性脑膜脑炎等并发症。手足口病并不是一种新发传染病，该病自1957年新西兰首次报道以来，曾多次流行。在2006年，WHO公布该病在须申报疾病（法定传染病）的发病率中位居第四（每100 000人口中有19.3人发病）。该病常年皆可发病，我国以夏秋季多发。由于该病近几年在我国多个省市散在流行，已经对学龄前儿童的健康和生命造成严重的危害，中华人民共和国卫健委于2008年5月2日起，将之列为丙类传染病管理。

一、病原学

手足口病病原体并非单一，病原体均为单股正链RNA病毒，属小RNA病毒科、肠道病毒属，其中有肠道病毒71型（简称EV71）、柯萨奇病毒A组（简称CoxA）或B组（如CoxA16、A4、A5、A9、A10、B2、B5、B13型）和艾柯（ECHO）病毒的某些血清型（如11型）。

引起手足口病的各型肠道病毒均无包膜，其病毒颗粒均为二十面体立体对称的球形结构，由蛋白衣壳和核酸构成。核酸为RNA，携带遗传信息，决定病毒遗传性状与增殖特性。RNA编码的蛋白包括结构蛋白和非结构蛋白，前者主要包括病毒的衣壳和基质蛋白；后者包括病毒相关的酶和调控蛋白等。病毒的蛋白衣壳由20种常见的氨基酸构成。构成衣壳的32个壳微粒中，每个壳微粒都含有4种壳蛋白，即VP_1~VP_4。其中VP_1、VP_2和VP_3 3个多肽暴露在病毒外壳的表面，而VP_4包埋在病毒外壳的内侧与病毒核心紧密连接，因而抗原决定簇基本上位于 $VP_1 \sim VP_3$ 上。由于这些肠道病毒没有包膜，因此衣壳蛋白除了保护病毒基因组免遭各种理化因子及各种不利因素的破坏外，也作为抗原决定簇与宿主细胞表面的受体蛋白识别、结合，是病毒的吸附蛋白。肠道病毒均为单股正链 RNA 病毒，基因长度 $7.4 \sim 7.5$ kb，RNA 中碱基（G + C）含量约为 47%。其中柯萨奇病毒分子量为 $(2 \sim 2.8) \times 10^6$。目前在引起手足口病的肠道病毒中没有发现其他小 RNA 病毒具有的 5′端富嘧啶区和多聚 C 区。

病毒对乙醚、脱氧胆酸盐、去污剂、弱酸等有抵抗力，而且能抵抗 70% 乙醇和 5% 甲酚皂溶液。但对紫外线及干燥敏感，对多种氧化剂（1% 高锰酸钾、1% 过氧化氢、含氯消毒剂等）、甲醛和碘酒等都比较敏感，病毒很快被灭活。病毒在 50 ℃时被迅速灭活，但 1 mol/L 浓度二价阳离子环境可提高病毒对热灭活的抵抗力，病毒在 4 ℃可存活 1 年，−20 ℃可长期保存。

二、流行病学

1. 传染源

人类肠道病毒在自然界广泛存在，人是其已知的唯一宿主。手足口病的传染源为手足口病患者和隐性感染者。流行期间，患者为主要传染源，散发期间，隐性感染者为主要传染源。该病潜伏期一般为 $2 \sim 10$ 天，常见 $3 \sim 7$ 天。发病前数天，感染者咽部与粪便就可检出病毒，即具有传染性。发病 $1 \sim 2$ 周内咽部有病毒排出，从粪便中排出病毒一般可持续 $3 \sim 5$ 周。患者疱疹液中含大量病毒，破溃时即溢出病毒，本病以发病后 1 周内传染性最强，其传染性可持续至症状和体征消失后数周。

2. 传播途径

手足口病的传播方式主要是通过密切接触，急性期患者的粪便、口腔分泌物、皮肤疱疹液中含有大量病毒，接触这些排泄物、分泌物或由其污染的手、毛巾、手绢、牙刷、水杯、玩具、食具、奶具、床上用品、内衣以及医疗器具等均可传播本病。一般通过消化道粪—口途径和呼吸道飞沫途径进入体内。其中污染的手是接触传播中的关键媒介。尚不能明确是否可经水或食物传播。

3. 易感人群

人群对引起手足口病的肠道病毒普遍易感，但病毒隐性感染与显性感染之比大约为100∶1，成人大多已通过隐性感染获得相应的抗体，但因肠道病毒各型之间无交叉免疫。感染后产生的某一型特异性免疫，不能阻止其他血清型或亚组的肠道病毒感染。因此，机体可先后或同时感染各种不同血清型或亚组病毒。婴儿出生后 6 个月内由母亲获得的抗体有保护力，此后随着月龄增长，母传抗体逐渐消退，绝大多数婴儿在 6 个月时已成为易感者。因此，手足口病发病一般以 6 个月以上至 5 岁以内的婴幼儿为主，其中又以 3 岁以下年龄组发病率最高。艾柯病毒（4 型、6 型、9 型、30 型、33 型）和柯萨奇病毒 B 组在成人和较大儿童仍有较多感染。如果不考虑感染的肠道病毒血清型别，引起中枢神经系统疾病的病例以 15 岁以下儿童为主，引起呼吸道疾病的以 5 岁以下儿童居多。显性感染和隐性感染后均可获得特异性免疫力，产生的中和抗体可在体内存留较长时间，对同血清型病毒产生比较牢固的免疫力，但不同血清型间鲜有交叉免疫。

4. 流行特征

手足口病流行形式多样，无明显的地区性，世界各地广泛分布，热带和亚热带地区肠道病毒感染一年四季均可发生，一般 $5 \sim 7$ 月为发病高峰，温带地区在冬季感染较少，夏秋季可有一个明显的感染高峰。肠道病毒传染性强、隐性感染比例大、传播途径复杂、传播速度快、控制难度大，容易出现暴发和短时间内较大范围流行；气候在肠道病毒循环和流行中是一重要因素。在本病流行期间，常可发生幼儿园和托儿所集体感染和家庭聚集发病，有时可在短时间内造成较大范围的流行。

总之，该病流行表现形式多样，与流行有关的病毒血清型别、流行地区的地理区域、气候因素、社会经济卫生状况、暴露的机会、人群免疫水平、宿主的反应性等许多因素相关。

三、发病机制和病理

肠道病毒引起手足口病的病理机制基本相似。通过呼吸道或消化道进入体内，侵入局部黏膜，在该处上皮细胞及周围淋巴细胞中停留和增殖。当增殖到一定程度，病毒侵入局部淋巴结，进入血循环形成第一次病毒血症。此时患者无明显临床症状，但可从各种体液中分离到病毒，具有传染性；病毒经血液循环侵入不同脏器，如网状内皮组织、深层淋巴结、肝、脾、骨髓等处大量繁殖，并再次进入血循环导致第二次病毒血症，此时机体可出现典型的临床症状和体征。一般情况下柯萨奇病毒 A 组不引起细胞病变，故症状多较轻；而柯萨奇病毒 B 组、EV71、艾柯病毒引起细胞病变，可表现为严重病例。如尸体解剖及动物实验的组织病理学研究显示 EV71 具有嗜神经性，应用抗病毒的单克隆抗体做免疫组织化学染色，脑、脊髓神经细胞及其突起与单核炎症细胞内可见 EV71 阳性抗原，而其他内脏内皆为阴性。

大多数手足口病患者症状轻微，以手、足、口腔等部位的皮疹或疱疹为主要特征，组织病理学显示皮肤棘细胞间及细胞内水肿，细胞肿胀，体积增大，胞质苍白，称为气球样变性，并逐步发展导致细胞膜破裂，形成网状变性即表皮内水疱。当表皮内疱达到相当压力，可使基底破裂，真表皮分离，表皮下水疱形成，疱内可含有嗜酸粒细胞和少量的中性粒细胞，并导致表皮细胞坏死，也可能有真皮乳头水肿，真皮浅层淋巴细胞浸润，但上皮内无胞内病毒包涵体，也无多核上皮巨细胞。超微结构显示上皮细胞肿胀、核膜溶解，部分胞质内可找到病毒颗粒。

少数危重症 EV71 死亡病例尸检标本病理检查显示：肉眼观察患者脑水肿，个别可出现脑疝，双肺弥漫性瘀血水肿，局部肺出血，全身淋巴结可轻度肿大，心室可肥大，肝、肾、胰等脏器常无明显改变。组织学观察以中枢神经系统的炎症为主，常累及额顶叶大脑皮质、下丘脑、小脑齿状核以及脑干和脊髓等，其中以脑干及脊髓灰质炎症最为明显；神经元有变性、坏死或消失；中性粒细胞浸润，局部形成微脓肿；小胶质细胞增生，并侵入神经细胞内，形成嗜神经细胞现象；脑及脊髓内小血管内皮细胞变性、坏死、血栓形成，血管周围可见单核淋巴细胞呈套袖样浸润；无病毒包涵体；软脑膜早期有中性粒细胞，继后为淋巴细胞浸润。肺主要显示伴有多灶性出血的肺瘀血水肿，局部可见少量透明膜样结构，一般无明显炎细胞浸润及弥漫性肺泡损害，或仅见轻中度炎细胞浸润、局部肺不张及少量肺泡上皮脱落与增生，无病毒包涵体。心脏基本正常，或表现为心肌肥大，心室肌内少量淋巴细胞及浆细胞浸润，个别可见局部心肌坏死，无病毒包涵体。其他脏器如肝可见脂肪变性、瘀血等非特异性改变。淋巴结可肿大，各种淋巴细胞增生，见较多免疫母细胞，淋巴窦闭合，小血管增生，内皮细胞肿胀。应用抗病毒的单克隆抗体作免疫组织化学染色，脑、脊髓神经细胞及其突起与单核炎症细胞内可见 EV71 阳性抗原，而其他内脏内均为阴性。超微结构显示脑干及脊髓神经细胞变性，空泡化及线粒体内膜性小泡形成，部分神经元内见小 RNA 病毒颗粒。尸检和组织病理学表明 EV71 具有嗜神经性。其重症病例在病理上主要为病毒性脑膜脑脊髓炎，由于病毒侵犯脑干的血管调节及呼吸中枢，脑干及脊髓网状结构广泛受损，导致神经性肺水肿的发生。

四、临床表现

手足口病病原体为肠道病毒多型（主要 EV71、CoxA16），其临床表现也不一致。轻症者可无任何临床表现，重症者可引起死亡。病毒潜伏期一般为 3～7 天，患者可以没有明显的前驱症状，突然起病。约半数患者于发病前 1～2 天或发病的同时有中低热（体温 38 ℃左右），伴乏力，可出现喷嚏、咳嗽、流涕等感冒样症状，也可出现食欲减退、恶心、呕吐、腹痛等胃肠道症状。

1. 轻症

发病期主要以手、足、臀皮疹及口痛为特征。患者最常见的主诉是咽痛或口痛，影响进食，婴儿可表现为拒食。多数先出现口腔溃疡，后出现皮疹，也可口腔溃疡和皮疹同时出现。口腔检查可见粟米样斑丘疹、薄壁疱疹、黄灰色溃疡或已经接合的溃疡，周围有红晕；溃疡可发生在口腔的任何地方，多见于硬腭、舌面、颊黏膜或口唇。口痛一般在5～7 天内缓解。斑丘疹或疱疹多出现于手、足等远端部位的皮肤，也可能出现在臀部、躯干和四肢，常集簇出现，多无痛感或痒感，斑丘疹在 5 天左右由红变黯，然后消退；疱疹呈圆形或椭圆形扁平凸起，内有浑浊液体，如黄豆，大小不等，一般在5～10 天内结硬皮并逐渐消失，不留瘢痕。病程第 7 日后，血清特异性抗体水平显著升高，病毒消失，如无严重并发症，则不留痕迹而恢复。绝大多数患者病情温和，病程自限。

2. 重症

病毒累及不同系统表现为不同症状。病毒可累及神经系统，主要表现为急性无菌性脑膜炎、脑炎、脑干脑炎、脑脊髓炎、脊髓灰质炎样麻痹、吉兰-巴雷综合征、合并脑疝的坏死性脑炎。中枢神经受累往往出现在皮疹后 2 ~ 4 天。表现为头痛、呕吐、精神差、易激惹、嗜睡、肢体无力、肌阵挛、抽搐、中枢性瘫痪或急性迟缓性瘫痪，或大小便功能障碍，再严重者持续抽搐、昏迷、深度昏迷甚至去皮质状态。颅内高压或脑疝者出现剧烈头痛，脉搏缓慢，血压升高，前囟隆起，呼吸节律不规则或呼吸停止，球结膜水肿，瞳孔大小不等，对光反射迟钝或消失。累及呼吸系统，可表现为咳嗽，呼吸浅促、困难，口唇发绀，口吐白色、粉红色或血性泡沫样痰。累及循环系统可表现为面色苍白，出冷汗，咯白色或粉红色血性泡沫样痰，四肢发凉，指（趾）端发绀，血压升高或下降，心率增快或缓慢，脉搏浅速、减弱甚至消失，心音低钝，心率不规则或出现奔马律，肝脏增大。呼吸系统和循环系统功能障碍往往同时出现。在原发病的基础上突然出现呼吸急促、面色苍白、发绀、出冷汗、心率快、咯白色或粉红色血性泡沫样痰、肺部啰音增多、血压明显异常、频繁的肌阵挛、惊厥和（或）意识障碍加重等，以及高血糖、低氧血症、胸片异常明显加重或肺水肿表现。

3. 隐性感染

患者隐性感染与显性感染之比约为 100 ：1，大多数成年人以隐性感染为主，儿童则多表现为显性感染。从现在掌握的数据看，多数患儿在 5 岁以下，而重症病例则在 7 ~ 12 个月患儿中多见。非典型体征（包括心动过速、呼吸急促、低血压、高血压、胃肠道出血及神经系统异常）、呕吐、白细胞增高、无口腔溃疡均为死亡病例的预测因素。年龄较小，尤其是年龄在 7 ~ 12 个月的患儿要给予高度关注。结合近两年来我国手足口病疫情，下列情况应视为小儿危重患者的早期表现：年龄 < 3 岁；持续高热不退；末梢循环不良；呼吸、心率明显增快；精神差、呕吐、抽搐、肢体抖动或无力；外周血白细胞计数明显增高；高血糖；高血压或低血压。

五、实验室和影像学检查

1. 血常规检查

轻症病例的血常规一般无明显改变。白细胞计数与分类可在正常范围内，或白细胞计数轻度增高，并以淋巴细胞增多为主。重症病例白细胞计数可明显升高（> 15×10^9/L）或显著降低（< 2×10^9/L），恢复期逐渐恢复至正常。

2. 血生化检查

部分病例可有轻度 ALT、AST 以及其他心肌酶水平的升高，其升高的程度与疾病严重程度成正比，与预后密切相关；恢复期逐渐降至正常，若此时仍有升高可能与免疫损伤有关。并发多器官功能损害者还可表现为 ALT 甚至可升至 1 000 U/L，血氨明显升高，出现神经、精神障碍，血肌酐、尿素氮也可呈现不同程度升高，表现出肾功能损害；发生脑炎等并发症时还可有高血糖等表现，严重时血糖可 > 9 mmol/L，CRP（C 反应蛋白）一般不升高。

3. 脑脊液检查

脑脊液外观清亮，压力增高，白细胞增多（危重病例多核细胞可多于单核细胞），蛋白质正常或轻度增多，糖和氯化物正常。当急性期脑脊液病毒中和抗体的滴度与恢复期相比增高呈 4 倍或以上，或滴度 ≥ 1 ：256 时有诊断意义。Pyeron 等认为在排除心、肺原发疾病，无误吸，排除输液过快、输液过多等因素时，若发现呼吸频率进行性增快，氧合指数（PaO_2/FiO_2）进行性下降时，临床虽没有神经源性肺水肿的典型表现，也应警惕神经源性肺水肿的发生。此外还有研究发现，高血糖、白细胞增高和急性松弛性瘫痪与神经源性肺水肿密切相关，但其机制尚不完全明确。

4. 病原学检查

包括病毒分离培养、RT-PCR 与荧光定量 PCR、血清学试验（中和试验、酶联免疫吸附试验以及补体结合试验）。用组织培养分离肠道病毒是目前诊断的金标准，包括 EV71 型、CoxA16 型在内的肠道病毒特异性核酸检测是手足口病病原确认的主要检测方法，因为其不仅具有快速、简便的优点，而且有很高的灵敏度和特异性，比细胞培养更敏感；作为肠道病毒感染的诊断方法之一，可以测定血清中肠道病毒中和抗体的滴度，通常用急性期血清与恢复期血清滴度进行比较，抗体滴度 4 倍或以上增高证明病毒感染。在中和试验中，一般要用人肠道病毒参考毒株（即原型株，EV71 原型株为 BrCr 株，CVA16 原型株为 G-10 株）或流行株，有时同时（或单独）使用临床分离株会有助于得到更准确的检测结果。

5. 标本采集和保存

在手足口病的实验室诊断中，从疱疹液或脑脊液中分离病毒具有很高的诊断价值。用于采集咽拭子的无菌拭子要置于适量生理盐水的试管中，以防干燥。用于分子生物学检测的标本采集与病毒分离标本的采集方法一样。为了保证检测结果的准确性和有效性，应及时、规范留取标本，并尽快送检。不能立即检测的标本应冷冻保存。采用血清学诊断时，急性期血清应该在发病后尽早采集，恢复期血清在发病 2 周后采集。临床标本在运输和储存过程中要避免反复冻融。

6. 影像学检查

疾病早期患者胸部 X 线检查可无异常发现或仅有双肺纹理增粗模糊，中晚期出现双肺大片浸润影及单侧或双侧胸腔积液，进一步发展为双侧对称性非心源性肺水肿。随着病情进展，并发神经源性肺水肿时，患者肺部 CT 表现为弥漫而无规律的斑片状、团絮状或片状边界模糊的密度增高影。当累及神经系统时可表现相应部位 MRI 的改变，受累及部位多表现为 T_1WI（T_1 加权像）增强扫描显示强化，而 T_2WI 序列无明显强化信号。

六、诊断与鉴别诊断

手足口病的诊断包括病史、症状、体征和常规实验室检查。

1. 临床诊断

（1）流行病学资料：①手足口病好发于 4～7 月。②常见于学龄前儿童，婴幼儿多见。③常在婴幼儿集聚的场所发生，发病前患者有直接或间接接触史。

（2）临床表现：临床典型病例表现为口痛、厌食、低热或不发热，口腔、手、足皮肤斑丘疹及疱疹样损害，脐周黏膜也可出现类似表现，疱疹周围有炎性红晕，疱内液体较少，皮疹不痛、不痒、不结痂、不结疤。在同一患者，手、足、口腔病损不一定全部出现，可仅表现为皮疹或疱疹性咽峡炎。病程经过较短，多在 1 周左右痊愈。

手足口病或疱疹性咽峡炎表现加上下列并发症 1 项以上者为重症病例，多为 EV71 肠道病毒所致。主要有以下并发症。

1）脑炎：有意识障碍，如嗜睡、昏迷，严重病例可表现为频繁抽搐、昏迷、脑水肿及脑疝，脑干脑炎者可因呼吸、心搏骤停，迅速死亡。

2）无菌性脑膜炎：有头痛、脑膜刺激征阳性，脑脊液有核细胞 $>10 \times 10^6/L$ 及细菌培养阴性。

3）迟缓性瘫痪：急性发作，1 个或多个肢体的一群或多群骨骼肌麻痹或瘫痪。

4）肺水肿或肺出血：有呼吸困难、气急、心动过速、粉红色泡沫痰，胸部 X 线摄片可见进行性肺实变、肺充血。常为神经源性肺水肿。

5）心肌炎：心律失常、心肌收缩力下降、心脏增大、心肌损伤指标增高。

（3）病原学诊断：临床诊断病例符合下列条件之一，即为实验室确诊病例。

1）病毒分离：自咽拭子或咽喉洗液，粪便或肛拭子，脑脊液，疱疹液或血清以及脑、肺、脾、淋巴结等组织标本中分离到肠道病毒。

2）血清学检测：患者血清中特异性 IgM 抗体阳性，或急性期与恢复期血清 IgG 抗体有 4 倍以上的升高。

3）核酸检测：自患者咽拭子或咽喉洗液，粪便或肛拭子，脑脊液，疱疹液或血清以及脑、肺、脾、淋巴结等组织标本中检测到病毒核酸。

2. 鉴别诊断

（1）普通病例：需要与其他儿童发疹性疾病鉴别，如与疱疹性荨麻疹、水痘、不典型麻疹、幼儿急疹以及风疹等鉴别。流行病学特点、皮疹形态、部位、出疹时间以及有无淋巴结肿大等可资鉴别，以皮疹形态及部位最为重要。

（2）重症病例：①与其他中枢神经系统感染鉴别，其他病毒所致中枢神经系统感染的表现可与重症手足口病相似，皮疹不典型者，应该尽快留取标本进行肠道病毒，尤其是 EV71 的病毒学检查，结合病原学或血清学检查作出诊断，同时参照手足口病重症病例的处置流程进行诊治、处理。以迟缓性麻痹为主要症状者应该与脊髓灰质炎鉴别。②重症手足口病可发生神经源性肺水肿，应与重症肺炎鉴别，前者咳嗽症状相对较轻，病情变化迅速，早期呼吸浅促，晚期呼吸困难，可出现白色、粉红色或血性泡沫痰，胸片为肺水肿表现。③循环障碍为主要表现者应与暴发性心肌炎、感染性休克等鉴别。

重症病例早期识别见"临床表现"部分。重症病例常表现为高热、惊厥、昏迷、迟缓性麻痹及心肺衰竭，可无手足口病的典型表现，需与中毒型菌痢、乙型脑炎、化脓性脑膜炎、结核性脑膜炎、Reye 综合征、急性呼吸窘迫综合征等疾病鉴别。

（3）散发或不典型病例：本病在大规模流行时，诊断常不困难，散在发生或不典型时，须与下列疾病鉴别。①口蹄疫，由口蹄疫病毒引起，属于人畜共患病原体；主要侵犯牛、羊、猪等偶蹄动物，也可累及人类，但是所引起的人类疾病症状较轻，预后较好。一般发生于畜牧区，主要通过接触病畜，经皮肤黏膜感染，成人牧民多见，四季均有。人口蹄疫的特征是口、咽、掌等部位出现大而清亮的水疱，疱疹易溃破，继发感染成脓疱，然后结痂、脱落，手足口病的手足疱疹不易溃破。一般情况下只有先出现兽疫，才有可能使人患病，常散在发生。②疱疹性口炎，由单纯疱疹病毒感染引起，多发于 3 岁以下，四季均可发病，以散发为主。典型临床表现为口腔黏膜任何部位可见数目较多、成簇、针头大小、壁薄透明的小水疱，常累及齿龈，一般无皮疹，常伴颏下或颌下淋巴结肿痛。③水痘，由疱疹病毒引起，多发于 5～9 岁，冬春季发病。典型表现为皮疹向心性分布，多见于躯干和头部，四肢较少；同时可见斑疹、丘疹、疱疹及痂疹等（"四代同堂现象"），多形性皮疹，皮疹痒，皮薄易破。④脓疱疮，多发生于夏秋季节，儿童多见。其传染性强，常在托儿所、幼儿园中引起流行；皮疹好发部位为颜面部、颈部、四肢等暴露部位；形态初起时为红斑、丘疹或水疱，迅速变成脓疱，疱壁薄易破，瘙痒；重症患者可伴有高热、淋巴结肿大或引起败血症；实验室检查示白细胞总数及中性粒细胞增高，脓液细菌培养为金黄色葡萄球菌或溶血性链球菌。

七、并发症和后遗症

手足口病患者并发症主要根据病毒累及不同脏器表现不一，常见的并发症包括呼吸系统、循环系统和神经系统并发症。其中神经系统受累程度可分为三种神经综合征：无菌性脑膜炎、急性肌肉麻痹、脑干脑炎，其中以脑干脑炎最多见。脑干脑炎又分为三级：Ⅰ级表现为肌震颤、无力或两者均有；Ⅱ级表现为肌震颤及脑神经受累，导致 20% 的儿童留下后遗症；Ⅲ级迅速出现心肺功能衰竭，80% 的儿童死亡，成活者都留下严重后遗症。

八、预后

患儿手足疱疹为自限性，一般发病 3～4 天后会自然消退，口腔溃疡发病后数周逐渐愈合，不会留下后遗症。病后可获得对同型病毒手足口病的免疫力，但非终身。危重病例大部分经积极抢救后心肺脑功能恢复正常，完全治愈，但少部分可能会留下后遗症，尤其是神经系统严重受累患者，还有部分患儿因心肺功能衰竭、重症脑炎、肺出血或出现其他并发症而死亡。

九、治疗

1. 一般治疗

（1）注意消毒隔离，避免交叉感染：首先应将患儿与健康儿隔离。轻症患儿应留在家中，直到体温正常、皮疹消退及水疱结痂。一般需隔离 2 周。符合留观指征患者，应立即将其转至县级以上医疗机构。符合住院指征患者，应立即将其转至指定医疗机构。患儿用过的玩具、餐具或其他用品应彻底消毒。一般常用含氯的消毒液浸泡及煮沸消毒，不宜蒸煮或浸泡的物品可置于日光下暴晒。患儿的粪便需经含氯的消毒剂消毒 2 小时后倾倒。

（2）休息及饮食：适当休息，患儿 1 周内应卧床休息，多饮温开水。患儿因发热、口腔疱疹，胃口较差，不愿进食，故饮食宜清淡、可口、易消化、含丰富维生素，口腔有糜烂时可以吃一些流质食物。食物温度不宜过高，食用过热的食物可以刺激破溃处引起疼痛，不利于溃疡愈合，禁食冰冷、辛辣、咸等刺激性食物。

（3）口咽部疱疹治疗：应保持口腔清洁，预防细菌继发感染。每次餐后应用温水漱口，口腔有糜烂时可涂金霉素、鱼肝油，以减轻疼痛，促使糜烂早日愈合。取西瓜霜、冰硼散、珠黄散等，选用一种吹敷口腔患处，2～3 次/天。

（4）手足皮肤疱疹治疗：患儿衣服、被褥要清洁，衣着应宽大、柔软，经常更换。床铺应平整干燥。同时注意看护患者，剪短患儿指甲，必要时包裹患儿双手，防止抓破皮疹，破溃而感染。冰硼散、金黄散、青黛散等，选用一种用蒸馏水稀释溶化后用消毒棉签蘸取涂患处，3～4 次/天。臀部有皮疹的婴儿，应随时清理患儿的大小便，保持臀部清洁干燥。疱疹破裂者，局部可涂擦 1% 甲紫或抗生素软膏。

2. 对症治疗

（1）发热患者：小儿手足口病一般为低热或中度发热，无须特殊处理，可让患儿多饮水，如体温超过 38.5 ℃，可使用解热镇痛药。高热者给予头部冷敷和温水擦浴等物理降温。

（2）咳嗽、咳痰患者：给予镇咳、祛痰药。

（3）出现胃肠道症状患者：如呕吐、腹泻，常伴有水、电解质的丢失，注意补液，纠正水电解质平衡、酸碱平衡的紊乱。

（4）预防与保护：注意对心、肝、肺、脑等重要脏器的保护。

3. 抗病毒药物治疗

手足口病有自愈倾向，且愈后不留痕迹，预后较好，治疗主要以对症治疗为主。临床上目前缺乏特异、高效的抗病毒药物，可酌情选用以下抗病毒药治疗。

（1）利巴韦林：广谱抗病毒药，小儿每日按体重 10～15 mg/kg，分 4 次服用，疗程 5～7 天。静脉滴注：小儿每日按体重 10～15 mg/kg，分 2 次给药，每次静滴 20 分钟以上，疗程为 3～7 天。

（2）IFN-α：Aryya 等曾试用 IFN-α 治疗，早期应用可逆转病毒对神经系统的损伤。

（3）普拉康纳利：普拉康纳利主要通过与病毒的蛋白衣壳结合而干扰病毒对宿主细胞的吸附和脱壳，能对 90% 以上的肠道病毒血清型起作用。临床显示有减轻症状、缩短病程等效果。不良反应轻微，主要为恶心及腹痛，多可以耐受。该药是一种有应用前景的候选药，在美国已进入Ⅲ期临床。

4. 重症病例的治疗

除上述治疗外，应根据重症病例脏器受累情况采取相应的对症治疗。

（1）神经系统受累治疗：①控制颅内高压，限制入量，给予甘露醇 0.5～1.0 g/（kg·次），每 4～8 小时 1 次，20～30 分钟静脉滴注，根据病情调整给药间隔时间及剂量，必要时加用呋塞米（速尿）。②静脉注射免疫球蛋白，总量 2 g/kg，分 2～5 天给予。③酌情应用糖皮质激素治疗，参考剂量：甲泼尼龙每日 1～2 mg/kg；氢化可的松每日 3～5 mg/kg；地塞米松每日 0.2～0.5 mg/kg，病情稳定后，尽早减量或停用。个别病例进展快、病情凶险，可考虑加大剂量，如在 2～3 天内给予甲泼尼龙每日 10～20 mg/kg（单次最大剂量≤1 g）或地塞米松每日 0.5～1.0 mg/kg。④其他对症治疗如降温、镇静、止惊，必要时可应用促进脑细胞恢复的药物，如单唾液酸四己糖神经节苷脂 20 mg/d，静滴。并严密观察病情变化。

（2）呼吸、循环衰竭的治疗：①保持呼吸道通畅，吸氧。②确保两条静脉通道通畅，监测呼吸、心率、血压和血氧饱和度。呼吸功能障碍时，及时气管插管，使用正压机械通气，建议呼吸机初调参数：吸入氧浓度 80%～100%，PIP（吸气峰压）20～30 cmH$_2$O，PEEP（呼气末正压）4～8 cmH$_2$O，频率 20～40 次/分钟，潮气量 6～8 mL/kg，根据血气分析、X 线胸片结果随时调整呼吸机参数。③在维持血压稳定的情况下，限制液体入量（有条件者根据中心静脉压测定调整液量）。④头肩抬高 15°～

30°，保持中立位；留置胃管、导尿管。⑤药物应用：根据血压、循环的变化可选用米力农、多巴胺、多巴酚丁胺等药物；酌情应用利尿药物治疗。⑥保护重要脏器功能，维持内环境的稳定。⑦监测血糖变化，严重高血糖时可应用胰岛素。⑧抑制胃酸分泌：可应用西咪替丁、奥美拉唑等。⑨有效抗生素防治继发肺部细菌感染。

十、预防

手足口病传播途径多，婴幼儿和儿童普遍易感。做好儿童个人、家庭和托幼机构的卫生是预防本病感染的关键。同时，根据儿童生活环境中是否有手足口病发生，以及与手足口病发病患儿接触的密切程度，采取不同的预防措施。

无手足口病发生的区域个人预防包括勤洗手、喝开水、吃熟食；儿童避免到人群聚集、空气流通差的公共场所；注意孩子营养的合理搭配，让孩子休息好，适当晒晒太阳，增强自身的免疫力。家庭和托幼机构等环境要求居室保持良好的通风；儿童的衣被物品要勤洗晒；对公共玩具、餐具等物品进行清洗消毒。学校老师和家长平时要多注意观察孩子身体状况的变化，一旦发现孩子有发热、出疹等表现，应尽早带孩子到医院就诊，并积极配合医生的治疗。

第五节　幼儿急疹

一、概述

幼儿急疹（ES）是由人类疱疹病毒6引起的婴幼儿急性发热性皮肤病。临床以急性发热起病、持续数日、热退疹出为特征。多发生于春秋季，无性别差异。又称急性发疹前发热、第六种病及婴儿玫瑰疹。

二、临床表现

（1）皮损为细小密集的玫瑰色斑丘疹或斑疹。有时如麻疹或风疹样，一天内可出齐，1~2天内全部消退，无脱屑和色素沉着。

（2）皮疹好发于颈部和躯干部，少数可波及面部和四肢，鼻、颊及肘膝以下的部位不易发生。

（3）突发高热，体温达39℃或更高，一般全身情况良好，3~4天高热退后发疹。

（4）偶有上呼吸道及胃肠道症状，甚至惊厥。

（5）颈部及枕后淋巴结肿大。

三、诊断

（1）6个月至2岁的婴幼儿好发，骤起高热，热退出疹，一般情况良好，病程短暂。

（2）高热时血白细胞总数明显减少，中性粒细胞减少，淋巴细胞增高，最高可达90%以上。

（3）间接免疫荧光法及免疫酶法检测到人类疱疹病毒6型的特异性IgG、IgM；外周血淋巴细胞分离到人类疱疹病毒6型。

四、鉴别诊断

1. 麻疹

发热3~4天时按先后顺序在发际、颈部、面部、躯干和四肢出现红色斑丘疹，出疹时高热不退，伴有明显的卡他症状，颊黏膜有麻疹黏膜斑，全身感染中毒症状较重，疹退后脱屑并留有色素沉着。不典型麻疹则应注意流行病学和病原学检测。

2. 风疹

发病1~2天出现，迅速由面部、颈部波及躯干、四肢，一天内累及全身，但掌跖部大多无疹。皮疹呈浅红色斑疹、斑丘疹或丘疹，枕部、颈后淋巴结显著肿大。多具流行趋势。

3. 药疹

有些药物引发的皮疹，分布范围较广泛，部分融合，停用药物后皮疹可消退。

五、治疗方案及原则

1. 一般治疗

注意休息，多饮水，饮食以流质或半流质为主。

2. 对症治疗

高热时予以乙酰氨基酚等退热剂或物理降温。可用苯巴比妥预防高热惊厥发生。

3. 抗病毒治疗

由于 ES 患儿大多数预后良好，感染后机体产生的干扰素能有效抑制 HHV-6 的复制，临床大多不使用抗病毒药物。

4. 局部治疗

可用炉甘石洗剂加冰片适量外涂，每日 4~6 次。

第六节　麻疹

一、概述

麻疹是一种传染性较强的急性病毒性传染病，常见于儿童。临床上以发热、流涕、结膜炎、口腔黏膜斑及全身斑丘疹为特征。可发生肺炎等并发症。

二、临床表现

典型麻疹患者的病程可分为潜伏期、前驱期、发疹期及恢复期 4 个阶段。

1. 潜伏期

为 9~14 天。

2. 前驱期

为 2~4 天，起病急，发热，体温可高达 39 ℃以上，有眼结合膜充血、畏光、流泪、咳嗽、流涕、喷嚏等卡他症状，伴全身不适。起病 2~3 天后，在第二磨牙对面的颊黏膜上，出现直径为 0.5~1 mm 的紫色或蓝白色斑点，即麻疹黏膜斑（柯氏斑）。此斑初起为 2~3 个，后逐渐增多，发疹期可蔓延到整个颊黏膜及唇内侧，可相互融合，一般维持 2~3 天，在发疹后第 2 天开始消退。

3. 发疹期

为 3~5 天，起病后第 4 天开始发疹，皮疹首先出现在耳后、发际、颜面，然后大约在 24 小时内迅速向颈部、上肢、躯干和下肢蔓延，累及掌跖，皮疹以玫瑰色斑丘疹为主，压之退色，大小不等，可融合成片，疹间皮肤正常。此时患儿处于本病的极期，全身中毒症状加重，体温可高达 40 ℃，神萎倦怠，颈淋巴结、肝、脾均可有肿大。

4. 恢复期

为 2~3 天，出疹 5~7 天后，体温下降，全身中毒症状减轻，皮疹开始按照出疹顺序逐渐消退，消退后留有棕色色素沉着斑及细小的糠麸状脱屑。

5. 并发症

最多见为支气管肺炎、喉炎及中耳炎，其他可发生脑炎、心血管功能不全等。

三、诊断

（1）流行病学史。

（2）典型的临床表现：如呼吸道卡他症状、畏光、流泪及口腔黏膜麻疹斑，一定的前驱期后出现自上而下的皮疹。

（3）流行初期或不典型病例，仍需要进行麻疹病毒培养、麻疹抗体效价测定检查以确定诊断。

四、鉴别诊断

1. 风疹

发热和上呼吸道症状较轻且持续时间短，无麻疹黏膜斑，发热1~2天出疹，与麻疹皮疹相似，稀疏较淡，1~2天后皮疹消退，无色素沉着斑或脱屑。常伴有耳后、颈后淋巴结肿大。

2. 猩红热

皮疹特点不同，皮肤弥漫性充血，出疹期可见杨梅舌、口周苍白圈、咽峡炎等。

3. 幼儿急疹

多见于1岁以内的婴幼儿，急起高热，持续3~5天骤降，热退疹出，呈散在玫瑰色斑丘疹，以躯干为多，皮疹退后不脱屑。

4. 川崎病（皮肤黏膜淋巴结综合征）

患儿有发热，眼结膜充血，口腔黏膜发红、唇干裂、杨梅舌及指（趾）端硬性肿胀，皮肤可见红色斑丘疹，同时有颈部淋巴结肿大，黄疸及肝功能异常，红细胞沉降率增快，血小板升高，恢复期可有肛周及指（趾）端片状脱屑。

五、治疗方案及原则

1. 一般治疗

患者应隔离至出疹后6天。居室应保持空气流通，温度、湿度适中，卧床休息至体温正常和皮疹消退。给予易消化、营养丰富的饮食。加强护理，保持眼、鼻、口腔清洁，可用生理盐水清洗；保持皮肤清洁，可用3%硼酸溶液清洗，再涂抹莫匹罗星或夫西地酸软膏，防止继发感染。注意清除鼻腔分泌物及其干痂，保持鼻腔通畅。

2. 对症治疗

低热、中度发热者，可不用退热药，以免影响出疹。对高热惊厥伴烦躁不安者，可用对乙酰氨基酚或布洛芬退热，或同时给予苯巴比妥、安定防止惊厥。对有喉炎或干咳者，需室内空气湿度较高，给予超声雾化治疗。对并发中耳炎或肺炎的患儿应用抗生素治疗。对并发脑炎的病例，需进行严密的监测，特别是对颅内压的监测。

第七节　风疹

一、概述

风疹是风疹病毒引起的急性传染病，主要表现为发热，斑丘疹，耳后及枕后淋巴结肿大，病情较轻，预后良好。

二、临床表现

1. 潜伏期

长短不一，一般为2~3周。

2. 前驱期

一般为1~2天，一般婴幼儿多数无或有轻微症状，年长儿童及成人可有发热、咳嗽、喷嚏、流涕、咽痛、头痛、眶后疼痛、结膜炎、食欲缺乏等，发疹后即消退。

3. 发疹期

发病1~2天皮疹迅速由面部、颈部波及躯干、四肢，一天内波及全身，但很少累及掌跖。皮疹初起呈浅红色斑疹、斑丘疹或丘疹，直径2 mm左右，分布均匀。面部及四肢远端皮疹稀疏，部分融合，躯干部皮疹密集，常融合成片，面部有皮疹是风疹的特征。皮疹于1~4天消退，无脱屑或有细小脱屑，出疹期可伴有轻度至中度发热及上呼吸道感染症状，随疹退而消退，体温持续不降或再次升高，应考虑并发症及继发感染。耳后、枕后及颈后淋巴结肿大，可有轻度压痛，不融合。皮疹出现后，淋巴结肿大多在1周内消退，也有持续数周者。脾脏常有轻度肿大。

三、诊断

风疹的症状极不一致，确诊比较困难，尤其是散发性病例和非典型病例。

1. 流行病学史

季节性（冬春两季），患儿常有风疹患者接触史。

2. 临床特点

前驱期短，出疹多在24小时内累及全身。耳后、枕后淋巴结肿大。

3. 实验室检查

（1）取患者鼻咽部分泌物做培养，可分离出风疹病毒。

（2）血清特异性抗体测定：血凝抑制试验、中和试验等。

四、鉴别诊断

1. 幼儿急疹

多见于1岁以内的婴幼儿，起病急，高热，持续3~5天则体温骤降，热退疹出，呈散在玫瑰色斑丘疹，以躯干为多，皮疹退后不脱屑。

2. 猩红热

皮疹特点不同，皮肤弥漫性充血，出疹期可见杨梅舌、口周苍白圈及咽峡炎等。

3. 麻疹

具有明显的呼吸道卡他症状，颊黏膜有麻疹黏膜斑，全身感染中毒症状较重，发热3~4天时按先后顺序在发际、颈面部、躯干和四肢出现红色斑丘疹，出疹时高热不退，疹退后留有色素沉着及脱屑，一般容易鉴别。

4. 传染性单核细胞增多症

有时发生皮疹，嗜异性抗体试验可鉴别。

五、治疗方案及原则

（一）基础治疗

1. 一般治疗和护理

应将患者隔离至出疹后5~7天。风疹患者一般症状轻，不需特殊治疗。症状明显者，应卧床休息和给予维生素及富营养、易消化的流质或半流质食物。

2. 抗病毒治疗

以利巴韦林15 mg/kg驱动雾化吸入，每日2次。

3. 对症治疗

高热可用对乙酰氨基酚或布洛芬退热，或者物理降温；皮肤瘙痒可服氯苯那敏（扑尔敏）或外用炉甘石洗剂。

（二）并发症治疗

1. 脑炎

按流行性乙型脑炎的原则治疗。

2. 心肌炎

维生素 C 3 ~ 5 g，能量合剂静脉滴注；有心律失常者可酌情用抗心律失常药物。

3. 其他并发症

肝功能损害、关节炎、血小板减少等均为自限性，予对症处理后多能恢复正常。

（三）风疹减毒活疫苗

此疫苗免疫效果良好，一般在 1 岁以后采用单剂皮下注射，接种者 98% 能产生相应抗体，免疫效果至少能维持 7 年以上甚至终身。

（四）孕妇

当孕妇接触风疹患者后，应立即注射丙种球蛋白 6 ~ 9 mL，最好终止妊娠。

第四章

物理性皮肤病

第一节　鸡眼与胼胝

鸡眼和胼胝均是长期压迫和摩擦诱发的角质层增厚。

一、病因和发病机制

二者均与长期机械刺激（如压迫和摩擦）引起的角质层过度增生有关。

二、临床表现

1. 鸡眼

本病好发于成人，女性多见。常累及足跖前中部、小趾外侧或踇趾内侧缘，也可见于趾背及足跟。皮损为境界清楚的淡黄色或深黄色圆锥形角质栓，其尖端嵌入皮内，如黄豆大小，表面光滑，与皮面相平或稍隆起。因角质栓尖端压迫真皮层内末梢神经，站立或行走受压时自觉剧痛。

2. 胼胝

好发于掌跖受压迫和摩擦处，表现为黄色或蜡黄色增厚的角质性斑块，扁平或稍隆起，中央较厚而边缘薄，质地坚实，边界不清，表面光滑且皮纹清晰。局部汗液分泌减少、感觉迟钝，多无自觉症状，严重者偶有疼痛。

三、诊断和鉴别诊断

根据好发部位和典型皮损易于诊断。有时需与跖疣进行鉴别，跖疣表面皮纹消失，常多发，不限于受压或摩擦部位，除去角质层可见棘状疣体，两侧挤压痛明显。

四、预防和治疗

去除诱因，尽量避免摩擦和挤压。鞋应适足，足若有畸形应矫正。

1. 鸡眼

可外用鸡眼膏、50%水杨酸软膏，但应保护周围正常皮肤，也可将鸡眼手术切除。此外，冷冻、激光等方法可适当选用。

2. 胼胝

具有一定保护作用，一般无需治疗，若减少摩擦多能缓解。较厚皮损可先用热水浸泡再用刀削除，也可外用角质剥脱剂如硫磺水杨酸软膏、维 A 酸软膏。

第二节　压疮

压疮也称压力性损伤，是由于患者身体局部长期受压，影响血液循环，导致皮肤和皮下组织营养缺乏而引起的组织坏死。

一、病因和发病机制

昏迷、瘫痪等患者长期卧床且体位固定不变，致身体局部长期受压；或是使用石膏、夹板和绷带时，衬垫不当，松紧不适宜，使局部长期受压。

二、临床表现

压疮好发于受压的骨突部位，如骶尾骨、坐骨结节、股骨粗隆、足外踝及足跟等。受压后局部皮肤呈苍白、灰白或青红色，轻度水肿，境界清楚，自觉有麻木或触痛感，去除压力后可慢慢好转。如病情发展，表皮呈紫黑色，可出现水疱，破溃后形成溃疡。如不及时处理，溃疡可逐渐加深至肌肉、骨或关节。表面可形成坏疽。继发感染可引起败血症。

三、诊断

根据好发部位和典型皮损易于诊断。

四、预防和治疗

压疮是长期卧床者的一个常见并发症，如护理得当，可以避免。应定时翻身，避免相同部位持续受压。经常按摩受压部位。

一旦发生压疮，应避免再次受压，促进局部血液循环，加强创面处理，预防感染。压疮初起时，局部可予热敷或50%乙醇涂擦，也可以用2%碘酊涂抹。注意防止皮肤干燥，可适量涂以甘油或液体石蜡。小溃疡可外用0.5%的硝酸银溶液湿敷，大溃疡必要时需行外科清创术。辅助性治疗如超声波、紫外线、高压氧、生长因子、角质形成细胞移植等的疗效有待进一步研究。

第三节　手足皲裂

手足皲裂是指由各种原因引起的手足部皮肤干裂，既可以是一种独立的疾病，也可以是某些皮肤病的伴随症状。

一、病因和发病机制

由于掌跖部位皮肤角质层较厚且缺乏皮脂腺，皮肤容易干燥。加上各种因素影响，如摩擦、外伤、酸、碱、某些皮肤病等，使角质层变硬变脆，局部皮肤牵拉超过正常延伸限度时即可发病。

二、临床表现

好发于冬季。多累及成年手工劳动者的掌跖或经常受摩擦、牵拉的部位。皮损多沿皮纹方向发生。根据裂隙深浅程度可分为三度：一度仅达表皮，无出血、疼痛等症状；二度达真皮浅层而觉轻度疼痛，但不引起出血；三度由表皮深入真皮、皮下组织，常引起出血和疼痛。

三、诊断

根据典型临床表现易于诊断。

四、预防和治疗

冬天应注意保暖，干燥气候应外涂有滋润作用的油脂保护皮肤，应尽量减少局部摩擦，同时应避免物理、化学刺激。积极治疗湿疹、手足癣等基础疾病。

可外用10%～20%尿素霜、水杨酸或维A酸软膏；严重者先用热水浸泡患处，再用刀片将增厚的角质层削薄，然后用药。

第四节　冻疮

冻疮是一种与寒冷相关的末梢部位局限性、瘀血性、炎症性皮肤病。

一、病因和发病机制

由于长期暴露于寒冷、潮湿的环境中，皮肤血管痉挛收缩，导致组织缺氧引起细胞损伤；久之血管麻痹扩张引起静脉瘀血、毛细血管扩张、渗透性增加，血浆渗入组织间隙而引发本病。周围血液循环不良，缺乏运动、手足多汗、营养不良、贫血、鞋袜过紧等均可加重病情。

二、临床表现

本病易发于初冬、早春季节。各年龄组均可发生，但多见于儿童、青年女性或末梢血循环不良者。好发于肢端及暴露部位，如手指、手背、耳郭、鼻尖等处。皮损为局限性水肿性紫红斑块或结节，压之退色，境界清楚，严重时皮损表面可有水疱，破溃后形成糜烂。自觉有痒感和肿胀感，瘙痒受热后加剧，有溃疡者自觉疼痛。冬季发病，气候转暖后自愈，来年易再复发。

三、诊断和鉴别诊断

根据发病季节和典型临床表现易于诊断。本病应与多形红斑等进行鉴别。

四、预防和治疗

应注意保暖，保持干燥；加强营养，多食高蛋白及维生素含量丰富饮食，坚持体育锻炼，促进血液循环，提高机体对寒冷的耐受性。

1. 外用药物治疗

以消炎、消肿、促进循环为原则。未破溃皮损可外用维生素 E 软膏和冻疮软膏等，已破溃皮损可用抗生素软膏，也可用氦氖激光等理疗。

2. 内服药物治疗

可口服烟酸、硝苯地平等扩张血管药物。

第五节　痱

痱也称为粟粒疹、汗疹，为夏季或炎热环境下常见的一种表浅性、炎症性皮肤病。

一、病因和发病机制

在高温闷热环境下，大量的汗液不易蒸发，使角质层浸渍肿胀，导致汗管变窄或阻塞，汗管内汗液滞留、压力增高、汗管破裂、汗液外渗入周围组织而发病。此外皮肤表面的细菌大量繁殖，产生毒素也会加重炎症反应。

二、临床表现

依据汗管损伤和汗液溢出部位的不同可分以下 4 种类型。

1. 白痱

又称为晶形粟粒疹，由汗液在角质层或以下的汗管溢出引起。常见于卧床不起、体质虚弱、大量出汗患者，好发于躯干和间擦部位。皮损为成批出现的针头大小的表浅透明水疱，周围无红晕，易破。一般无自觉症状。1～2 天内吸收，留有细小脱屑。

2. 红痱

又称为红色粟粒疹，最常见，由汗液在棘层汗管处溢出引起。多见于幼儿、家庭妇女、高温作业者，好发于腋窝、肘窝、额、颈、躯干、妇女乳房下等处。皮损成批出现，表现为密集排列的针头大小丘疹、丘疱疹，周围绕以红晕，伴有灼热和刺痒感。皮损消退后有轻度脱屑。

3. 脓痱

又称为脓疱性粟粒疹，多由红痱发展而来。好发于皮肤皱褶处及小儿头颈部。皮损为密集的丘疹，顶端有针头大小的浅在脓疱，细菌培养常为阴性。

4. 深痱

又称为深部粟粒疹，汗液在表皮—真皮交界处的汗管破裂溢出，是由于表皮汗管常被反复发作的红痱破坏，使汗液阻塞在真皮内而发生。多累及热带地区反复发生红痱者，好发于颈部、躯干等部位。皮损为密集、与汗孔一致的非炎性丘疱疹，出汗时皮损增大，不出汗时皮损不明显，全身皮肤出汗减少或无汗，但常有代偿性面部多汗。一般无瘙痒，皮损广泛时可出现头痛、发热、头晕等全身症状。

三、诊断和鉴别诊断

根据发病季节、典型皮损等可以确诊。本病需与夏季皮炎、急性湿疹等进行鉴别。

四、预防和治疗

夏季应通风散热，衣着宽松透气，保持皮肤清洁干燥。

1. 外用药物治疗

以清凉、收敛、止痒为原则，可外用薄荷炉甘石洗剂和痱子粉，脓痱可外用2%鱼石脂炉甘石洗剂、黄连扑粉。

2. 内服药物治疗

瘙痒明显可口服抗组胺药，脓痱感染严重时可口服抗生素；也可服用清热、解毒、利湿的中药（如金银花）。

第五章

荨麻疹及血管性水肿

第一节 荨麻疹

本病俗称"风疹块"。是由于皮肤、黏膜小血管扩张及渗透性增加而出现的一种局限性水肿反应，通常在 2～24 小时内消退，但反复发生新的皮疹。迁延数天至数月。有 10%～20% 的人一生中至少发作过一次荨麻疹，有 0.1% 的患者发展为慢性自发性荨麻疹。

一、病因及发病机制

（一）病因

荨麻疹病因复杂，约 3/4 的患者不能找到原因，尤其是慢性荨麻疹。

1. 食物及食物添加剂

主要是动物蛋白性食物，如鱼、虾、蟹、肉类、蛋（或已变质）等；植物性食物如茄子、竹笋、菠菜、苹果及李子等蔬菜和水果。食物中加入的色素、调味品、防腐剂、酵母、水杨酸、柠檬酸、偶氮样四氮嗪和苯甲酸衍化物等中的天然或合成物质。

2. 吸入物

如花粉、动物皮屑、羽毛、真菌孢子、灰尘、甲醛、丙烯醛、蓖麻粉、除虫菊、气体等吸入均可发生荨麻疹，这些患者常伴呼吸道症状。

3. 感染

各种急慢性感染因素均可引起本病，包括：①细菌感染，如急性扁桃体炎、咽炎、脓疱病、疖、胆囊炎、阑尾炎、胰腺炎、鼻窦炎等。有报道幽门螺杆菌可间接引起自身抗体的产生而与慢性荨麻疹有一定关系。②病毒，如病毒性肝炎的前驱期或黄疸期多见。柯萨奇病毒感染与传染性单核细胞增多症同荨麻疹的发生有直接关系。③寄生虫，如疟原虫、蛔虫、钩虫、蛲虫、溶组织阿米巴、旋毛虫、蓝氏贾第鞭毛虫等肠道寄生虫，以及血吸虫、丝虫、包囊虫等。

4. 药物

许多药物常易引起本病，青霉素、磺胺、血清、疫苗等，通常是免疫反应。但有些药物本身就是组胺释放剂，例如阿司匹林及其他非甾体类消炎药、吗啡、可待因、筒箭毒碱、多黏菌素等。

5. 物理因素

如机械刺激、冷热、日光等。

6. 昆虫叮咬

蜜蜂、黄蜂等虫咬所致的变态反应中，风团是突出症状。毛虫、甲虫、袋蜘蛛及飞蛾等的毛鳞刺入皮肤也可发生风团。

7. 精神因素及内分泌改变

如精神紧张、感情冲动等。月经、绝经、妊娠等也可引发本病。

8. 内科疾病

系统性红斑狼疮有 7% ~9% 的患者有荨麻疹。另外，淋巴瘤、癌肿、甲状腺功能亢进、风湿病和类风湿关节炎、高脂血症以及慢性病灶，如口腔、齿、齿龈疾病，胃炎，肠炎（过敏性结肠炎，溃疡性结肠炎），胆囊炎，肾炎，肝病，溃疡病，糖尿病等可伴发本病。

9. 遗传因素

与遗传有关的荨麻疹有遗传性家族性荨麻疹综合征、家族性冷荨麻疹、迟延性家族性局限性热荨麻疹、红细胞生成性原卟啉病。

（二）发病机制

肥大细胞活化脱颗粒，释放组胺、合成细胞因子及炎症介质等引起血管扩张及血管通透性增加，导致真皮水肿是荨麻疹发病的中心环节。肥大细胞活化由不同的酶通道引发三类代谢产物：一是脱颗粒，立即释放组胺，此外还有 TNF-α、5-羟色胺、蛋白酶及 proteoslycanes 等介质，在几分钟内使真皮血管扩张及血浆外渗，直接或间接引起风团。二是肥大细胞在活化后 6~24 小时内产生细胞因子和化学趋化因子，如 IL-3、IL-4、IL-5、IL-6、IL-8、IL-9 及 IL-13，转移生长因子 β，粒细胞巨噬细胞集落刺激因子，干细胞因子，干扰素诱导蛋白 10，巨噬细胞炎症蛋白 1α，调节活化正常 T 细胞分泌、外渗及单核细胞的化学趋化蛋白 1。所有这些因子均能募集白细胞特别是嗜酸性粒细胞回流至真皮，参与皮肤炎症的维持，产生迟发相反应。近来研究还发现，肥大细胞有抗原递呈细胞的功能，能活化 T 细胞。提示在真皮中 T 细胞侵入参与了皮损的慢性化。三是在肥大细胞活化几小时内通过脂氧合酶及环氧合酶从花生四烯酸合成白三烯和前列腺素。白三烯 B_4 具有较强的趋化作用，在早期选择性募集白细胞。特别在慢性荨麻疹中，对疾病的慢性化有重要的作用。

上述肥大细胞活化的三个生物现象，可仅有其中部分发生，因此，可以没有肥大细胞脱颗粒，而是产生细胞因子，这类荨麻疹可不伴组胺的释放。因此在临床上有些荨麻疹对 H_1 受体抗组胺药无效，仅对非糖皮质激素抗炎药或合并抗白三烯药物或对阻止细胞因子合成的免疫抑制药有效。

引起肥大细胞活化的机制可分为免疫性和非免疫性。

1. 免疫性机制

与免疫有关的荨麻疹，其发病机制可有 4 型。

（1）IgE 介导的荨麻疹（Ⅰ型荨麻疹）：患者产生特异性 IgE，与肥大细胞表面 FcϵRⅠ受体有很强的亲和性，与细胞膜受体结合的 IgE 可存在几个月。IgE 介导的荨麻疹常伴有呼吸道及胃肠道症状。

（2）IgG 介导的荨麻疹（Ⅱ型荨麻疹）：此型荨麻疹的肥大细胞活化与抗原-IgE 复合体无关。如在慢性荨麻疹中有 35% ~40% 的患者有对 FcϵRⅠ受体 α 亚单位的 IgG 自身抗体，5% ~10% 的患者具有 IgG 抗 IgE 自身抗体。这些抗体活化嗜碱性粒细胞和肥大细胞释放组胺等介质，需要补体经典途径极联反应的活化。这型荨麻疹的临床表现与没有 IgG 自身抗体的慢性荨麻疹没有区别。

（3）免疫复合物介导的荨麻疹（Ⅲ型荨麻疹）：免疫复合物与肥大细胞/嗜碱性粒细胞上的 Ig Fc 受体结合，在肥大细胞上有几种 IgG 受体，FcγRⅠ（CD64）及 FcγRⅢ（CD6）具有免疫受体酪氨酸激活模体（ITAM），可引起信号传导，而 FcγRⅡB（CD32）是酪氨酸参与的抑制模体的免疫受体可抑制信号传导，因 CIC-FcR 既可活化信号传导，也可抑制信号传导，主要看 CIC 结合的 FcR 的型之间的作用，某些高 CIC 疾病（如感染性疾病及红斑狼疮）发生荨麻疹可能是 CIC 引起的肥大细胞活化。

（4）T 细胞介导的荨麻疹（Ⅳ型荨麻疹）：某些观察报道提示，T 细胞可介导荨麻疹的发生，如在荨麻疹的病理组织中血管周围有 CD4$^+$ 的 Th1 及 Th2 类细胞浸润。近来研究显示，T 细胞可以活化肥大细胞，用人肥大细胞株-1 与活化的 T 细胞共培养，可以诱导组胺、b-氨基己糖苷酶及 TNF-α 的产生。肥大细胞表达组织相容性复合体Ⅰ及Ⅱ分子以及共刺激分子 CD86 及 CD40。某些患者对用 H_1 受体拮抗剂无效而用直接针对 T 细胞的免疫抑制剂可改善。肥大细胞的活化不是通过获得性免疫机制，而是某些物理因子（如冷、热、紫外线）或某些分子的毒性作用，包括生物异源物质或者有关自发免疫的膜受体。

2. 非免疫性机制

肥大细胞有很多的膜受体通过和配体的相互作用而转导活化途径，其中包括：①神经递质、神经激素和神经肽的受体，如精神激惹引起的慢性荨麻疹。②补体分子受体特别是 C_{3a} 及 C_{5a}。③细菌等能与 Toll 样受体表达的肥大细胞相互作用引起肥大细胞活化产生细胞因子，特别是 TNF-α。④某些细胞因子及化学趋化因子结合膜受体引起肥大细胞脱颗粒。⑤肥大细胞内所有活化路径均可以是某些分子的直接靶点，如药物或食物蛋白可直接导致肥大细胞活化而不需要与膜受体相互作用。很多食物引起的荨麻疹是直接对肥大细胞毒性的结果，故又称"假变应性荨麻疹"。还有其他物理性刺激，如冷、热、水、日光、震动、运动等影响。

近来在慢性自发性荨麻疹患者血浆中，证明有 D-双聚体及凝血酶原 1 和凝血酶原 2 片段，提示发生凝血酶原活化至凝血酶的凝血极联反应。凝血酶是丝胺酸蛋白酶，可增加血管通透性而引起水肿、肥大细胞活化、脱颗粒及产生 C_{5a}，在荨麻疹的发生中起重要作用。然而，其与抗 FcεR I 或抗 IgE 自身抗体之间的关系仍需进一步研究。

二、临床表现

常先有皮肤瘙痒，随即出现风团，呈鲜红色或苍白色、皮肤色，少数病例也可仅有水肿性红斑。风团的大小和形态不一，发作时间不定。风团逐渐蔓延，可相互融合成片，由于真皮乳头水肿可见表皮毛囊口向下凹陷。风团持续数分钟至数小时，少数可长至数天后消退，不留痕迹。皮疹反复或成批发生，以傍晚发作者多。剧痒可影响睡眠，但极少数患者可不痒。风团常泛发，也可局限。有时合并血管性水肿。偶尔风团表面形成大疱，谓大疱性荨麻疹，水疱蚕豆大或指甲大，疱壁紧张，内容清，是继发于存在时间较久的风团，因该处真皮乳头长时间水肿，产生空隙而形成水疱，整个表皮被举起成为水疱之顶。也有出血性荨麻疹。部分患者以钝器在皮肤上划痕后，局部出现与划痕一致的风团，即皮肤划痕试验阳性。

部分患者可伴有恶心、呕吐、头痛、头胀、腹痛、腹泻，有的还可有胸闷、不适、面色苍白、心率加速、脉搏细弱、血压下降、呼吸短促等全身症状。因急性感染等因素引起的荨麻疹可伴有高热、白细胞增高。

荨麻疹主要为分三类：自发性荨麻疹、诱发性荨麻疹及具有荨麻疹/血管性水肿的综合征。

（一）自发性荨麻疹

即风团自发而无外部因素的刺激，可分为急性及慢性自发性荨麻疹。疾病于短期内痊愈者称急性荨麻疹。若反复发作达每周至少两次并连续 6 周以上者称慢性自发性荨麻疹。有人将慢性自发性荨麻疹中症状持续几天、几周，间隙几天、几周或几个月后反复发作称为间歇性荨麻疹。现已证明，在慢性自发性荨麻疹中，有 25%～45% 的人为自身反应性或自身免疫性荨麻疹，这些患者的风团发生数多，分布广，很痒，并可有系统性症状。实验室检查：血清 IgE 低，外周血嗜碱性粒细胞减少或无。可查到抗 FcεR I α 及抗 IgE 功能性自身抗体，主要是 IgG_1 及 IgG_3 补体固定亚型。

（二）诱发性荨麻疹

由物理因子及其他因子诱发，主要有以下几种特殊临床类型的荨麻疹。

1. 皮肤划痕荨麻疹/人工荨麻疹

患者对外来较弱的机械性刺激出现生理性反应增强，于皮肤上产生风团。可发生于任何年龄。患者主诉在搔抓后，或在紧束的腰带、袜带等处局部起风团瘙痒，由于搔抓而风团产生更多。本病可与其他类型的荨麻疹同时存在。

Newcomb 等（1973 年）发现，某些皮肤划痕症患者是由于 IgE 抗体的参与而发生的。最近有研究认为，本症与皮肤肥大细胞存在某种功能异常有关，而肥大细胞数量并不增加。

2. 延迟性皮肤划痕症

皮肤划痕后在 6～8 小时出现风团与红斑，风团持续 24～48 小时。有的患者同时有即刻型皮肤划痕症。迟发型皮损不只是一条，常沿划痕形成小段或点，损害较深或宽，甚至向两侧扩散成块。自觉局部发热，有压痛。

3. 延迟性压力性荨麻疹

皮疹发生于局部皮肤受压后 4～6 小时，通常持续 8～12 小时。表现为局部深在疼痛性肿胀，发作时可伴寒战、发热、头痛、关节痛、全身不适和轻度白细胞增多。局部大范围肿胀似血管性水肿，易发生于掌部、跖部或臀部，通常发生在走路后的局部和久坐后的臀部；皮损发生前可有 24 小时的潜伏期。有人认为，可能由激肽活性的异常变化而引起。本病原因不明，曾有报道，在诱发皮损之上，吸引性水疱液中发现 IL-6 增高，组织病理显示立即型过敏延迟相反应。有丰富的中性粒细胞及嗜酸性粒细胞浸润而无血管炎。压力性荨麻疹也可单独或并发于慢性自发性荨麻疹及血管性水肿。Warin（1976 年）报道，有父子两人均患压力性荨麻疹，似有遗传因素。

4. 冷荨麻疹

（1）获得性冷荨麻疹。

1）原发性。突然发生于任何年龄。常见于浸入冷水或接触寒冷处，数分钟内发生局部有瘙痒的水肿和风团。多见于面部、手部，严重者身体其他处也可累及。当这些患者在冷水中游泳或淋冷雨时，可发生类似组胺休克的全身症状，如头痛、皮肤潮红、低血压甚至昏厥。患者经数月或数年后，对冷过敏可自行消失。

2）继发性。某些基础疾病如冷球蛋白血症、冷纤维蛋白原血症、冷溶血素症、巨球蛋白血症、梅毒、结缔组织病和骨髓恶性肿瘤、乙型或丙型病毒性肝炎、传染性单核细胞增多症等患者可发生冷荨麻疹。

3）冷荨麻疹在数月或数年后有消退现象。有些病例通过反复增加寒冷而脱敏。寒冷激发试验可为阳性。

（2）家族性冷荨麻疹。为常染色体显性遗传。即家族性冷自身炎症综合征，属吡啉相关周期性综合征之一。

5. 热荨麻疹

（1）局限性热荨麻疹：局部皮肤受热（43℃）后可在数分钟内出现发红、肿胀、发硬，有烧灼刺痛感，并反复发生。少数患者可泛发全身，并伴有无力、潮红、多涎和虚脱。热脱敏有效。

（2）延迟性家族性局限性热荨麻疹：风团在受热后 2 小时发生，边缘锐利，于 4～6 小时最明显，持续 12 小时。幼年开始发病。被动转移试验阴性。

6. 日光性荨麻疹

皮肤暴露于日光数分钟后，局部迅速出现瘙痒、红斑和风团，部分患者甚至可以在日光透过玻璃照射皮肤后发病。长波紫外线和可见光线能透过较薄的衣服，对这类光线敏感者，在衣服遮盖部位也能发疹。风团发生后，经 1 小时至数小时消退。发生皮疹同时可有畏寒、疲劳、晕厥、肠痉挛，这些症状可在数小时内消失。Harber 等（1963 年）根据对不同波长光线的反应将日光性荨麻疹分成 6 型（表 5-1）。Sams 指出被动转移因子可能为 IgE。最近 Ramsey（1980 年）根据作用日光波长分为 4 组：①主要为 UVB（波长 290～320 nm）。②主要为 UVA（波长 320～400 nm）。③可见光（波长 400～700 nm）。④广谱（波长 290～700 nm）。大多数患者对①组最敏感。

表 5-1 日光荨麻疹的分类

型别	作用光谱（nm）	被动转移	逆被动转移	机制
I	285～320	+	+	变态反应
II	320～400	－	－	不明
III	400～500	－	－	不明
IV	400～500	+	－	可能为变态反应
V	280～600	－	－	不明
VI	400	－	－	皮肤中有原卟啉

7. 震颤性荨麻疹/血管性水肿

常染色体显性遗传或因长期在有震动性职业环境中工作而发病。可同时伴发皮肤划痕症、压力性荨麻疹或胆碱能性荨麻疹，发作时血中组胺水平上升。

8. 水源性荨麻疹

在皮肤接触水的部位，立即或几分钟内发生风团、瘙痒，30~60分钟内消退。与水源水温无关。汗液、唾液甚至泪液可激发反应。有些病例可有家族史，或有特应性，或与胆碱能性荨麻疹伴发。有报道可发生系统性症状，如喘鸣、吞咽困难和呼吸困难。预先用凡士林涂于皮肤可预防发生风团。

9. 胆碱能性荨麻疹

因运动、摄入热的食物或饮料、出汗及情绪激动等使胆碱能性神经发生冲动而释放乙酰胆碱，然后使嗜碱性粒细胞和肥大细胞内的环磷酸鸟苷（cGMP）的水平增高致释放组胺。胆碱能性荨麻疹的轻型可发生于15%以上正常人的青春期。本型皮疹特点为除掌、跖外发生泛发性1~3 mm的小风团，周围有明显红晕，其中有时可见卫星状风团，也可只见红晕或无红晕的微小稀疏风团。有时唯一的症状是剧痒而无风团。损害持续30~90分钟，或达数小时之久。少数患者有恶心、呕吐、腹痛、腹泻、出汗、流涎、头痛、眩晕、衰弱等全身症状。皮内注射1：5 000醋甲胆碱时，在正常人产生典型的风团，但患者则在风团周围出现卫星状小风团，可做鉴别诊断。皮肤划痕后，也在划痕处出现小风团。最近有研究发现，醋甲胆碱或酒石酸烟酸皮试仅在严重病例呈阳性反应，且在同一患者反复皮试并不均呈阳性。运动或热水浴则是更有效而简单的试验。本病可反复发作数月或数年，但可自发性缓解。本型荨麻疹被动转移试验阴性。

10. 运动性荨麻疹

胆碱能性荨麻疹与运动性荨麻疹均可由于运动（或体育锻炼）而引起。但后者在被动性体温增高时并不引起运动性荨麻疹的发生。此型荨麻疹通常在运动开始后5~30分钟出现风团。风团色淡，比胆碱能性荨麻疹的风团大。可以伴发其他过敏症状。不发生支气管痉挛。这些患者常有特应性及对某些食物的过敏史。避免这些过敏原可改善症状。

食物依赖运动性休克：进食特殊食物（如小麦、榛子）或某些难消化食物（如贝壳类）后4小时内进行激烈运动，发生荨麻疹/血管性水肿及休克症状。

11. 肾上腺素能性荨麻疹

荨麻疹的发生与去甲肾上腺素有关，其特征是小的红色斑疹及丘疹（1~5 mm），有苍白晕。在情绪烦恼、食用咖啡或巧克力后10~15分钟发生。在发作时血清儿茶酚胺、去甲肾上腺素及肾上腺素可明显升高，而组胺及5-羟色胺水平保持正常。普萘洛尔10 mg每天4次治疗有效。阿普洛尔无效。

12. 电流性荨麻疹

在暴露于治疗多汗症的电装置的电流后发生，此型与其他物理性荨麻疹的关系尚需研究。

13. 接触性荨麻疹

皮肤接触某些变应原后发生风团和发红，称为接触性荨麻疹。可分为免疫性、非免疫性和机制不明者三种。

（1）非免疫性接触性荨麻疹：由原发性致荨麻疹性物质引起，无需致敏，可使几乎所有接触者发病。由于接触物直接刺激肥大细胞释放组胺、白三烯、类胰蛋白酶等是引起反应的原因，也有可能是接触物直接作用于血管壁。作为起因的物质有二甲基亚砜、Trafuril、氯化钴溶液、苯佐卡因、某些食物防腐剂和调味品（如苯甲酸、山梨酸、肉桂酸、秘鲁香膏、醋酸、乙醇等）。由节肢动物、海藻、毛虫及毒蛾产生的荨麻疹，是由于通过蜇或叮咬将有毒汁液注入皮肤所引起，所以并不是真正的接触性荨麻疹，但也有人将它们归入此类。

（2）免疫性接触性荨麻疹：是Ⅰ型变态反应，某些病例可证明有抗原特异性IgE。其临床表现可分为4类。①荨麻疹局限，无远处损害，也无系统症状。②荨麻疹并有血管性水肿。③荨麻疹及哮喘、鼻炎、结膜炎、胃肠道或口喉功能障碍并存。④荨麻疹及速发过敏。文献报道中列举的致病物质很多，包括某些食物、纺织品、动物皮屑、唾液、毛发、药物、化妆品、工业化学品等，还有报道接触精液、牛胎盘、外用氮芥而发生接触性荨麻疹者。

（3）不明机制的接触性荨麻疹：是兼有免疫性与非免疫性表现的一种荨麻疹，如过硫酸铵引起者。诊断接触性荨麻疹，可用致敏物质开放斑贴于正常皮肤，15~30分钟后如发生风团即可确定。

（三）具有荨麻疹/血管性水肿的综合征

1. 冷吡啉相关周期性综合征

显性遗传，在染色体1q44上编码冷吡啉蛋白结构域基因HLRP3（CIASI）突变。

（1）穆克尔-韦尔斯综合征：1962年，穆克尔和韦尔斯首先报道本病。表现为荨麻疹（可为胆碱能性荨麻疹或血管性水肿），常伴肢痛、不适、发热和白细胞增多。以后可发生耳聋、淀粉样变、肾病，有弓形足和吸收不良。血清球蛋白增高，红细胞沉降率快。均有关节痛、头痛、神经性耳聋、眼改变（再发性虹膜炎、视盘水肿）、脑脊液压力增高、轻度鞍鼻。皮疹严重时伴发热，无寒战。间歇性血中性粒细胞增多伴嗜酸性粒细胞增高。皮疹组织变化为小血管和皮脂腺周围有中性粒细胞和淋巴细胞聚集，并有白细胞碎裂，但无淀粉样物质。直接免疫荧光试验阴性。

（2）家族性冷自身炎症性综合征：自婴儿期开始发病，常持续终身。在受冷后半小时至4小时发生迟发性反应，皮疹是不痒的风团，可以有青紫的中心，周围绕以苍白晕，皮损持续24~48小时，有烧灼感，并伴有发热、关节痛、白细胞增多等全身症状。淀粉样变不常见，组织病理检查见围管性嗜中性粒细胞浸润。治疗可用利纳西普、康纳单抗、阿那白滞素。

（3）新生儿多系统炎症性病：新生儿期发生，连续发生荨麻疹样丘疹及斑块，广泛分布于面、躯干、四肢，偶有口腔溃疡。骨骺及髌骨过度生长，关节变形，关节痛，面异形——额突起。眼球突出、结膜炎，眼葡萄膜炎，视神经盘水肿，可有淋巴结、肝、脾肿大，晚期淀粉样变。组织病理：真皮血管及附件周围嗜中性粒细胞浸润。治疗：利纳西普、康纳单抗、阿那白滞素。

2. 施尼茨勒综合征

为慢性非瘙痒性荨麻疹。临床见不明原因的发热，影响活动的骨病，骨质增生，红细胞沉降率快及单克隆IgM球蛋白血症。发病年龄29~77岁，无性别倾向。某些病例IgM球蛋白血症发展为肿瘤，特别是Waldenstron巨球蛋白血症。曾有报道，系统性糖皮质激素可对骨病及风团损害有效。近来报道，本病应用阿那白滞素有很好效果。利纳西普治疗尚在研究中。

三、组织病理学

荨麻疹的病理变化主要表现为真皮水肿，皮肤毛细血管及小血管扩张充血，淋巴管扩张及血管周围轻度炎细胞浸润。水肿在真皮上部最明显，不仅表现在胶原束间，而且在胶原纤维间也见水肿而使纤维分离。胶原纤维染色变淡，胶原束间隙增宽。

四、诊断

本病诊断容易，但确定病因较为困难。必须详细询问病史和体检，结合以下方面寻找病因。

（1）风团的形态和大小：风团表现为线状，多为人工性荨麻疹（皮肤划痕症）。风团小，1~3 mm，周围有明显红晕，若见到卫星状风团，则可诊为胆碱能性荨麻疹。

（2）风团的部位和时间：风团分布于掌跖或下背部，可为延迟压力性荨麻疹。风团限于暴露部位者可能与日光或寒冷有关。风团存在时间超过4~6小时，且消退后有色素或鳞屑，并伴有关节痛、腹痛、红细胞沉降率增快，病理为坏死性血管炎，对抗组胺药物无效时可考虑为荨麻疹性血管炎。

（3）实验室检查：包括红细胞沉降率、抗核抗体与血清补体测定。皮肤活检对有补体活化参与所致的荨麻疹诊断有帮助。梅毒血清反应，以及测定冷球蛋白、冷纤维蛋白原、冷溶血素和冰块试验对冷荨麻疹诊断有帮助。疑为感染因素引起者可选择检查血液白细胞计数及分类，末梢血异形淋巴细胞，血原虫、丝虫，尿液常规及培养，大便找虫卵或寄生虫，阴道涂片找霉菌或滴虫，副鼻窦、齿、胸、胃肠道和泌尿生殖道的X线摄片。

五、治疗

本病的根本治疗是除去病因，如不能除去则应减少各种促进发病的因素，特别是在诱导性荨麻疹时。同时应避免加重皮肤血管扩张的种种因素。即使许多患者不能发现病因，药物治疗也常能使疾病得到控制或治愈。

（一）抗组胺药

第一代及第二代抗组胺药治疗荨麻疹均有效。由于第一代抗组胺药有不同程度的嗜睡及认知/心理功能方面的不良反应，因此多主张第二代抗组胺药为一线用药。在第二代抗组胺药疗效不佳时，加用第一代抗组胺药作为辅助治疗。为减轻不良反应的影响，可晚间一次性用药。

（1）慢性荨麻疹用常规剂量的第二代抗组胺药未获效果者，根据对西替利嗪、左西替利嗪、地氯雷他定的治疗研究报道，增加 2~4 倍剂量，可获得疗效而不增加不良反应的发生。

（2）单独应用第二代抗组胺药治疗慢性荨麻疹无效者，可合并使用以下药物：①H_2 受体拮抗剂，如雷尼替丁、法莫替丁、西咪替丁。②稳定肥大细胞膜、抑制肥大细胞释放介质药，如曲尼司特、酮替芬。③白三烯受体拮抗剂，如孟鲁司特，有报道对阿司匹林或食物添加剂不耐受、ASST 阳性的慢性自发性荨麻疹有效。

（3）为防止抗组胺药长期应用发生耐药性，在应用某种药物无效时，可更换不同种类的药物。对已控制的慢性荨麻疹患者采取逐步减量以至停药的服法，以维持缓解。

（4）急性发作、皮疹广泛或有喉头水肿时，可临时性应用肌内注射肾上腺素或抗组胺剂如异丙嗪（非那更）等。

（5）某些慢性荨麻疹应用第一线抗组胺药失败的病例，有合用柳氮磺吡啶于延迟压力性荨麻疹。也有用秋水仙碱、羟氯喹、氨苯砜者。

（二）糖皮质激素

为荨麻疹治疗的二线药物，一般用于严重急性荨麻疹、荨麻疹性血管炎、压力性荨麻疹抗组胺药治疗无效时，或慢性荨麻疹严重激发时应用，静脉滴注或口服，但应避免长期应用。

（三）免疫抑制剂

由于免疫抑制剂的不良反应发生率高，一般不推荐用于荨麻疹的治疗。环孢素 A 用于治疗自身免疫性慢性荨麻疹，每天 2.5 mg/kg 或 5 mg/kg。静脉注射免疫球蛋白对严重自身免疫性荨麻疹的治疗，可用 0.4 g/（kg·d），连续 5 天。其他的免疫抑制剂如硫唑嘌呤、氨甲蝶呤或吗替麦考酚酯也可用于自身免疫性荨麻疹。

（四）降低血管壁通透性的药物

如维生素 C、维生素 P、钙剂，常与抗组胺药同用。

（五）抗生素

由感染因素引起者可选用适当的抗生素。

（六）中医治疗

1. 中药

（1）风胜热盛型：发病急骤，风团色红，剧痒，遇热加重，得冷则轻，恶风微热，口渴心烦，舌苔黄，舌红，脉浮数。治以去风清热，消风散加减。

（2）风寒外袭型：皮疹色淡红，浸涉冷水或吹风受寒后加剧，得暖则轻，恶风恶寒，口不渴，舌苔白，舌淡，脉浮缓。治宜疏风散寒，麻黄汤或桂枝汤加减。

（3）肠胃湿热型：发疹时脘腹疼痛难忍，拒按，或坐卧不安，不能进食，倦怠无力，大便溏泄，间或秘结。苔黄腻，脉濡数。治宜表里双解，清热利湿。方选防风通圣散或除湿胃苓汤合茵陈蒿汤加减。

（4）气血双虚型：久病后耗气伤阴，每日发疹不息，食纳锐减，夜寐欠安，神情疲惫，面色苍白，肢软无力，唇甲色淡。舌胖质淡，脉细弱。治以补气养血，八珍汤加减。

（5）验方：有麻黄连翘赤小豆汤（麻黄、连翘、赤小豆、桑白皮、杏仁、生草、生姜）加减；荆防四物三色汤（荆芥、防风、当归、白芍、熟地、川芎、黄芪、首乌、甘草）加减；也有用活血药物有较好疗效，处方为：莪术 9 g，干漆 3 g，红花 9 g，桃仁 9 g，麻黄 3 g，桂枝 9 g，连翘 9 g，桑白皮 9 g，生草 6 g。

2. 针灸

针刺取穴曲池、合谷、足三里、血海、三阴交、百虫窝、阳陵泉、风池、大椎，每次选 2~3 对，每天 1 次；或取耳穴肺、神门、肾上腺、皮质下、枕、内分泌等，每次选 2~3 对，每天 1 次。也有用低功率氦氖激光穴位照射治疗急性和慢性荨麻疹，取穴双侧大陵、曲池和足三里，每天 1 次，每穴照射 5 分钟，疗效较好。

（七）局部治疗

局部外用安抚止痒药，如 1% 薄荷醋，或 1% 薄荷炉甘石洗剂。局部使用遮光剂对日光性荨麻疹有一定效果。

第二节　多形荨麻疹

一、概述

1997 年，Tamayo-Sanchez 等称本病为急性环状荨麻疹，是急性荨麻疹的亚型。其特点是急性发作、压之变白的环状、弧形及多环形红色风团，在几小时内消退。皮肤划痕可出现红斑水肿，表现线状或地图形。多发生在躯干、四肢及面部，患者同时常有面、手、足血管性水肿。常见于婴儿及学龄前儿童。多数发生于 4 个月至 4 岁，有报道也可发生于 10 周的婴儿及 17 岁的少年。伴有短程发热（1~3 天），自觉瘙痒，有或无其他合并症状，如腹泻、咳嗽，但无毒性表现。发疹为自限性，8~10 天消退。融合的环状风团中央可呈无色或黯红色或出血色，这种出血色很像紫癜。但在应用抗组胺或系统糖皮质激素后很快消退，而误认为是多形红斑的靶形损害，但无水疱或表皮坏死。因发热和（或）手足水肿而误诊为血清病样综合征，但无明显发热、肌痛、关节疼痛或关节炎、淋巴结肿大。单个皮疹可持续几天至几周。Shah 等报道 18 例，67% 的患者发病前有上呼吸道感染、中耳炎或病毒症状。但证明有感染者只有 3 例，1 例为链球菌咽炎，1 例为腺病毒胃肠炎，1 例为合并支原体感染。有 2 例曾接受常规免疫接种，44% 用过或正在使用抗生素。

二、治疗

停用可能激发的抗生素、系统抗组胺药，较少用系统糖皮质激素。一般抗组胺药用后 24~48 小时即有很好反应。

第三节　食物接触过敏综合征

对花粉呼吸道过敏的患者，口腔接触而不是食入相关未烹饪的植物类食物（如蔬菜、水果）后，发生唇、舌、软腭刺痒，红肿或血管性水肿症状，曾称为口腔过敏综合征（OAS）。因其是一种发生于花粉与同质性食物过敏原之间交叉反应而导致黏膜过敏性接触性荨麻疹，故常用名称为花粉食物过敏综合征（PFAS）。但这种症状也可发生于无花粉敏感者中，如乳胶-水果综合征。

食物接触过敏综合征是 2008 年 Konstantinou 及 Grattan 提出的新命名。它不仅包括花粉食物过敏综合征及乳胶-水果综合征，也包括所有表现对食物发生接触性荨麻疹的黏膜过敏反应（无论是不是同质性植物衍生物）；也包括气传过敏原与非植物类食物如羽毛-蛋黄综合征，以及不常见的尘螨-蜗牛综合征，还包括过敏性及非过敏性接触性荨麻疹，如接触含有组胺及其他血管活性胺成分（如菠萝、红酒、成熟的干酪、德国泡菜、腌制鲱鱼），或直接引起肥大细胞释放组胺而没有特异性 IgE 抗体（如番茄、草莓、菠萝、苹果及酒精）。

一、病因及发病机制

（一）食物接触过敏综合征

1. IgE 介导与同质过敏原之间发生交叉反应

可分为花粉-食物相关，如芹菜-艾蒿-桦树花粉综合征，艾蒿-芥菜综合征等。与花粉无关的交叉反应，如乳胶-水果综合征，羽毛-蛋黄综合征，尘螨-蜗牛综合征等。

2. 不能证明有交叉反应

可分为 IgE 介导如过敏性接触性荨麻疹（对任何一种食物），非 IgE 介导如非过敏性荨麻疹、其他非免疫性反应。

（二）常见的花粉相关交叉反应的植物类食物

（1）桦树花粉：常见交叉反应的食物有苹果、梨、胡萝卜、芹菜、番茄、樱桃。

（2）艾属花粉：常见交叉反应食物有胡萝卜、芹菜、茴芹子、桃。

（3）安布罗希亚菊科花粉：常见交叉反应的食物有甜瓜。

（4）藜属花粉：常见交叉反应的食物有香蕉、甜瓜、桃。

（5）梯牧草（梯牧草草间荆）花粉：常见交叉反应的食物有苹果、荔枝、番茄、芹菜、玉米、胡椒子、辣椒粉。

（6）乳胶：常见交叉反应的食物有油梨（鳄梨）、香蕉、板栗、猕猴桃、芒果、甜瓜、无花果、木瓜、番茄。

（三）发生交叉反应的过敏原

（1）抑制蛋白：在植物中普遍存在的泛过敏原，如芹菜中的 Api g4。

（2）发病相关 10 型蛋白（PR-10）同质过敏原：如桦树花粉中主要过敏原 Bet v1。

以上是两个发生交叉反应的主要植物过敏原家族。

（3）脂质转移蛋白（LTP）：通常存在于许多水果皮中（如桃、李）。

大多数植物衍生分子的变应原性主要是在其三位结构上，加热及暴露至胃肠道蛋白酶即可降解其抗原性，立即失去与 IgE 结合能力。因此，烹调植物相关性食物（>80 ℃几分钟）可临床耐受，但不能解释为什么烹调芹菜及炸榛子仍能引起临床症状。虽三位结构对烹调及消化敏感，但对其原本蛋白结构引起的细胞介导反应并不影响，所以 T 细胞的交叉反应仍可发生。

二、临床表现

在吃未烹调的与花粉抗原相关食物后，唇、口腔黏膜、软腭、舌发生水肿，咽喉瘙痒、刺痛或烧灼感。可同时伴呼吸道过敏症状。手剥水果或蔬菜，或触其汁液可引起同样症状或发生红斑及接触性荨麻疹。食物吞咽后症状消失。胃肠道症状不常见，很少发生咽喉血管性水肿、呼吸困难或过敏性休克。

三、诊断及鉴别诊断

主要根据有花粉过敏症状病史、接触性荨麻疹或血管性水肿及相关花粉特异性 IgE 抗体测定及点刺试验。为证明可疑植物类食物的致敏性，常用点刺至点刺方法：即先用针刺可疑生的新鲜食物后再刺入患者皮肤。也有用生的新鲜食物直接接触唇和口腔黏膜或咀嚼一片，几分钟后吐去，如在 15 分钟内出现症状则为阳性。所有这些方法在实施时都要注意系统性严重反应的发生。

要区别 IgE 及非 IgE 介导的 FCHS，严重系统性反应或无花粉敏感提示可能为经典的食物过敏，与交叉反应无关。此外要与辛辣、大蒜、酸性食物或添加剂引起的刺激性接触性皮炎相区别。

四、预防及治疗

有花粉呼吸道过敏症状病史者，避免生食相关蔬菜和水果。有症状时按荨麻疹及血管性水肿治疗方法对症治疗。

第四节　血管性水肿

血管性水肿曾名血管神经性水肿、Quincke 水肿、巨大性荨麻疹。

一、病因及发病机制

本病主要由真皮深部和皮下组织小血管受累，组胺等介质导致血管扩张、渗透性增高，渗出液自血管进入疏松组织中形成局限性水肿。

遗传性血管性水肿是由于血液和组织中 C_1 酯酶抑制物水平的降低或无活性所致。

Kaplan 等（1976 年）指出，颤动性血管性水肿患者的肥大细胞有某些内部缺陷，适当刺激后便可导致脱颗粒作用。

二、临床表现

为急性局限性水肿，多见于皮下组织疏松处，如眼睑、口唇、包皮及肢端、头皮、耳郭，口腔黏膜、舌、喉也可发生。水肿处皮肤紧张发亮，境界不明显，呈淡红色或较苍白，质地柔软，为不可凹陷性水肿。患者自觉不痒或轻痒，或有麻木胀感。肿胀经 2～3 天后消退，或有较久者，消退后不留痕迹。常单发或在同一部位反复发生，常合并荨麻疹。当喉头黏膜发生血管性水肿时，可有气闷、喉部不适、声嘶、呼吸困难，甚至引起窒息。一般无全身症状。

另有两种常染色体显性遗传的家族性遗传性血管性水肿，分别为遗传性血管性水肿和颤动性血管性水肿，其中颤动性血管性水肿是一种遗传性的物理过敏，由颤动刺激而诱发。患者在颤动刺激约 4 分钟后发生局部肿胀，至少持续约 12 小时。不伴荨麻疹。

三、鉴别诊断

单个损害时需与虫咬症鉴别，有时还需与以下疾病鉴别。

1. 面肿型皮肤恶性网状细胞增生症

常为一侧性面部或上口唇持久性肿胀，表面皮肤无变化，也无自觉症状，需做病理检查证实。

2. Melkersson-Rosenthal 综合征

在颜面部发生非凹陷性水肿，以上、下口唇多见。可有面神经麻痹和皱襞舌。也可单有上唇或下唇的复发性、慢性肿胀。病理改变偶可见与结节病相似的上皮样细胞肉芽肿。

3. 上腔静脉梗阻综合征

面部发生持久性水肿，伴有眼睑红斑和胸壁静脉怒张。

变应性血管性水肿患者 C_1 酯酶抑制物、C_3、C_4 和 C_{1q} 均正常。遗传性血管性水肿时，除 C_1 酯酶抑制物水平减低外，C_{1q}、C_2 和 C_4 水平均减低。

四、治疗

抗组胺药常有效。蜂毒对再发性血管性水肿疗效较好。菌苗特异脱敏疗法、注射组胺球蛋白也有疗效。

当有喉水肿症状时，应立即皮下注射 1：1 000 肾上腺素 0.5～1.0 mL（有心血管疾病时慎用），必要时每 30～60 分钟皮下注射 0.5 mL，同时静脉滴注氢化可的松，静脉注射氨茶碱或口服麻黄碱，吸氧。若上述处理无效而有窒息危险时，应立即做气管切开术。

遗传性血管性水肿尚无满意治疗，可用桂利嗪治疗，肾上腺素是唯一暂时有效的药物。也可在急性发作时输入新鲜血浆以补充 C_1 酯酶抑制物。长期使用抗纤溶酶制剂或雄性激素类药物可预防发病。

第五节　特发性毛细管漏综合征

本病又名克拉克森综合征，泛发性水肿及单克隆丙球蛋白病。为 Clarkson 于 1960 年报道的一种少见综合征。其发病机制不清楚。多认为是由于血管内皮细胞通透性的变化，导致血浆从血管内移至血管外。可能是 IL-2 引起内皮细胞损伤而使血管通透性增高。此外还可能有补体旁路、黏附分子、5-脂氧合酶通路的参与。

一、临床表现

发病年龄多在 30~50 岁，平均 46 岁。出现发作性全身性泛发水肿，伴肌无力、腹痛、恶心、呕吐。通常水肿发生几小时或几天后，随之发生急性肾衰竭、肺水肿及休克。常伴有低蛋白血症、横纹肌溶解症及单克隆丙球蛋白病，主要为 IgG 型。

二、治疗

急性期血浆扩容，早期应用糖皮质激素可控制症状，预后较好。静止期除用泼尼松外，尚可用沙丁醇胺、氨茶碱。此外也有报道用特布他林、依前列醇、钙拮抗剂、银杏叶浸出液等。

第六节　丘疹性荨麻疹

本病又名荨麻疹样苔藓、婴儿苔藓。多见于婴幼儿及儿童，但成人也可患此病。往往同一家庭中几人同时发病。春秋季发生较多。本病是一个以症状特点而命名的疾病，实际上为虫咬症。

一、病因及发病机制

本病与昆虫叮咬有关，如臭虫、跳蚤、虱、螨、蚊、狗疥虫、米恙虫、鸡刺皮螨、蠓虫类昆虫等叮咬所致的过敏反应。昆虫的种类随地区而异。个体素质对昆虫叮咬反应也不同。Bazex 及 Rook 等均认为，本病是由节肢动物类叮咬而引起的外因性过敏反应。节肢动物叮咬皮肤后注入唾液，使对这些物质过敏的儿童发生本病。这是一种迟发性过敏反应，致敏需 10 天左右，此时再受叮咬则促使皮疹发生。反复叮咬可产生脱敏作用，这已为实验所证实。

二、临床表现

皮疹多发于躯干、四肢伸侧，群集或散在。为绿豆至花生米大小、略带纺锤形的红色风团样损害，有的可有伪足，顶端常有小水疱，有的发生后不久便成为半球形隆起的紧张性大水疱，内容清，周围无红晕。呈皮肤色、淡红色或淡褐色，有的皮疹为较硬的粟粒大丘疹，搔抓后呈风团样肿大。新旧皮疹常同时存在。一般幼儿患者红肿显著，并见大疱，常有剧痒而影响睡眠。搔抓可引起继发感染。皮疹经 1~2 周消退，留下暂时性色素沉着，但有新疹可陆续发生，使病程迁延较久。常复发，一般无全身症状。局部淋巴结不肿大。

三、鉴别诊断

与荨麻疹的区别在于本病不是单纯的风团，而是风团样损害。

1. Hebra 痒疹

是以四肢伸侧为主的米粒至绿豆大丘疹，浸润显著，多对称性，可见抓痕、血痂、湿疹化等，常伴淋巴结肿大。水痘有丘疹、水疱，红晕显著，头皮和黏膜也有发疹，有的呈黑褐色痂，痒轻，有前驱症状和轻度全身症状。

2. 大疱性丘疹性荨麻疹

患儿常同时伴有风团样损害，根据皮疹性质，结合病史，则易与类天疱疮和大疱表皮松解症相鉴别。

四、预防及治疗

注意个人及环境卫生；消灭臭虫、蚤、虱、螨及其他昆虫；注意避免可疑食物。

口服抗组胺药有较好效果。外用 1% 薄荷炉甘石洗剂或 1% 薄荷霜（儿童要注意药物的刺激）以及糖皮质激素霜可止痒消炎。继发感染时予以抗感染治疗。中药可用荆防汤（荆芥 9 g、防风 9 g、蝉衣 6 g、黄柏 9 g、连翘 12 g、生石膏 30 g、苦参 9 g、白鲜皮 9 g、升麻 3 g、甘草 6 g、黄芩 9 g），或用下方：防风 3 g、紫草 6 g、生地 9 g、青黛 4 g、浮萍 6 g、焦楂 9 g。每天 1 剂。也可试用麻黄连翘赤小豆汤。

第六章

丘疹鳞屑性皮肤病

第一节　银屑病

银屑病是一种常见的慢性复发性的红斑鳞屑性皮肤病，特征性的皮损为红色丘疹或斑块，上附多层银白色鳞屑；非寻常性银屑病的病变有很大的变异，表现为脓疱、红皮病或侵犯关节。

寻常性银屑病在自然人群的患病率为 0.1% ~3% 。白种人患病率高，纬度较高的地区患病率较高，斯堪的纳维亚人高达 3% 。1984 年我国全国性抽样调查估计发病率为 0.123% ，北方的患病率高于南方，城市高于农村。

近来的研究显示，T 淋巴细胞驱动的免疫过程是银屑病发生和发展的关键。其他重要的因素包括遗传因素、环境因素和炎症过程中角质形成细胞产生的介质。

一、病因与发病机制

银屑病是多基因遗传、多环境因素刺激诱导的免疫异常性慢性炎症性系统性疾病。

近来的研究显示，T 淋巴细胞驱动的免疫过程是银屑病发生和发展的关键。其他重要的因素包括遗传因素、环境因素和炎症过程中角质形成细胞产生的介质。

银屑病最明显的异常是角质细胞的细胞动力学改变，细胞循环从 311 小时缩短至 36 小时，导致了表皮细胞产量为正常的 28 倍。银屑病的皮损持续存在的情况现认为是一种进行性的自身反应性免疫应答。

1. 免疫因素

目前有证据提示，T 细胞介导的免疫反应是银屑病发病机制的核心。淋巴细胞细胞因子富含 IL-2、IFN-γ，而缺乏 IL-4、IL-10 和 TNF-α，表明主要是 Th1 细胞介导的炎症反应。IFN-γ 是斑块形成的关键。

2. 遗传因素

一级亲属的发病率为 7.8% ~17.6% 。单卵双胞胎均发病的概率为 64% ~70% 。银屑病分为两型。①Ⅰ型，多见于年轻人，有家族遗传倾向，并与人类白细胞抗原相关，包括 Cw6、HLA-B13、HLA-B17 和 HLA-DR7，Cw6 最强。银屑病家族易感性基因已被定位在染色体 6p 上的 MHC 及 17q 和 4q 位点。②Ⅱ型，见于年龄较大者，无家族遗传倾向，在脓疱性银屑病、银屑病伴周边性关节炎患者中，HLA-B27 阳性率较高。

3. 感染因素

上呼吸道感染常可诱发银屑病，而化脓性链球菌感染可诱发急性点滴银屑病。微生物产物通过活化补体替代途径，作用于炎症细胞，促进抗原诱导的 Th1 细胞增殖。此外，近年认为细菌分泌产物可能是致病的超抗原。

4. 精神因素

应激可使 30% ~40% 患者病情加重。

5. 药物因素

糖皮质激素在长期应用后停药时常引起银屑病的严重发作，锂可诱发银屑病，抗疟药可加重银屑病。

6. 内分泌因素

国内报道内分泌因素的影响约占 6.2%，以性激素的影响为多。妊娠时性激素变化很大，妊娠时多数患者皮疹改善，甚至皮损暂时消失，而分娩后有加重的趋势。因为妊娠期伴有体内皮质激素水平的提高，有利于病情缓解；银屑病受月经影响比较小，有的患者会在经期前后皮损加重，可能与月经前后体内雌孕激素水平低下有关。

7. 外伤/微循环障碍

外伤也是重要激发因素，通过对表皮细胞的损伤，激发了神经免疫机制的反应，严重的外伤或手术创伤后发生全身性的银屑病也有报道。银屑病有微循环障碍，其皮损中毛细血管扩张、增生、扭曲，平时点状的红色袢顶变成了线团状。甲皱处也可见管袢扩张、弯曲畸形、袢顶瘀血、血流缓慢、渗出明显，提示银屑病皮损中有明显的微循环障碍。在银屑病消退后再继续观察，发现皮损消退后，局部毛细血管并不同时恢复正常。

二、临床表现

银屑病发病年龄最小者为 6 天，最大者为 91 岁，以 15~45 岁多见。女性发病年龄较男性早。从发病年龄上，可分为 I 型银屑病，见于十几岁和成人早期；II 型银屑病，见于 51~60 岁的中年人，此时病情较轻。根据临床表现分为寻常性银屑病和非寻常性银屑病，后者包括关节病性银屑病、脓疱性银屑病和红皮病性银屑病。绝大多数为寻常性银屑病，约占 95% 以上。

1. 寻常性银屑病

寻常性银屑病的临床特征：①皮损特点，红色丘疹，多层银白色鳞屑，薄膜现象，点状出血（Auspitz 征）。②皮损分类，点滴银屑病、钱币状银屑病、斑块状银屑病、地图状银屑病。③病情分期，进行期（同形反应，即 Koebner 现象）、静止期及消退期。④特殊表现，脂溢性皮炎样银屑病、湿疹样银屑病、尿布银屑病、光敏性银屑病、蛎壳状银屑病、疣状银屑病、屈侧银屑病、带状银屑病。

（1）分布：皮损可累及所有体表的皮肤黏膜，但好发于头皮和四肢关节伸侧等摩擦部位，分布对称。

（2）皮损：躯干四肢的皮损初起为红色丘疹，可出现多层银白色疏松的鳞屑，呈云母状；刮除鳞屑后，可见红色光亮的薄膜，再刮擦表面可出现点状出血现象，称为 Auspitz 征。因丘疹状的皮损散在分布，称点滴银屑病；随皮损扩大，依次称为钱币状银屑病、斑块状银屑病和地图状银屑病。头皮部的皮疹常超出发际，头发向皮疹中心聚拢成束状。面部皮疹由于经常洗擦，而成边界清楚的红色斑点、斑片，鳞屑少或无。腋下、腹股沟等皱襞处因多汗和摩擦，皮疹容易出现浸渍、皲裂。掌跖部皮疹增厚不明显，红斑界清，上有黏着性的多层银白色鳞屑，常伴有皲裂。口腔黏膜的损害为灰白色环形斑；外生殖器如龟头处损害为边界清楚的黯红色斑片，无鳞屑。

（3）甲损害：甲板呈点状凹陷，即"顶针样"凹陷，甲下褐黄色的斑点似油滴状，随之甲板可出现变黄、增厚、变形及分离等破损（图 6-1、图 6-2），并常易于继发酵母菌和细菌感染。

银屑病的甲改变：甲受累的部分及临床特征如下。

近端甲母质——凹点、脆甲症、Beau 线。

中间甲母质——白甲症。

远端甲母质——灶性甲剥离、甲板变薄、甲弧影红斑。

甲床——"油滴"征或"鲑鱼斑"、甲下角化过度、甲剥离、裂片状出血。

甲下皮——甲下角化过度、甲剥离。

甲板——甲剥落和毁形，以及继发于特定部位的其他改变。

近端和侧面甲皱襞——皮肤银屑病。

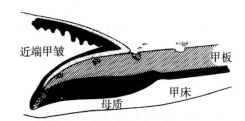

图6-1 银屑病性甲母质损害的手指纵切面：显示不同阶段甲凹陷点的形成

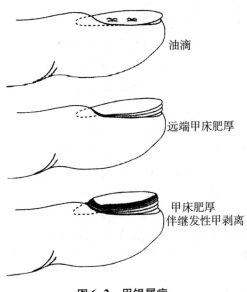

油滴

远端甲床肥厚

甲床肥厚
伴继发性甲剥离

图6-2 甲银屑病

（4）病情分期：病情分进行期、静止期及消退期。进行期常出现同形反应（即Koebner现象，在外伤的皮肤部位发生新的银屑病皮疹）。病程反复，一般冬重夏轻，严重时不受季节影响。有时可自愈，但易复发。

（5）特殊表现：部分病例早期表现为头皮的脂溢性皮炎、手足部的皮炎湿疹或婴幼儿的尿布皮炎，以后发展为银屑病。反之，也有部分银屑病出现脂溢性皮炎、手足部的皮炎湿疹或婴幼儿的尿布皮炎的症状。当皮疹界于银屑病与脂溢性皮炎或手足部的皮炎湿疹或婴幼儿的尿布皮炎之间时，分别称为脂溢性皮炎样银屑病、湿疹样银屑病和尿布银屑病。约10%的患者在曝光部位，如手背、面部的皮疹于夏季加重，被称为光敏性银屑病。还有根据皮疹的特点而冠以的病名，如表面鳞屑发黯、变硬、结痂的蛎壳状银屑病，胫前静止期异常肥厚的疣状银屑病，位于间擦部位的屈侧银屑病和带状银屑病等。

2. 关节病性银屑病（银屑病关节炎，PA）

是一种伴有银屑病皮损且血清类风湿因子阴性的关节炎，HLA-B27阳性的频率增高。在银屑病脊椎炎中，男性是女性的3~5倍，而类风湿关节炎样关节病性银屑病女性较多，男女发病比例约为1∶2。银屑病患者5%~7%伴有关节症状，而严重的银屑病则高达30%。75%的关节症状出现于皮损之后，15%的关节症状先于皮损。大多数关节病性银屑病会发生指（趾）甲的病变，尤其是受累关节邻近的指（趾）甲，表现为点状凹陷至甲的破坏脱落。寻常性银屑病和非寻常性银屑病都可伴发关节炎，关节症状与皮损的严重程度呈正相关，脓疱性银屑病较易发生关节炎。

Moll和Wright提出关节病性银屑病的5型分类法：

（1）不对称性少关节炎。

（2）远端指间型。

（3）对称性多关节炎。

（4）毁形性关节炎。

（5）脊椎和（或）骶髂关节炎，如不对称性关节炎、对称性多关节炎、脊柱炎为主的关节炎。

Helliwell 提出三种亚群的分类法：周围性关节炎、脊椎关节病和关节外的骨病。

3. 脓疱性银屑病

少见，不到 1%，但近年来有增多现象。

（1）泛发性脓疱性银屑病（GPP）的诱发因素与寻常性银屑病相仿，感染、紧张、妊娠、药物等均能促使其发生。尤其是寻常性银屑病大量应用皮质激素快速减量或骤然停用后转变为脓疱性银屑病。有部分患者原有或无不典型的寻常性银屑病，无诱因而发生泛发性脓疱性银屑病。泛发性脓疱性银屑病缓解时可表现为红皮病性银屑病或寻常性银屑病。

泛发性脓疱性银屑病临床分 5 型：①急性泛发性脓疱性银屑病（Von Zumbusch 型），脓疱发生前数小时可有恶心、乏力、关节痛和皮肤灼痛感等症状，在正常皮肤或红斑基础上突然发生密集的无菌性脓疱，粟米大小，可融合成 1~2 cm 的脓湖。1~2 天皮疹泛发全身，常伴有寒战、高热、白细胞增高等全身症状，可并发感染、小腿深静脉栓塞、低钙血症及低蛋白血症。脓疱干涸后成片状黄色痂皮脱落，显露出光滑的红斑，可再现新的成片的小脓疱，反复发疹。口腔黏膜累及，表现为地图舌、沟纹舌，甲受累的变化是甲的增厚、浑浊、分离、萎缩和脱落。病程易反复波动，可自行缓解。②环状泛发性脓疱性银屑病，又称亚急性或慢性脓疱性银屑病，全身症状轻或无。皮疹特征性的变化为环状排列的脓疱，似离心性环状红斑，水肿性红斑缓慢地离心性扩张，其上的脓疱也随之不断出现，而后干涸留下脱屑的色素沉着斑。③妊娠泛发性脓疱性银屑病，又称疱疹样脓疱病。本症多发生于妊娠的最后 3 个月，有的在产褥期，病程可持续至产后数周。口服避孕药可引起复发。临床表现为急性的或环状的脓疱性皮损，常先发生于腹股沟、腋窝、乳房下等处，以后泛发全身。发作时可有高热、寒战等全身症状甚至有危及胎儿的严重病情。④少年和婴幼儿泛发性脓疱性银屑病，有先天患病的报道，约 1/4 在 1 岁以内发病，多见于 2~10 岁的儿童。其可表现为环状的脓疱性皮疹，无全身系统症状，可自行缓解，但以后皮疹常反复波动；也可表现为有全身症状的 Von Zumbusch 型。约 1/3 以往有诊断为脂溢性皮炎、尿布皮炎、尿布银屑病等的病史。⑤泛发性脓疱性银屑病的局限型，常可见于寻常性银屑病外用高效糖皮质激素或其他刺激性的外用药后，皮损部位出现聚集的脓疱。本型可迁延数月至数年。可因感染、疲劳、月经、寻常性银屑病长期服用糖皮质激素后，突然停药或在进展期外用药刺激而诱发。脓疱消退后可出现寻常性银屑病皮损或可转化为红皮病。

另外，还有少数病例以往有或无寻常性银屑病病史，突发泛发性脓疱性银屑病，数周后痊愈，不再复发，这些病例被命名为"急性全身发疹性脓疱病"（AGEP），现归属于药物反应。

（2）局限性脓疱性银屑病：包括掌跖脓疱性银屑病和连续性肢端皮炎，掌跖脓疱性银屑病（Barber型），皮损仅限于手足部，以掌跖多见。始发于大小鱼际处，为对称性红斑，很快出现粟粒（2~5 mm）大小无菌性黄色深在脓疱，疱壁较厚不易破裂。1~2 周后自行干涸结褐色痂，脱落后出现小片鳞屑。以后在鳞屑下可出现成群的新脓疱，可局限在掌跖部，或掌跖局限性斑块，或累及整个手足，好发于大小鱼际手指屈侧、足跟和足背。而指端和脚趾掌不受累。指（趾）甲常被侵犯而变形、浑浊、肥厚甚至甲下积脓。自觉痒痛。身体其他部位常可见银屑病皮损。此型皮损顽固，反复发作。

4. 红皮病性银屑病

大多数由寻常性银屑病或脓疱性银屑病转变而来，但也有原发者。寻常性银屑病外用强烈刺激性药物，如高浓度的芥子气、水杨酸和焦油等，或长期应用抗疟药物、感染金黄色葡萄球菌、突然减少皮质激素或 MTX，可能诱发红皮病。患者全身皮肤弥漫性潮红，大量脱屑，其间可有片状正常"皮岛"，掌跖手套袜子样脱屑，甲板增厚变形脱落，瘙痒明显；急性期皮肤红肿明显，尤其皱襞部位可出现糜烂渗出，伴有发热、寒战、关节痛、电解质紊乱、低蛋白血症、脱水、高心排血量性心力衰竭、继发感染等全身症状。

5. 其他亚型

有脂溢性银屑病、湿疹样银屑病、光敏性银屑病、尿布银屑病等。

三、组织病理

寻常性银屑病的病理特征为表皮的角化过度、角化不全与中性粒细胞浸润形成角层内或角层下的 Munro 微脓肿，颗粒层消失，棘层上部可出现 Kogoj 海绵状脓疱，表皮突延伸棘层肥厚，乳头突过伸上方表皮变薄，真皮乳头血管扭曲扩张，单核细胞浸润。

脓疱性银屑病的病理变化中以 Kogoj 海绵状脓疱和 Munro 微脓肿的显著出现为特征，并在增大的脓疱中发生细胞溶解，同时真皮也有较严重的以单核细胞为主的炎症浸润。

红皮病性银屑病具有寻常性银屑病和慢性炎症的病理特点，有显著的角化不全、颗粒层消失、棘层肥厚、表皮突延长、真表皮炎症水肿表现。

四、诊断与鉴别诊断

1. 寻常性银屑病

根据好发部位，红斑上银白色多层鳞屑，容易刮除，有薄膜现象，Auspitz 征阳性，慢性经过及组织病理特征，不难诊断。但应与下列疾病鉴别：①脂溢性皮炎，损害边缘不清，鳞屑细薄油腻，无束状发，无 Auspitz 征。②玫瑰糠疹，为向心性分布的椭圆形红斑，长轴与皮纹一致，有自限性。③扁平苔藓，为紫红色多角形扁平丘疹，表面有蜡样光泽，可见 Wickham 纹，鳞屑细薄，组织病理有特征。

2. 脓疱性银屑病

依据特征性小脓疱、脓湖、周期性发作、组织病理及易继发红皮病等，容易诊断。应与角层下脓疱病、细菌性脓疱病、脓疱性药疹鉴别。

3. 关节病性银屑病

根据银屑病皮损和先后发生的小关节炎症状，多有指（趾）甲损害，可以诊断。但应与类风湿关节炎鉴别，后者常侵犯近心端小关节，类风湿因子阳性，容易鉴别。

4. 红皮病性银屑病

寻常性银屑病和脓疱性银屑病可转变为红皮病性银屑病，全身皮肤潮红，大量脱屑，伴甲变形脱落。须与蕈样肉芽肿、Sezary 综合征、药疹鉴别。

五、治疗

首先应解除患者思想顾虑，避免各种可能的诱因。急性期应给予清淡饮食，避免刺激性疗法，防止外伤，忌搔抓及热水烫洗。依轻、中、重度三级进行治疗（表6-1、表6-2）。①轻度，数年复发一次，皮疹稀少。②中度，皮疹虽然也终年持续或每年复发，但较少或缓解期长。③重度，皮疹终年持续存在，或每年复发，且皮损为全身性，较密集。中重度银屑病为体表皮损面积≥20%。轻症者以外用药治疗为主，重症者可根据病情选用系统治疗。

表6-1 银屑病（轻度或中度）的治疗

药物	优点	缺点
润肤剂	安全，减少鳞屑、痒感及不适感	单用时缓解效果作用差
角质松解剂［水杨酸、尿素、α-羟酸（如羟基乙酸和乳酸）］	减少角化过度，使其他局部用药更好地穿透皮肤	单用效果很小；非特异性；大面积应用水杨酸时可出现中毒反应（耳鸣、恶心、呕吐）
局部用皮质类固醇制剂	起效快；可控制炎症反应和痒感；使用方便；清洁	缓解时间短暂；连续使用效果较差（快速抗药反应）；连续使用会出现皮肤萎缩、毛细血管扩张、萎缩纹；肾上腺抑制作用
煤焦油	对头部少许鳞屑皮损尤其有效；与中波紫外线联用可以提高功效	只对轻度或头皮银屑病有效；污染衣物和被褥；强烈的气味；毛囊炎和接触性过敏症；在动物中有致癌性

药物	优点	缺点
蒽林	对难控制的斑块有效；能长期缓解；推荐用于短期集中治疗；与中波紫外线联用（如 Ingram 方案）可提高疗效	棕紫色染色（皮肤、衣服和洗澡设备）；刺激皮肤；能促发全身银屑病
卡泊三醇	和外用皮质类固醇有同样效果，见效慢，但无长期使用皮质类固醇的不良反应	起效慢，对骨代谢有潜在作用（高钙血症），面部和间擦区域发生刺激性皮炎，孕妇禁忌，价格昂贵
他扎罗汀	长期有效，使用方便，维持治疗，可用于头皮和面部，与局部皮质类固醇联合使用	起效慢，局部刺激和瘙痒，有致畸性（做好节育措施）
中波紫外线	维持治疗有效，可以消除局部类固醇药物出现的问题	晒伤（加剧银屑病），光老化，皮肤癌

表 6-2　重度银屑病的治疗

药物	优点	缺点
长波紫外线和补骨脂素（PUVA）	有效率 80%	时间较长，价格高，晒伤（加剧银屑病），光老化，黑色素和非黑色素皮肤癌，妊娠期和哺乳期禁忌
阿维 A	疗效比其他全身药物差，若使用 PUVA 或中波紫外线（如阿维 A‑PUVA 或阿维 A‑UVB）可提高疗效，比氨甲蝶呤的肝毒性小	有致畸性，禁忌证：肝肾功能障碍、高甘油三酯血症、维生素 A 过多症
氨甲蝶呤	对皮损、关节炎和银屑病指甲损害均有效	肝毒性，骨髓抑制，叶酸有助于控制口腔炎（但不能抵抗肝肺毒性），有药物间相互反应，妊娠期和哺乳期禁忌，药物或酒精滥用禁忌
环孢素	用于病变广泛的其他药物无反应的疾病，毒性大且缓解时间短暂，低剂量时可改善病情	肾损伤，抑制性治疗（停药后复发，皮肤癌、淋巴瘤及实体癌发生的危险增加），光毒性，禁忌证：妊娠期和哺乳期、高血压、高尿酸血症、高钾血症、急性感染
生物制剂	无多器官不良反应	价格昂贵
阿尔法西普	非常有效	无长期治疗的经验
依那西普	与其他药物相互作用可能性小	注射或静脉给药
英利西单抗	治疗中轻度至中度银屑病疗效好	输液反应发生率为 16%，伴发感染

（一）外用药治疗

进行期宜用温和保护剂（10% 硼酸软膏、氧化锌软膏）及糖皮质激素制剂。静止期及消退期可用作用较强的药物，如角质促成剂及免疫抑制剂，但应从低浓度开始。皮损广泛时应先小面积使用。

1. 蒽林

强效的还原剂，过量使用可引起刺激性皮炎。配成 0.1%～0.2% 蒽林软膏或糊剂，其内含有 0.5%～1% 水杨酸。常规疗法为开始用 0.05%～0.1% 蒽林软膏，在数周内缓慢增加至 2% 浓度，继续应用至斑块完全消失。

2. 焦油制剂

常用 2%～10% 煤焦油、松馏油、黑豆馏油、糠馏油软膏。

3. 糖皮质激素

可配成霜剂、软膏或溶液，外涂或封包。对少数斑块皮损可用泼尼松龙加等量 1% 普鲁卡因溶液皮损内或皮损下注射。

4. 免疫调节剂

0.03%或0.1%他克莫司软膏、1%匹美莫司乳膏外用。

5. 维A酸

外用，也可用0.05%~0.1%他扎罗汀凝胶、0.025%~0.1%维A酸霜4~6周，可与超强级糖皮质激素或UVA疗法联合应用。

6. 卡泊三醇

0.005%卡泊三醇软膏，每天2次，连用4~6周有较好疗效。

7. 其他

5%水杨酸白降汞软膏、5%~10%硫黄软膏、2%~10%焦性没食子酸软膏、0.005%~0.01%芥子气软膏、5%氟尿嘧啶（5-FU）软膏、0.1%~0.5%秋水仙碱软膏、0.1%博来霉素软膏也可选用。

（二）全身治疗

红皮病性银屑病、泛发性脓疱性银屑病是全身治疗的适应证，而亚急性银屑病、顽固性寻常性银屑病则为相对适应证。

1. 糖皮质激素

不用于寻常性银屑病，仅红皮病性银屑病、关节炎及泛发性脓疱性银屑病在其他疗法无效时慎用，相当于泼尼松每天40~60 mg，口服或静脉点滴。

2. 免疫抑制剂

（1）氨甲蝶呤（MTX）：每周10~25 mg，顿服；或2.5~7.5 mg，每12小时1次，连服3次，以后每周重复给药，0.2~0.4 mg/kg，1~2周肌内注射1次。氨甲蝶呤的药物相互间作用见表6-3。

表6-3　氨甲蝶呤的药物相互间作用

作用机制	药物
减少肾脏对氨甲蝶呤的清除	肾毒素（如氨基糖苷、环孢素）、水杨酸盐、磺胺类药物、丙磺舒、头孢菌素、青霉素、秋水仙碱、非甾体类抗炎药
增加或协同毒性	复方磺胺甲噁唑
从蛋白结合物上把氨甲蝶呤转移下来	水杨酸盐、丙磺舒、巴比妥酸盐、苯妥英、类维生素A、磺胺类药物、四环素
氨甲蝶呤细胞内聚积	双嘧达莫
肝中毒	维A酸、乙醇

（2）环孢素A：开始剂量为2.5 mg/（kg·d），无效时逐渐增加至5 mg/（kg·d），约1/3的患者对小剂量[1.25 mg/（kg·d）]也有效。

（3）羟基脲（1.0~1.5 g/d），用于顽固性银屑病、脓疱性银屑病及红皮病性银屑病。个别可产生畸胎，禁忌证同MTX。

3. 维A酸类

常用的有阿维A酯，对脓疱性银屑病、红皮病性银屑病和关节炎及顽固的慢性斑块状银屑病有良好效果；剂量为0.75~1 mg/（kg·d），最大量不超过75 mg/d；不良反应有致畸等。也可选用作用相似的依曲替酸。

4. 抗生素

点滴银屑病常伴链球菌上呼吸道感染，可用青霉素、头孢菌素；脓疱性银屑病可用甲砜霉素；柳氮磺胺吡啶，初用0.5 g，每天2~3次，6周后改成1.0 g，每天4次，8周为一疗程，治疗关节病性银屑病。

5. 其他

迪银片（活性多肽等）、雷公藤总苷内服、普鲁卡因静脉封闭、腹膜透析、疫苗疗法、氧气疗法、8-溴环磷酸腺苷也可酌情应用。

（三）物理治疗

1. 沐浴疗法

如硫黄浴、糠浴、焦油浴、矿泉浴和中药浴，可去除鳞屑，改善血液循环。

2. 光化学疗法

宽谱 UVB、PUVA、窄谱 UVB（308 nm）、准分子激光、日光浴疗法、光动力学疗法（PDT）（表6-4）。

表6-4　银屑病光化学疗法

项目	窄谱 UVB（NB-UVB；310~331 nm）	宽谱 UVB（BB-UVB）	补骨脂素加 UVA（PUVA）	准分子激光（308 nm）
剂量	剂量基于 Fitzpatrick 皮肤类型或 MED。确定 MED。初始治疗为50% MED，然后每周治疗3~5次。治疗前润肤。第1~第20次治疗：按初始 MED 的10%增加剂量。≥21次治疗：遵医嘱增加剂量。达到>95%清除后维持治疗 每周1次，治疗4周，保持相同剂量 每2周1次，治疗2周，减量25% 每4周1次治疗，最大剂量的50%	可按照 Fitzpatrick 皮肤类型给予剂量。初始治疗为50% MED，然后每周治疗3~5次。第1~第10次治疗：按初始 MED 的25%增加剂量。第11~第20次治疗：按初始 MED 的10%增加剂量。≥21次治疗：遵医嘱增加剂量	建议根据 MPD 确定剂量。如果 MPD 试验不现实，可采用基于皮肤类型的方案。根据皮肤类型（或 MPD），初始剂量为 0.5~2.0 J/cm²。每周治疗2次，每周增加40%直至出现红斑，然后每周最多增加20%。在达到15 J/cm²后不再增加	根据患者皮肤和斑块厚度指导治疗能量。根据治疗反应或不良反应的发生进一步调整剂量。通常每周治疗2次
疗效	在一项半身研究中，治疗4周后改善>70%。11例患者中9例显示获得清除，效果优于 BB-UVB	在一项半身研究中，治疗4周后改善了47%，11例患者中仅1例显示获得清除	在70%~90%的患者中诱导消退。不如 NB-UVB 方便，但可能更有效	缓解率高。在一项研究中，85%的患者在平均治疗7.2周后显示 PASI 改善≥90%。而在另一项研究中，72%的患者在平均治疗6.2次后显示改善>75%
安全性	光损伤，多形性日光疹、皮肤老化和皮肤癌风险升高，尽管低于 PUVA	光损伤，多形性日光疹、皮肤老化和皮肤癌风险升高	光损伤，皮肤提前老化，黑色素瘤和非黑色素瘤性皮肤癌风险升高，眼损害。在口服补骨脂素时需要保护眼	红斑、水疱、色素沉着和糜烂。长期不良反应尚不明确，但可能与 NB-UVB 相似
禁忌证	绝对：光敏性疾病 相对：光敏性药物、黑色素瘤、非黑色素瘤性皮肤癌	绝对：光敏性疾病 相对：光敏性药物、黑色素瘤、非黑色素瘤性皮肤癌	绝对：光敏性疾病、哺乳期、黑色素瘤 相对：年龄<10岁、妊娠期、光敏性药物、非黑色素瘤性皮肤癌、重度器官功能障碍	绝对：光敏性疾病 相对：光敏性药物、黑色素瘤、非黑色素瘤性皮肤癌
备注	作为单一治疗有效，但煤焦油（Goeckerman 方案）、地蒽酚（Lingram 方案）或系统治疗可增加抵抗病例的效果	煤焦油（Goeckerman 方案）、地蒽酚（Lingram 方案）或系统治疗可增加抵抗病例的效果	建议治疗总次数<200次（或 UVA 剂量<200 J/cm²）。联合口服维 A 酸类可减轻 UVA 的累积暴露	由于治疗选择性针对皮损处皮肤，可避免正常皮肤接受不必要的辐射暴露

注：MED，最小红斑量；MPD，最小光毒性剂量；UVB，中波紫外线；PASI，银屑病面积与严重性指数；UVA，长波紫外线。

（四）联合治疗

见表6-5。

表6-5　银屑病的联合治疗

药物	外用维生素 D_3	外用糖皮质激素	地蒽酚	煤焦油	他扎罗汀	中波紫外线（UVB）	补骨脂素加紫外线（PUVA）	氨甲蝶呤（MTX）	环孢素A（CSA）
依那西普	+	+	±	±	+	+ +	±	+	±
阿维A	+ +	+	+	+	+	+ +	+ +	-	±
CsA	+ +	+	+	+	+	±	-	±	
MTX	+	+	+	+	+	±	±		
PUVA	+ +	+	+	-	+ +	±			
UVB	+/+ +	+	+/+ +	+/+ +	+ +				
他扎罗汀	+	+ +		+					
煤焦油	+	+	+/+ +						
地蒽酚	+	+							
外用糖皮质激素	+/+ +								

（五）中医治疗

（1）辨证施治：①血热型，相当于急性进行期。治宜清热凉血活血，可用凉血四物汤或丹参、紫草根、赤芍、生槐花、白茅根、生地、鸡血藤。②血瘀型，治宜活血化瘀行气，可用血府逐瘀汤加减。③血燥型，治宜滋阴养血润燥，可用天冬、麦冬、丹参、当归、蜂房、生地、土茯苓、鸡血藤。④血虚型，可用当归饮。

（2）中成药：可选用复方青黛胶囊。

（六）生物制剂治疗

1. 肿瘤坏死因子（TNF）抑制剂

注射用重组人Ⅱ型肿瘤坏死因子受体抗体融合蛋白（益赛普）、英利西单抗和阿达木单抗。针对TNF-α，阻断其活性，从而减轻炎症。

益赛普是融合蛋白，而莫利西单抗和阿达木单抗都是单克隆抗体。

2. T细胞抑制剂

依法利珠单抗和阿法赛特。其可阻断T细胞向皮肤迁移，或抑制T细胞的激活。

依法利珠单抗是单克隆抗体，针对白细胞功能相关抗原（LFA)-1的CD11α亚单元，阻止其与细胞间黏附分子（ICAM)-1的相互作用，阻断T细胞向皮肤迁移。

阿法赛特是融合蛋白，与T细胞表面结合的CD2结合，阻断与T细胞激活所必需的共刺激信号LFA-3的结合。

3. IL-12和IL-23抑制剂

可减少下游促炎症细胞因子IL-17，而IL-17被认为是银屑病病理过程的核心细胞因子。其效果和安全性仍在临床试验中。

六、循证治疗选择

1. 寻常性银屑病

蒽林（地蒽酚）[FDA]，焦油制剂[FDA]，水杨酸[C]，局部外用糖皮质激素[A]，卡泊三醇[FDA]，他扎罗汀[A]，日晒[B]，UVB[A]，窄谱UVB[A]，PUVA[A]，异维A酸[B]，阿维A[FDA]，氨甲蝶呤[FDA]，环孢素[FDA]，局部外用氟尿嘧啶[C]，局部外用丙硫氧嘧啶[C]，皮损内注射氟尿嘧啶[C]，综合治疗[A]，柳氮磺胺吡啶[A]，霉酚酸酯[C]，羟基脲[B]，硫鸟嘌呤[C]，硫唑嘌呤[C]，他克莫司[A]，吡美莫司[B]，延胡索酸酯[B]，依那西普[A]，抗生素[C]，英利西单抗[B]，秋水仙碱[C]，甲硫氧嘧啶[B]，Excimer激光[C]，冷冻治疗[C]，跨界射线[B]，光动力学疗法[C]，白介素-10[D]，靶向免疫疗法[A]。

2. 脓疱性银屑病

局部外用糖皮质激素[E]，维A酸类药物[B]，阿维A[B]，环孢素[E]，氨甲蝶呤[B]，硫鸟嘌呤[E]，氯法齐明[C]，羟基脲[E]，霉酚酸酯[E]，硫唑嘌呤[E]，秋水仙碱[E]，PUVA[C]，他克莫司外用[C]，英利西单抗[D]。

3. 红皮病性银屑病

润肤剂[D]，局部外用糖皮质激素[D]，维A酸类药物[B]，环孢素[B]，氨甲蝶呤[B]，综合治疗[D]，硫鸟嘌呤[E]，霉酚酸酯[E]，羟基脲[E]，硫唑嘌呤[E]，卡马西平[E]。

七、预后

凡是发病年龄轻、疾病初发即为脓疱性、病程进展缓慢，治疗反应较好，预后一般佳，并具有向寻常性银屑病转化的可能。反之，由寻常性银屑病演变而来，病程进展急剧，治疗相对顽固，预后也差。寻常性银屑病一旦转化为脓疱性银屑病，使机体耗损更大，同时对治疗也更趋顽固，顽固的病例药量需要更大，往往死于药物并发症。

老年发病，当疾病不能控制时，常由于心力衰竭或呼吸道感染而死亡。儿童泛发性脓疱性银屑病如避免用激素或MTX则预后佳，且不影响生长和发育。国外有人报道，儿童泛发性脓疱性银屑病预后较好。

银屑病皮损可能自然消退或由于治疗而消退，但复发几乎是肯定的，而且每一种疗法都有疗效逐渐减弱的倾向。

有报道儿童期发病的病程较轻，成人发病则较重，显示用抗癌药物治疗者病情发展较重。也有报道皮损全部消退且能持续3年以上者共21例，占10%。其中最长的缓解期达22年。

第二节　类银屑病

类银屑病，又称副银屑病，是一组以持久性、顽固性、鳞屑性炎性皮疹为特征的疾病，与银屑病无关。类银屑病可以分为两组：良性"斑块状类银屑病"（Brocq病）从不进展成恶性淋巴瘤；而伴有或不伴有皮肤异色病的大斑块型类银屑病，高达50%的病例经数十年后进展成蕈样肉芽肿或皮肤T细胞淋巴瘤。

一、病因与发病机制

病因不明，近期研究表明，各型类银屑病均有单克隆及免疫表型异常。与皮肤异色病性蕈样肉芽肿相似，萎缩性大斑块状类银屑病显示Leu-8抗原、Leu-9抗原缺乏。因此，除了小斑块状类银屑病之外，类银屑病的皮损可能是持久性抗原刺激所致。在大多数情况下，宿主的正常免疫调节使淋巴组织的恶性增生潜能受到抑制。

小斑块状类银屑病的浸润细胞中，主要为$CD4^+$T细胞，少数为$CD8^+$T细胞；表皮及真皮内朗格汉斯细胞增多。

二、临床表现

现今大部分文献都已经取消类银屑病中的点滴型，类银屑病保留小斑块和大斑块，并且发现小斑块性类银屑病和大斑块性类银屑病都有可能发展为蕈样肉芽肿。苔藓样糠疹却不同，虽然皮损中存在T细胞优势克隆，但很少报道发展为皮肤淋巴瘤。故现今类银屑病只包括大斑块类银屑病和小斑块类银屑病，苔藓样糠疹已单独列为一种疾病（表6-6）。

表6-6 类银屑病的分类演变

既往类银屑病分类	现今类银屑病分类*
大斑块类银屑病	大斑块类银屑病
变型：皮肤异色病型，网状型	变型：皮肤异色病型、网状型
小斑块类银屑病	小斑块类银屑病
苔藓样糠疹	
急性苔藓痘疮样糠疹（PLEVA）	
慢性苔藓样糠疹（PIE）	
淋巴瘤样丘疹病	

注：＊苔藓样糠疹已从类银屑病中分出，单独列为苔藓样糠疹。

1. 大斑块类银屑病（LPP）

有不伴皮肤异色病的亚型：恶性前型斑片类银屑病、parapsoriasis en grandes plaques simplex。

好发于40~50岁男性，本病为恶性前炎症性疾病，有进展成蕈样肉芽肿的趋势。有些学者认为，这是一种早期的皮肤T细胞淋巴瘤。

伴皮肤异色病的亚型：prereliculotic 皮肤异色病、血管萎缩性皮肤异色病、苔藓样类银屑病、苔藓痘疹样糠疹。目前一般认为本型是皮肤T细胞淋巴瘤的早期阶段。皮损为卵圆形或不规则形斑片或斑块，边界清楚或模糊，大小不等，直径一般超过5~10 cm；淡红褐色或橙红色，上覆细小、稀薄的鳞屑（皮肤异色病型），伴有毛细血管扩张和网状色素沉着，没有可触及的浸润灶。类似于小斑块型皮肤损害或皮肤异色病样皮损。好发于臀部、大腿、肢体屈侧部位、妇女的乳腺。斑块大小不变，但数量逐渐增多，偶有轻度瘙痒。

不同程度的表皮萎缩是大斑块类银屑病的特征，萎缩明显时可见毛细血管扩张及斑状色素沉着，此时称为皮肤异色病型大斑块类银屑病。网状型大斑块类银屑病或网状类银屑病是指广泛的鳞屑性丘疹呈网状分布，最终会形成皮肤异色病型大斑块类银屑病。

病变可持续数年或数十年不发生改变，个别病例会缓慢增大。没有斑块或肿块发生，除非是一些进展成皮肤T细胞淋巴瘤的病例。

2. 小斑块类银屑病（SPP）

也称小斑片（指状）型（Brocq型）类银屑病。

目前一般认为其是一种良性疾病，缺乏转化为蕈样肉芽肿的潜能；但在部分病例的浸润T细胞中也存在明显的克隆重排，故Burg和Dummer提出小斑块类银屑病是一种"顿挫性皮肤T细胞淋巴瘤"。其发病高峰年龄为40~50岁，男：女发病比例为3：1。损害为圆形、卵圆形或细长斑片，皮损呈卵圆形或指状，对称分布于躯干和四肢近端，沿皮肤张力线排列，直径为1~5 cm，粉红色至黄色，上覆少许鳞屑。表面略微皱缩，造成假萎缩形态。轻度瘙痒或无自觉症状。部分病例可自行消退，余者持续数年至数十年而不发生恶变，正常存活，不进展成蕈样肉芽肿或其他皮肤T细胞淋巴瘤。

三、组织病理

1. 大斑块类银屑病

棘层肥厚、角化过度及点状角化不全，浸润的淋巴细胞具有亲表皮性。在皮肤异色病型中，斑片下的表皮因上皮脚消失呈现轻度萎缩。淋巴细胞集中在真皮浅层，不侵犯真皮乳头。没有早期蕈样肉芽肿中所见到的明显的亲表皮现象。

2. 小斑块类银屑病

局灶性轻度海绵形成，淋巴细胞外渗，轻度棘层肥厚及角化不全，真皮非特异性炎症。

四、诊断

斑块状类银屑病的诊断主要依据病史、临床特征及组织病理变化。

由于大斑块类银屑病具有发展为 T 细胞淋巴瘤的危险，诊断后应高度重视，密切随访，尤其是对瘙痒明显的大斑块类银屑病，当发现原有的斑块状皮损中出现明显的浸润或显著红斑，脱屑增多，瘙痒剧烈或发生皮肤异色病型改变时，应及时行活体组织病理检查，以便及时发现淋巴瘤。

五、鉴别诊断

1. 良性与恶性前型类银屑病斑块的鉴别

见表 6-7。

表 6-7　良性与恶性前型类银屑病斑块的鉴别

项目	良性（小斑片型）	恶性前型（大斑片型）伴或不伴皮肤异色病
年龄分布	成人	各年龄组
性别比例（男：女）	5：1	2：1
临床特点	斑片小（直径为 2～5 cm），卵圆形或指状，略呈红斑，表面略微皱缩（假萎缩）。粉红色或黄色，糠疹样鳞屑	少数大斑片（直径 >5 cm），显示糠疹型鳞屑（皮肤异色病型），伴有或不伴有毛细血管扩张和网状色素沉积。有时有轻微角化过度（苔藓痘疮样糠疹）
好发部位	躯干和上肢	胸部和臀部
组织学特征	片状角化不全，轻度淋巴细胞浸润，没有水肿。没有明显的淋巴细胞亲表皮现象	表皮轻度萎缩，上皮脚消失。明显的带状淋巴细胞浸润真皮，表皮下区域没有浸润，明显的亲表皮现象。没有水肿。皮肤异色病型还显示真皮浅层血管扩张
预后	正常存活，不进展成蕈样肉芽肿	多数病例正常存活，可以进展成蕈样肉芽肿

2. 小斑块类银屑病

应与玫瑰糠疹、钱币状皮炎、慢性苔藓样糠疹、二期梅毒及大斑块类银屑病鉴别。

六、治疗

1. 治疗原则

根据类银屑病的类型选用不同的疗法，因各型互相转化，应长期连续追踪监测，以便及时对大斑块类银屑病转化为皮肤 T 细胞淋巴瘤作出诊断和治疗。

2. 治疗措施

（1）小斑块类银屑病：治疗效果不佳，方法包括糖皮质激素外用、UVB（311 nm）或联用焦油制剂、PUVA。患者在开始时应每半年随访 1 次，以后则每年随访 1 次。

（2）大斑块类银屑病：治疗在于控制病情，防止其发展为蕈样肉芽肿。患者在开始时应每 3 个月随访 1 次，以后则每半年或 1 年随访 1 次，可疑损害应反复作活检。治疗方法包括强效糖皮质激素外用 + 窄谱 UVB（311～313 nm）或 PUVA、氮芥外用等。

七、小斑块类银屑病循证治疗选择

抗组胺药[D]，贝沙罗汀外用[C]，卡莫司汀（BCNU）[C]，氮芥[C]，PUVA[C]，糖皮质激素外用[C]，他克莫司[C]，UVB[C]。

八、预后

1. 大斑块类银屑病

这种斑块可保持数年甚至数十年，但有 10% 的患者发展成蕈样肉芽肿，预后较差。在斑片状皮损中形成硬化区，有时形成明显红斑，是预后不佳的预兆。

2. 小斑块类银屑病

这种斑片可能保持数年甚至数十年，不会发展成为淋巴瘤。

第三节 苔藓样糠疹

苔藓样糠疹包括一组疾病，有急性苔藓痘疮样糠疹（PLEVA，也称Mucha-Habermann病、急性点滴银屑病）、慢性苔藓样糠疹（慢性点滴银屑病），临床表现常互相重叠。此外，还有一种发热伴溃疡坏死性苔藓样糠疹（PLUH），也称发热溃疡坏死性Mucha-Habermann病。

慢性苔藓样糠疹通常是克隆性T细胞疾病。分子研究表明，急性苔藓痘疮样糠疹是由克隆淋巴细胞增生异常引起。在大量T淋巴细胞增生异常过程中，慢性苔藓样糠疹和急性苔藓痘疮样糠疹（PLEVA）是互相关联的。苔藓样糠疹的各型出现相似的活化抗原特征及丰富的巨噬细胞，急性苔藓痘疮样糠疹及淋巴瘤样丘疹病存在T细胞受体基因的重排，这是T细胞克隆增殖的指标。

一、分类

1894年，Neisser报道了急性苔藓痘疮样糠疹，同年Jadassohn描述了慢性病例，1899年，Juliusberg命名慢性苔藓样糠疹（PLC），1902年，Brocq根据慢性苔藓样糠疹与点滴型银屑病很相似，将其称为点滴型银屑病，放在类银屑病的范畴，1925年，Habermann将急性苔藓痘疮样糠疹命名为急性苔藓痘疮样糠疹（PLEVA），将苔藓样糠疹从类银屑病中分出，取消点滴型银屑病的诊断。现今大部分文献都已经取消类银屑病中的点滴型，类银屑病保留小斑块型和大斑块型，并且发现小斑块类银屑病和大斑块类银屑病都有可能发展为蕈样肉芽肿。苔藓痘疮样糠疹却不同，虽然皮损中存在T细胞优势克隆，但很少报道发展为皮肤淋巴瘤。

苔藓样糠疹分为急性苔藓痘疮样糠疹、慢性苔藓样糠疹、发热溃疡坏死性苔藓样糠疹。

二、流行病学

苔藓样糠疹是一种不常见、获得性皮肤病，没有种族差异。多见于儿童和年轻人，但可累及任何年龄，男女发病比例为（1.5～3）：1。临床所见的慢性苔藓样糠疹病例数较急性苔藓痘疮样糠疹（PLEVA）高3～6倍。

三、病因与发病机制

苔藓样糠疹的发病机制不清，现主要有三种学说：感染学说、免疫异常学说和淋巴细胞增生异常学说。

1. 感染

一些病原体与苔藓样糠疹发病有关，如HIV、水痘-带状疱疹病毒、EB病毒、巨细胞病毒、细小病毒B19、腺病毒、葡萄球菌、链球菌、支原体和弓形体等。

2. 免疫异常

主要是免疫复合物和细胞介导的免疫反应。一些患者的血清中有高水平免疫复合物，在皮损的真皮交界处均可见到IgM和C_3沉积。在急性苔藓痘疮样糠疹中，血管周围和真皮表皮交界处均可见到IgM和C_3沉积。在急性苔藓痘疮样糠疹中，也发现抑制性T细胞（T8）在真皮中增多，并有移向表皮的倾向，朗格汉斯细胞数量减少。有学者认为，苔藓样糠疹是机体对特定外来物质的淋巴细胞毒性反应，与移植物抗宿主反应的机制很相似。

3. 淋巴细胞增生异常

苔藓样糠疹是一种与T细胞增生异常有关的疾病，三种亚型的苔藓样糠疹患者均能在一些皮损处检测到优势T细胞克隆。发热溃疡坏死性苔藓样糠疹的T细胞浸润以$CD8^+$T细胞为主，它可能代表具有T细胞克隆增殖特点的良性状态，在急性苔藓痘疮样糠疹中大约50%的患者皮损中能发现$CD8^+$T细胞的克隆性增生，在少数慢性苔藓样糠疹皮损中也有CD4或CD8阳性T细胞的克隆性增生。

由于慢性苔藓样糠疹具有T细胞克隆的性质，故有人推测，慢性苔藓样糠疹是皮肤淋巴细胞增生疾病谱系中的一个，位于良性的一端。

4. 相关疾病与因素

苔藓样糠疹与一些疾病相关。例如，慢性苔藓样糠疹也可以偶然发生在蕈样肉芽肿、霍奇金病或其他类型的淋巴瘤患者中。一些药物，如化疗药物的替加氟、雌激素的黄体酮、抗组胺药的阿司咪唑和麻疹疫苗也有报道与苔藓样糠疹发病有关。

四、临床表现

慢性苔藓样糠疹、急性苔藓痘疮样糠疹和发热溃疡坏死性苔藓样糠疹有许多相似的临床和免疫组织学特点，提示这些疾病可能是相互关联的，都属于皮肤克隆性 T 淋巴细胞增生性疾病病谱。这些疾病的组织学具有特征性。

1. 慢性苔藓样糠疹（PLC）

又称点滴型银屑病。损害为粉红色丘疹上覆不易刮掉的细薄鳞屑，用力刮除鳞屑后无点状出血，单个损害在 3~6 周消退，皮损鳞屑比银屑病少，遗留色素沉着或色素减退，不留瘢痕，皮损分布类似于急性苔藓痘疮样糠疹，但皮损可成批出现。本病较轻，轻度瘙痒或无自觉症状，病程持续数月或数年

2. 急性苔藓痘疮样糠疹（PLEVA）

又称 Mucha-Habermann 病，通常是良性、自限性的丘疹鳞屑性疾病，是克隆性 T 细胞介导的淋巴细胞增生性疾病。大多数病例在 11~30 岁发病。除了轻度瘙痒感或低热外无其他症状。其表现为急性发病，多形性皮疹广泛分布。损害为 0.2~1 cm 的坚实丘疹，粉红色至红褐色，圆形、蜡样、有鳞屑，并发生出血，不久丘疹中心出现水疱、小溃疡、坏死、结痂；症状如丘疹性坏死性结核疹，皮损泛发。好发于躯干和上臂，也可累及面部、头皮、掌跖，有时可见于口腔及生殖器黏膜。病程慢性，持续数月、数年，新疹成批发生，少数为急性病程。

慢性苔藓样糠疹和急性苔藓痘疮样糠疹在临床和组织学上表现为连续性过程，一些患者可同时或先后表现为急性苔藓痘疮样糠疹和慢性苔藓样糠疹，皮损常没有症状，在急性苔藓痘疮样糠疹中可有瘙痒或烧灼感。多种形态的皮疹存在，是急性苔藓痘疮样糠疹的特点。并发症有自限性关节炎。

3. 发热溃疡坏死性苔藓样糠疹（PLUH）

是本病最严重的类型，除了上述的皮疹外，还伴有高热，溃疡大而深，可以达到数厘米，有明显坏死，患者红细胞沉降率快。苔藓样糠疹的皮疹分布在躯干或四肢的近心端，但 PLUH 可发生于身体任何部位，甚至黏膜也可受累，少见的节段或区域性受累的情况也有报道。

几种亚型的苔藓样糠疹愈合后均可有炎症后色素减退或色素沉着斑，慢性苔藓样糠疹很少见到瘢痕形成，但在急性苔藓样糠疹中经常可以看到痘疮样瘢痕。

五、组织病理

在急性苔藓痘疮样糠疹中，表皮细胞内和细胞外水肿，可见角质形成细胞坏死和基底细胞液化变性，有红细胞移入表皮，真皮浅层和乳头层水肿，淋巴细胞和组织细胞浸润，呈楔形伸向真皮网状层，也可见到血管壁纤维素样坏死，呈血管炎改变。在慢性苔藓样糠疹中，角化过度和角化不全的角质层内有小群淋巴细胞聚集、棘层肥厚、少量角质形成细胞空泡变性和坏死，真皮浅层和乳头血管外有淋巴细胞浸润，红细胞移入表皮不明显。在 PLUH 中，其炎症表现较急性苔藓痘疮样糠疹更加明显，可见到白细胞碎裂性血管炎或淋巴细胞性血管炎。

六、诊断

1. 慢性苔藓样糠疹

淡红色鳞屑性斑块及苔藓样丘疹，有不易除去的细薄鳞屑，无薄膜现象及点状出血，呈慢性炎症组织病理象。

2. 急性苔藓痘疮样糠疹

急性泛发斑疹、丘疹，类似痘疮样水疱等多形皮损，坏死出血、结痂，留痘疮样瘢痕。

七、鉴别诊断

急性水疱样皮疹要与水痘鉴别，急性坏死性皮疹要与坏死性皮肤感染、血管炎或坏死性脓皮病鉴别。慢性苔藓样糠疹要与点滴型银屑病或扁平苔藓区别。慢性苔藓样糠疹的肢端型很像银屑病，梅毒也可以模仿慢性苔藓样糠疹尤其是掌跖受累或有黏膜受累的表现。虫咬皮炎和药物发疹也要与慢性苔藓样糠疹鉴别。急性苔藓痘疮样糠疹需与淋巴瘤样丘疹病鉴别。

八、治疗

1. 病因治疗

停用可疑药物或针对可疑病因治疗。红霉素、四环素、氨苯砜及抗病毒药物阿昔洛韦可作为基础治疗。若 HIV 感染所致的苔藓样糠疹，可给予沙奎那韦和拉米夫定治疗。

红霉素可使 73% 的病例消退，通常需要治疗 2 个月后才有显著疗效。大部分病例口服红霉素每天 30～50 mg/kg 有效。红霉素减量过程要慢，通常需要数月，取决于对药物的反应。如果红霉素减量过快，容易复发。

2. 光疗

在苔藓样糠疹中是首选的治疗方式，尤其是慢性苔藓样糠疹。其可以选择多种方式，如 UVB、窄谱 UVB、PUVA 或 UVA1，UVB 的安全性最好。光疗治疗急性苔藓痘疮样糠疹的机制可能是紫外线免疫调节发挥作用。

3. 局部治疗

外用糖皮质激素、保湿剂、他克莫司。

4. 系统治疗

应用抗组胺药止痒。较重的苔藓样糠疹可酌情选用糖皮质激素、氨甲蝶呤、维生素 D_2、己酮可可碱、金制剂、硫苯哒唑、氨苯砜、免疫球蛋白、环孢素和维 A 酸类。

5. 分类治疗

（1）急性苔藓痘疮样糠疹：治疗方法如下。①抗生素，如红霉素或四环素。②抗组胺药。③免疫抑制剂，如环孢素、氨甲蝶呤、泼尼松。④光疗，如宽谱 UVB、窄谱 UVB（311～313 nm）或 PUVA。⑤外用药物，如抗生素、焦油制剂、糖皮质激素。

（2）慢性苔藓样糠疹：以局部治疗为主。

九、循证治疗选择

1. 慢性苔藓样糠疹

中波紫外线治疗（UVB）[D]，长波紫外线治疗（UVA）[D]，光化学疗法（PUVA）[D]，他克莫司外用[C]，四环素[D]，红霉素[D]，氨甲蝶呤[D]，阿维 A 酸[D]，环孢素[E]，维生素 D_2[E]。

2. 急性苔藓痘疮样糠疹

口服四环素[D]，中波紫外线（UVB）[D]，长波紫外线（UVA）[D]，PUVA[D]，氨甲蝶呤[D]，环孢素[E]，己酮可可碱（400 mg/d，每天 2 次×2 周，然后改为每天 3 次）[D]，系统性糖皮质激素[E]，氨苯砜[E]，维生素 D_2[D]。

十、预后

苔藓样糠疹为慢性，病程长，它的特点为反复成批群集性出现皮损，可自然消退。疾病可在数周、数月或数年后缓解，一般急性苔藓痘疮样糠疹较慢性苔藓样糠疹持续时间短。但慢性苔藓样糠疹是一种良性疾病，经数月或数年可自愈。病程还与皮损的分布情况关系密切，皮损位于外周（肢体远侧）病程长，位于近心端（躯干）次之，弥漫性分布最短。

对于慢性苔藓样糠疹，在大多数治疗方案中，患者的病情改善表现为治疗组比未治疗患者极少有新的皮疹发生，病程缩短及复发时间较长。慢性苔藓样糠疹的单个损害一般在 3~6 周消退，遗留少数沉着。

第四节　毛发红糠疹

毛发红糠疹（PRP）又称毛发糠疹、尖锐红苔藓，是指一组以局限性毛囊角化、掌跖角化病和红皮病为特征的慢性皮肤病，重症毛发红糠疹可无前驱症状，突然起病或与 HIV 感染有关。

一、病因与发病机制

病因不明，遗传因素、维生素 A 缺乏、角化障碍可能与发病有关。

大多数病例为常染色体显性遗传，或为隐性遗传。有人认为与维生素 A 代谢异常有关，很少有证据支持这一点。本病患者血清视黄醇结合蛋白低下，存在视黄醇结合蛋白代谢缺陷。本病与自身免疫性疾病、免疫异常、内在肿瘤、感染，以及 HIV 感染的联系均有报道。此外，毛发红糠疹与表皮生成速率增加有关。

二、临床表现

1. 基本损害

为毛囊角化性丘疹，淡红褐色、棕色或正常皮色。丘疹干燥、坚硬、顶端尖锐，扪之有木锉感，中心有小角质栓，剥除角栓后可见特征性小凹陷，27%~50% 患者第 1 及第 2 指节背侧常见有上述特征性丘疹，具有诊断意义。散在的毛囊角化性丘疹可融合成大小不等、基底发红、边界清楚的鳞屑性斑块。躯干、四肢的斑块类似银屑病。重者可波及全身，形成红皮病，在受累区常可有正常皮岛。75%~97%的患者可伴有掌跖角化，指（趾）和裂隙状出血、甲增厚。

2. 发病特征

毛发红糠疹男女发病比例相等，儿童早期至 80 岁均可发病，人群中年龄分布呈双峰型（高峰为 1~10 岁和 41~60 岁）或三峰型（高峰为 1~10 岁、11~20 岁和 51~60 岁）分布。皮疹多从头皮及面部开始，类似干性脂溢性皮炎损害，逐渐向躯干、四肢扩延。有时微痒、灼热。

儿童毛发红糠疹数年内可复发，而成人型毛发红糠疹无此特征。局限型毛发红糠疹的特点是通常在肘部和膝部出现橘红色的斑块，有境界清楚的毛囊过度角化和红斑。3 年缓解率为 32%。毛发红糠疹的分型及临床特点见表 6-8。

表 6-8　毛发红糠疹的分型及其临床特点

类型	发生率	临床特征
成人型		
典型（Ⅰ型）	50%	急性发病，毛囊性角化丘疹、鳞屑性斑块，淡橘红色毛囊间红斑常从头至尾方向扩展，易于形成红皮病，掌跖角化过度，80% 病例在起病 1~3 年自行消退
非典型（Ⅱ型）	5%	慢性病程，部分区域有毛囊性角化，其他部位可见板层样脱屑，可伴有湿疹、秃发，较少形成红皮病
幼年型		
典型（Ⅲ型）	10%	5~10 岁发病，具有Ⅰ型临床特点，一般在 1~2 年自行消退
局限型（Ⅳ型）	25%	生后数年内发病，膝部、肘部有边界清楚的红色斑块、毛囊性角栓，躯干和头皮见少数散在鳞屑性红斑，部分病例于青少年晚期消退
非典型（Ⅴ型）	5%	出生时或生后数年内发病，表现为红斑、毛囊性角栓和角皮病，少数有指（趾）硬皮病样改变，部分病例有家族史，很少能自愈
HIV 相关型（Ⅵ型）	—	除了酷似 PRP 皮损之外，还有面部和躯干上部丝状角化损害、聚合性痤疮
肿瘤相关型（Ⅶ型）	—	临床表现类型为Ⅰ与Ⅱ型。多见于老年人，常与肿瘤相关，如肝癌、肾细胞癌、转移性腺癌、支气管腺癌、白血病、多发性骨髓瘤、皮肤梅克尔细胞癌、鳞状细胞癌

临床上典型成人型毛发红糠疹（Ⅰ型）和青少年毛发红糠疹最常见。

三、组织病理学

角化过度，毛囊角栓，毛囊局灶性角化不全。棘层不规则地增厚，皮肤棘层松解少见。真皮上部管周及毛囊周围有轻度炎症细胞浸润。

四、诊断与鉴别诊断

特征性临床表现是最有价值的诊断依据，本病应与下列疾病鉴别。

1. 银屑病

有多层银白色鳞屑斑丘疹，去除鳞屑可见薄膜及点状出血表现。掌、跖无角化过度。

2. 脂溢性皮炎

主要累及多脂区，具有油腻性鳞屑，无毛囊角化性丘疹。

3. 毛周角化病

毛囊角化性丘疹多见于四肢伸侧，尤以上臂伸侧、股外侧为多，无鳞屑性斑块。

4. 维生素 A 缺乏症

皮疹可呈毛囊性丘疹，无糠状鳞屑性斑块。重者伴有眼干燥、夜盲、角膜软化。

五、治疗

1. 系统治疗

（1）维 A 酸类：①异维 A 酸，是有效的药物，服用 4 周即可改善红斑、瘙痒、鳞屑、睑外翻和皮肤角化。服药 16～24 周可显著改善或清除病损。剂量为每天 0.5～2.0 mg/kg，持续 6 个月。②阿维 A 治疗数月也有效，每天 0.5～1 mg/kg，分次口服，以后逐渐增加，有效剂量为每天 1.5～2.0 mg/kg，持续 6 个月，阿维 A 疗效优于异维 A 酸。③阿维 A 酯，每天 0.25～0.5 mg/kg，增加至每天 1 mg/kg，最大剂量每天不得超过 75 mg，需连服数月。

皮质激素对发展为红皮病者可应用，如与维生素 A 合用能增强疗效。

重症者可试用免疫抑制剂，MTX 每天口服 2.5 mg，比每周口服更有效，或比维 A 酸类药更有效。其也可用硫唑嘌呤或氨甲蝶呤、环孢素、英利西单抗、雷公藤总苷。单独应用氨甲蝶呤 2.5～30 mg 或与维 A 酸联用有很好效果。此外，可用雷公藤总苷 1～1.5 mg/kg，分 2～3 次口服，或雷公藤煎剂每天 30～50 g。

（2）物理治疗：糠浴、淀粉浴或矿泉浴，阿维 A 酸与窄谱 UVB 或与 UVA1 联合治疗。也有人认为毛发红糠疹有光敏性，大部分患者皮肤发红，用 PUVA 或 UVB 可加重病情。

2. 局部治疗

以角质溶解、润泽皮肤为原则，可选用 3%～5% 水杨酸软膏、10%～20% 尿素软膏、30% 鱼肝油软膏、卡泊三醇软膏（50 μg/g）、0.1% 维 A 酸软膏及各种皮质激素软膏或霜剂。长期大面积用药注意吸收中毒。

3. 中医治疗

治宜健脾和胃、养血润肤。方用党参、苍术、白术、山药、丹参、鸡血藤、白藓皮各 15 g，茯苓、陈皮、赤芍、胡麻子各 10 g。

六、循证治疗选择

阿维 A[B]，异维 A 酸[B]，氨甲蝶呤[D]，硫唑嘌呤[E]，抗反转录病毒治疗[D]，卡泊三醇[E]，阿维 A 酸与窄谱 UVB（TL-01）联合治疗[E]，阿维 A 酸与 UVA1（320～340 mm）合用治疗[E]，体外光化学治疗[E]。

七、预后

本病某些类型可自行消退，如 80% 的 Ⅰ 型病例 1～3 年消退，Ⅲ 型病例一般 1～2 年自行消退，Ⅳ

型部分于青少年晚期消退，V型罕见自发性消退，HIV 相关型视 HIV 感染控制的程度而定。

第五节　玫瑰糠疹

玫瑰糠疹是一种轻度炎症性发疹性疾病，其基本损害为圆形或椭圆形，覆有糠状鳞屑的玫瑰色斑疹。发病有一定规律性和特征性，首先发生一个母斑，常位于躯干部，1～2 周后发生继发疹，皮疹泛发，好发于躯干和四肢近端，病程为自限性。整个病程为 6～12 周。

（一）病因与发病机制

1. 病毒感染

病因不明，先驱斑的形成、自限性病程、季节性发病的倾向和很少复发都说明可能与病毒感染有关。68% 的患者有上呼吸道感染史，目前认为，可能与疱疹病毒 HHV-6、HHV-7 感染有关。有报道患者 HHV-7 不仅在血浆和皮肤阳性，外周血单核细胞中也可以测到，但也有学者不认同此结果。

2. 细胞免疫反应

研究表明，细胞免疫反应参与了本病的发生。①皮肤内浸润细胞主要为辅助/诱导 T 细胞（Leu-3a）。②表皮、真皮乳头内朗格汉斯细胞明显增多。③角质形成细胞出现 HLA-DR 抗原的局部表达。④朗格汉斯细胞附近的角质形成细胞可出现细胞溶解。

（二）临床表现

本病以 15～40 岁的人群发病率为最高，春秋季多发。女性受累较男性更常见，2% 的患者可以复发。

1. 经典玫瑰糠疹

（1）前驱症状：20% 的患者有全身不适、疲劳、低热、头痛、咽痛、肌肉关节疼痛、颈部腋窝淋巴结肿大等前驱症状。

（2）母斑：约 80% 的患者在颈部、躯干及大腿等部位先出现一个圆形或椭圆形的黄红色斑，直径为 3～5 cm，边缘略微高起，表面覆有灰白色细薄鳞屑，称为母斑或先驱斑（图 6-3），但常被患者忽视。

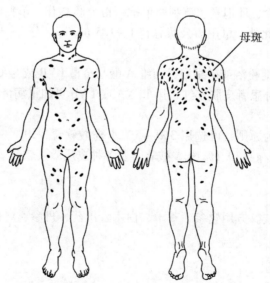

图 6-3　玫瑰糠疹：母斑及沿皮纹分布的继发斑

（3）子斑（继发疹）：约几天至几周内（平均为 7～14 天），躯干及四肢近心端相继出现泛发性皮损。初起时为针头帽大小的圆形或椭圆形斑疹或丘疹，逐渐扩大至 0.5～2 cm，长轴与皮纹一致，呈玫瑰红色、鲜红色或黄红色，覆有少量细薄糠状鳞屑，边界清楚，中心呈皱纹纸样。其散在分布，多不融合，称为继发斑或子斑，此时母斑颜色变淡而逐渐消退，皮损成批出现，新旧皮损可同时存在。3～4周后，皮损停止发生。再经3～4周，皮损自中心向边缘消退而呈环状，颜色渐转为淡红色、褐色或淡褐色，鳞屑增多，脱屑后完全消退。直接暴露于太阳光下可加速皮损痊愈，而那些遮盖保护部位皮损继续存在。皮损数量为数个至数百个不等，可留色素沉着。

（4）病程：6～12周。自觉瘙痒。皮损干燥，偶有渗液。

2. 非典型玫瑰糠疹

（1）顿挫型：指仅有母斑而未出现子斑者。

（2）炎性玫瑰糠疹：有时典型皮损中可有多发性小水疱、脓疱或紫癜等多形性损害。

（3）反向玫瑰糠疹：外周血嗜酸性粒细胞及淋巴细胞增多。

（4）巨大型玫瑰糠疹。

（5）丘疹型玫瑰糠疹。

（6）水疱型玫瑰糠疹。

（7）荨麻疹型玫瑰糠疹。

（8）紫癜型玫瑰糠疹。

（9）复发性玫瑰糠疹。

（10）脓疱型玫瑰糠疹。

（11）多形红斑型玫瑰糠疹。

（三）诊断与鉴别诊断

根据典型皮损、好发部位、自限性及不易复发等特征，不难诊断。有时本病需与下列疾病鉴别。

1. 体癣

好发于躯干或面部，为环状损害，边缘有丘疹、水疱，鳞屑中可查到真菌。

2. 二期梅毒疹

感染梅毒螺旋体后9～12周发生，缺乏自觉症状，有一期梅毒史，梅毒血清反应强阳性。

3. 银屑病

有较厚的银白色鳞屑及薄膜现象、Auspitz征等。

4. 药疹

可呈玫瑰糠疹样，但有服药史，有病程短、适当处理易于消退等特点。

（四）治疗

1. 一般治疗

多数患者无症状，可不必治疗。有报道口服红霉素0.25 g，4次/天，儿童每天25～40 mg/kg，分4次口服，治疗2周可使皮损完全消失。可内服抗组胺药。重症者可酌情使用皮质激素。根据疱疹病毒感染的理论，可选用抗病毒感染，如万乃洛韦300 mg，2次/天，连用2周。

2. 物理治疗

红斑处中波紫外线（UVB）、窄谱UVB均可选用，可减少瘙痒和加速皮疹消退，在发病第1周治疗最有效。其他还有糠浴或矿泉浴、皮下注射氧气疗法、氦氖激光照射治疗。

3. 外用治疗

干燥者可用润肤剂，瘙痒者用安抚止痒剂如炉甘石洗剂或糖皮质激素霜涂布。

（五）循证治疗选择

局部糖皮质激素外用[E]，润肤剂[E]，口服抗组胺药[E]，UVB[B]，口服泼尼松龙[D]，口服红霉素[B]。

（六）预后

本病呈自限性，4～8周后常自然消退。

第六节 白色糠疹

白色糠疹又称单纯糠疹，是一种亚临床皮炎，好发于儿童或青少年，有人认为是一种非特异性皮炎，属特应性皮炎的一种类型。

（一）病因

营养不良、维生素缺乏、日晒、皮肤干燥、铜缺乏、肥皂浸洗及感染因素（如细菌、病毒、皮肤癣菌或糠秕孢子菌等）是可能的诱发因素。但也有人认为它可能是特应性皮炎的一种类型，因为许多患者有典型的特应性皮炎特征或有特应性皮炎家族史，同时有些没有典型的特应性特征。

（二）临床表现

1. 基本损害

皮损为干燥鳞屑性圆形浅色斑，初发时为少数孤立的圆形或椭圆形淡红色或苍白色斑片，边界不太清楚，可逐渐扩大或增多。皮损常为 4 ~ 5 个或更多，直径为 1 ~ 4 cm。表面干燥，覆有少量灰白色细小鳞屑，基底炎症反应轻微。

2. 发病特征

皮损好发于颜面，尤以两颊多见，偶可见于颈部及上臂。男性和肤色深的人群有多发的趋势。多无自觉症状，或有微痒。经数周至数年余可自愈，有的患者鳞屑消失后仍留白色斑 1 年或更久。应与白癜风、花斑癣等相鉴别。白癜风为乳白色斑，边缘有色素加深带；花斑癣为淡黄色或淡褐色斑，覆有糠状鳞屑，真菌检查阳性。

（三）诊断与鉴别诊断

儿童和青少年面色苍白或淡红色斑，易于诊断。本病需与花斑癣、白癜风、继发性色素减退斑鉴别。

（四）治疗

本病可不治疗，可服用 B 族维生素及外用 3% ~5% 硫黄霜、2% 水杨酸软膏、5% 尿素软膏及 1% 氢化可的松软膏、维 A 酸类软膏、氟氖那酸丁酯软膏、肝素钠、多磺酸黏多糖软膏、PUVA 等。

（五）预后

治疗可促进色素沉着。本病预后良好，一般经过数月或数年自然痊愈。

第七章

大疱及疱疹样皮肤病

第一节　天疱疮

天疱疮是一类原因尚不明确的自身免疫性大疱性疾病。以累及皮肤黏膜的表皮内水疱、大疱为主要特征，病情严重，易复发。

一、流行病学

国外研究发现地中海地区天疱疮的发病率较高，可能与人种有关。目前相关基础研究结果表明天疱疮的发病与 HLA-DR，DQ 及 HLA-G 等位基因相关，可能也是该病种族差异的原因之一。有较高发病率的人种主要是犹太人和吉普赛人。成年人中发病率最高的国家是以色列，高出平均发病率 3 倍以上。无性别差异，好发于 30 ~ 50 岁的中年人，其特殊类型地方性落叶型天疱疮在南美洲和欧洲流行，多发生于农村儿童和青年。

二、病因

目前认为天疱疮是一种自身免疫反应，致病性抗体主要是抗桥粒糖蛋白成分的 IgG，少数为 IgA。部分特殊类型天疱疮的病因可能与药物或者肿瘤有关。

（1）寻常型和增殖型天疱疮的主要自身抗原为桥粒芯糖蛋白Ⅲ（分子量 130 kD）。

（2）落叶型天疱疮抗原是桥粒芯糖蛋白Ⅰ（分子量 160 kD）。

（3）天疱疮抗体也可损伤钙黏蛋白，破坏细胞间的粘连，导致棘层松解。

三、临床表现

根据临床特点天疱疮可分为寻常型天疱疮，增殖型天疱疮、落叶型天疱疮、红斑型天疱疮等。

1. 寻常型天疱疮

是最常见而又最严重的类型，多发于中年人，好发于口腔、胸、背、头颈部，鼻、眼结膜、生殖器、肛门、尿道等部位的黏膜均可受累。60% 患者初发症状为口腔黏膜水疱和糜烂，4 ~ 6 个月后才出现皮肤损坏，典型皮损为外观正常的皮肤或者红斑基础上发生水疱或者大疱，疱液清亮，疱壁较薄，尼氏征阳性，易破溃形成糜烂面。如不及时治疗可因大量体液和蛋白丢失，发生低蛋白血症，继发感染而危及生命。

2. 增殖型天疱疮

是寻常型的良性型，临床少见，发病年龄较轻，口腔损害较晚。好发于头面、鼻唇沟、乳房下、脐窝、腋下、腹股沟等部位。

根据严重程度临床上又分为以下几型。

（1）轻型：原发损害为小脓疱，水疱不明显，疱破后在糜烂面上形成增殖性损害，临床表现类似增殖型皮炎，病情轻，经过缓慢，预后好。

（2）重型：原发损害如同寻常型天疱疮，初起为松弛性水疱，水疱破后有较多浆液性脓性分泌物，以后糜烂面逐渐增生，形成乳头瘤样斑块，皱褶部位的损害尤为明显，且易继发细菌感染，有臭味；黏膜损害多见，可发生在皮损之前或之后，常在口腔、鼻腔、外阴、肛门等处发生水疱，易破溃形成溃疡。

3. 落叶型天疱疮

多累及中老年人，皮损初发于头面、躯干，逐渐发展，遍及全身。水疱常发生于红斑基础上，疱壁更薄，尼氏征阳性，极易破裂，渗出少，在糜烂面上可形成黄褐色油腻性疏松的鳞屑和落叶状薄痂，痂下湿润，有腥臭味；非典型的皮损水疱不明显，表现为局部皮肤肿胀、充血，表皮浅层剥离，有少量渗出糜烂，形成叶片状屑痂，类似剥脱性皮炎；本型黏膜受累少见，即使黏膜受累也不严重。

4. 红斑型天疱疮

本病也称 Sener-Usher 综合征、脂溢性天疱疮，是落叶型的良性型，好发于头面、胸背上部，下肢和黏膜很少累及。早期皮损类似于红斑狼疮的蝶形红斑，之后出现散在、大小不等的浅表性水疱，尼氏征阳性，极易破裂，在糜烂面上常结成黄痂或脂状鳞屑，类似脂溢性皮炎。本病日晒后可加重，除轻微瘙痒外，一般无全身症状。病程长，水疱此起彼伏，有时可发展成落叶型天疱疮。

5. 其他类型的天疱疮

（1）疱疹样天疱疮：见本章第二节。

（2）IgA 天疱疮：是一种新型自身免疫性表皮内水疱性疾病，分为两个特殊亚型：角层下脓疱性皮肤病型和表皮内中性粒细胞性 IgA 皮肤病型，分别又称为"IgA 落叶性天疱疮"和"IgA 寻常性天疱疮"。本病常见于中、老年人，女性发病率偏高，好发于腋下和腹股沟等皮肤褶皱部位，躯干、四肢近端和下腹部也经常受累（SPD 型 IgA 天疱疮多见于腋下和腹股沟；IEN 型 IgA 天疱疮好发于下腹部，躯干和四肢也可广泛分布），掌、跖较少，但黏膜极少受累。多表现为红斑或正常皮肤上出现松弛性脓疱或水疱，脓疱多倾向于融合成圆形或环形，中央有结痂和鳞屑，边缘有少数水疱，伴明显瘙痒，尼氏征一般为阴性，有时可为阳性；疱液培养无细菌生长；瘙痒明显，一般无全身症状，也可有轻到中度发热，临床呈良性经过，病程缓慢。

（3）副肿瘤性天疱疮（PNP）：多为来源于淋巴系统的肿瘤，Castleman 病是我国 PNP 患者最常见伴发肿瘤，其他为乳腺癌、肺癌、宫颈癌等，可发生于任何年龄，病情较重，对糖皮质激素反应性较差。最常见的症状为口腔及唇部黏膜糜烂、溃疡、出血。国外文献报道，90%的患者有口腔糜烂，45%的患者首诊仅表现为口腔糜烂，同时可累及支气管、食管和外阴等黏膜；另一突出表现为疼痛性、糜烂性眼结膜炎，躯干及四肢皮疹呈多形性，常见有红斑、水疱、糜烂、结痂、丘疹鳞屑性损害、多形红斑样损害及掌跖部位的扁平苔藓样皮肤损害，疼痛显著。

（4）药物诱导性天疱疮：多在用药数月后发生，易由 D-青霉胺、卡托普利、吡罗昔康和利福平等含有硫氢基团的药物诱发。多数患者病情较轻，停药后 15% ~52.6% 患者可自行缓解。

（5）地方性落叶型天疱疮：又名巴西天疱疮（FS），在南美洲和欧洲流行，多发生于农村儿童和青年，临床分为三型。

1）局限型：脂溢部位有褐黄色或紫色角化斑块。

2）泛发型：为剥脱性皮炎样，红皮病样或者广泛分布的角化斑块和结节损害。

3）色素沉着型。

地方性落叶型天疱疮与落叶型天疱疮具有相同的特异性 IgG 抗体，现多认为特异性 IgG4 为它们的致病性抗体。不同的是 FS 患者的亲属或者流行地区的正常人若无此病的临床指征，则其血清特异性抗体为阴性。抗体滴度与疾病轻重及活动性不相关。本病 HLA-DR1 或 HLA-DR1 和 HLA-DR4 阳性率高，非地方性落叶型天疱疮 HLA-DR4 阳性率高。

四、实验室检查

（1）大部分患者可有轻度贫血，且贫血与病情严重程度成正比。白细胞总数及中性粒细胞百分比常中度增加，并多与继发感染有关。半数患者可有嗜酸性粒细胞升高，红细胞沉降率加快，血清总蛋白、白蛋白偏低，免疫球蛋白高低不一。

（2）细胞学检查。用玻片在疱底或糜烂面上轻压印片，或用钝刀轻刮糜烂面后涂片做革兰染色，可见单个或成群的棘层松解细胞，细胞圆形或卵圆形，细胞间桥消失，胞核圆形，大而深染，可见核仁，核周围有浅蓝色晕，胞质均匀，呈嗜碱性。天疱疮细胞聚集或者孤立存在。

（3）免疫荧光检查。天疱疮患者皮损周围的皮肤行直接免疫荧光检查可见到角质形成细胞间 IgG 及 C_3 呈网格状沉积，间接免疫荧光提示 80% ~90% 的天疱疮患者血清中可存在抗天疱疮抗体。但免疫荧光检查特异性和敏感性不高，其抗体滴度不能很好地反映疾病的严重程度。

（4）酶联免疫吸附试验。对特异性抗体的检测比免疫荧光检查有更好的特异性和敏感性。对特异性抗 Dsg1 和 Dsg3 抗体的检测能够帮助鉴别诊断寻常型天疱疮和落叶型天疱疮。在病情活动期，90% 以上患者血清中有高滴度抗表皮细胞间物质的循环抗体，抗体滴度与病情的严重程度基本平行。临床症状改善后抗体滴度可下降或转阴。病变复发前 2~4 周天疱疮抗体滴度可先升高。

（5）免疫印迹及免疫沉淀。副肿瘤性天疱疮患者血清中存在多种抗表皮棘细胞间连接蛋白的抗体，除了抗 Dsg 外，还可检测到抗壳斑蛋白抗体、抗周斑蛋白抗体、抗桥粒斑蛋白-Ⅰ、抗桥粒斑蛋白-Ⅱ抗体和大疱性类天疱疮抗原 BPAG1 抗体等。

（6）免疫遗传学。在犹太患者中 HLA-DR4 和 DQ8 阳性率高，非犹太患者中 HLA-DR6、DQ1 和 DQ5 阳性率高。

法国针对 13 例高加索人 PNP 患者的研究发现，62% 的患者具有 *DRB*1 * 03 基因，而近期的研究发现我国 PNP 患者免疫易感基因位于 HLA-Cw 位点。

五、病理变化

基本组织病理变化是棘层松解、表皮内裂隙和水疱，疱腔内有棘层松解细胞。各型天疱疮棘层松解的部位不同。

1. 寻常型天疱疮

水疱或裂隙发生于棘层下方或基底层上方，疱底排列一层基底细胞，形成绒毛状；疱液中有棘层松解细胞，细胞体积大，核浓缩居中，胞质均一。

2. 增殖型天疱疮

早期水疱或裂隙的发生与寻常型相同，但绒毛形成、表皮嵴下伸更明显，晚期有表皮角化过度、棘层肥厚呈乳头瘤样增生。

3. 落叶型天疱疮

水疱、裂隙位于棘层上部或颗粒层，陈旧的皮损有角化过度、角化不全、角栓形成和棘层肥厚，颗粒层内可见形态类似的角化不良细胞，有诊断价值，真皮内中等量炎症细胞浸润，嗜酸性粒细胞增多。

4. 红斑型天疱疮

与落叶型天疱疮相同，但陈旧损害中毛囊角化过度，颗粒层棘层松解，角化不良细胞更显著。

5. 副肿瘤性天疱疮

病理显示棘松解发生于基底层上方，有明显的角质形成细胞坏死，基底细胞空泡变性；免疫病理也可出现 IgG 或补体沉积于基底膜区。

直接免疫荧光检查显示几乎所有患者在角质形成细胞间有 IgG、C_3 呈网格状沉积；寻常型天疱疮主要沉积在棘层中下方，落叶型天疱疮主要沉积在棘层上方甚至颗粒层；红斑型天疱疮暴露部位的皮肤除表皮细胞间有 IgG、C_3 呈网格状沉积外，在基底膜带（基膜带）还有 IgG、C_3 呈线状沉积；IgA 型天疱疮角质层下脓疱型的 IgA 主要沉积于表皮上层细胞间，表皮内脓疱型 IgA 沉积于整个表皮内，并在表皮内偶有 C_3、IgG、IgM 沉积；副肿瘤性天疱疮也有 IgG 或补体在基底膜带沉积。

电镜观察：早期改变是表皮细胞间基质或糖被膜局部或全部溶解，细胞间隙增宽，后张力丝从桥粒附着板处脱落，桥粒消失。免疫电镜发现 IgG 紧贴在角质形成细胞表面，与桥粒无明显关系。

六、诊断与鉴别诊断

1. 主要诊断依据

（1）皮肤上发生松弛性水疱、大疱，壁薄易破，形成糜烂、结痂，常伴有黏膜损害，尼氏征阳性。

（2）疱液或疱底涂片可查到棘层松解细胞。

（3）组织病理主要表现为表皮内水疱和棘层松解，在电镜下可以发现桥粒中心部解离，而使细胞间丧失结合能力。这也是尼氏征的病理基础。

（4）免疫病理示棘细胞间有 IgG、C_3 呈网状沉积。

（5）间接免疫荧光检查或酶联免疫吸附试验提示血清中有高滴度天疱疮抗体。

增殖型天疱疮除有上述变化外，可见有表皮增生呈现假上皮瘤样改变，表皮内有多数嗜酸细胞小脓肿形成。

落叶型天疱疮和红斑型天疱疮棘融解性水疱发生在表皮浅层（角层下或颗粒层内）。

2. 鉴别诊断

（1）大疱性类天疱疮：多发于老年人；基本损害为疱壁紧张性水疱、大疱，不易破裂，破裂后易愈合，尼氏征阴性，黏膜损害少见；组织病理为表皮下水疱；免疫病理显示皮肤基底膜带有 IgG 和（或）C_3 呈线状沉积。

（2）疱疹样皮炎：本病少见，主要发生于中青年；以厚壁水疱为主的多形性损害常簇集成群或呈环形排列，疱壁紧张，尼氏征阴性，瘙痒剧烈；组织病理示表皮下水疱及嗜中性粒细胞为主的细胞浸润；直接免疫荧光检查示真皮乳头有颗粒状 IgA、C_3 沉积；多数患者伴有谷胶敏感性肠炎。

（3）线状 IgA 大疱性皮病：见于儿童和成年人；皮损为弧形或环形排列的紧张性水疱、大疱，尼氏征阴性；组织病理为表皮下水疱；免疫病理示 IgA 呈线状沉积于基底膜带；70% 患者血清中可测出抗基底膜带的 IgA 循环抗体。

（4）获得性大疱性表皮松解症：多见于成年人，儿童和老年人也可发病；基本损害为紧张性水疱、大疱，少数伴有口腔黏膜损害；病理变化为表皮下水疱；免疫病理示基底膜带有 IgG、C_3、C_4 呈线状沉积；血清中可测到抗Ⅶ型胶原的 IgG 抗体；多数患者 HLA-DR2 阳性。

（5）大疱性多形红斑：好发于春秋季节，儿童、青少年患病率高；皮肤损害呈红斑、水疱、大疱、血疱、瘀斑等，尼氏征阴性，大疱周围有红斑，易破，疱液浑浊，多呈血性，黏膜受累广泛而严重，伴有发热、关节痛、蛋白尿等全身症状，严重者出现全身中毒症状及各器官损害。

（6）口腔损害需与阿弗他口腔炎和扁平苔藓进行鉴别，糜烂面涂片和活检可协助诊断。

（7）角质层下脓疱病：需与 IgA 天疱疮进行鉴别。本病皮损为松弛、壁极薄的表浅脓疱，主要分布于腋下、乳下、腹股沟等皱褶部位；病理为角质层下脓疱，偶见棘层松解细胞；直接免疫荧光检查表皮内无抗体沉积。

（8）家族性良性慢性天疱疮：常染色体显性遗传性皮肤病，临床特点是颈、腋、腹股沟等皮肤皱褶处反复发生的水疱、糜烂及结痂，组织病理表现为基底膜上层裂隙、绒毛、大疱，表皮内棘层松解、棘细胞间桥消失如倒塌的砖墙。免疫荧光检查阴性。

七、治疗

1. 支持治疗

给予高蛋白、高维生素饮食。注意维持水、电解质平衡。全身衰竭者给予白蛋白、血浆或者全血，少量多次应用。

2. 系统治疗

（1）糖皮质激素：为目前治疗本病的首选药物。一旦确诊应及早应用，初始剂量应足够，以尽快控制病情。常用泼尼松、地塞米松等，按照皮损范围、严重程度决定最初剂量（首剂量），以泼尼松为例，一般对皮损面积占体表不足 10% 的轻症病例，或损害仅限于口腔黏膜的患者，以 30～40 mg/d 为宜；占 30% 左右的中度病例，以 60~80 mg/d 为宜；占 50% 以上重症病例，则以 80~100 mg/d 为宜。对糖皮质激素常规治疗无反应，可采用冲击疗法，用甲泼尼龙 250~1 000 mg/d 静滴，连用 3~5 天后改服泼尼松 40 mg/d，如不能彻底控制，1 个月后再次冲击治疗。给药后应密切观察病情，若 5~7 天无好转，且仍有新水疱出现，应及时增加泼尼松的用量，增加剂量应为原剂量的 40%~50%。少数患者血清中有高滴度天疱疮自身抗体，口腔黏膜病变严重，口服药有困难时，可选用氢化可的松或地塞米松（相当于相应量泼尼松），待皮疹完全控制、无新水疱发生，继续维持 2~3 周后逐渐减药。减量速度不宜太快，根据病情每隔 10~20 天减量 1 次，每次以减前量的 1/6~1/10 为宜，有条件每 2~3 周检测抗体滴度，指导减药。开始减药的速度可快些，如最初 3~4 周，可每 7~10 天减总药量的 10%，以后每 2~4 周减 1 次。并逐渐过渡到隔日服药的维持剂量治疗阶段，维持剂量可为隔日晨起顿服 15~20 mg，常需服用数年。若治疗规律，多数患者可逐渐停药达到痊愈，一般平均需要 4~5 年的服药时间。减药过程中一旦有新疹出现，则应暂停减药。若因减药速度太快或骤然停药，导致皮疹大面积复发，则需果断地增加用量或重新给药。

在糖皮质激素治疗期间，应注意其不良反应，并及时处理。

（2）免疫抑制药：单独使用或与糖皮质激素联合使用。与糖皮质激素联合应用，疗效较好，可选用硫唑嘌呤 1~2.5 mg/（kg·d）分次口服，或环磷酰胺 1.5~2 mg/（kg·d）口服或 2~4 mg/kg 静脉给药，隔日 1 次，总量为 6~8 g，或氨甲蝶呤 10~25 mg 肌内注射或静脉滴注，每周 1 次，或环孢素 3~8 mg/（kg·d）分次口服，病情好转后改为 2~3 mg/（kg·d），或麦考酚酸酯（骁悉）50~200 mg/d。重症病例宜先用糖皮质激素控制病情后再加免疫抑制药，可以缩短治疗时间，减少药物用量。免疫抑制药一般在应用 1 个月后出现疗效，出现疗效后，一般先减糖皮质激素，之后减免疫抑制药。应用免疫抑制药物须密切注意监测其胃肠道反应、骨髓抑制及肝肾功能损伤等不良反应，及时采取相应对策。

（3）金制剂：一般用硫代苹果酸金钠，每周肌内注射 1 次，首次 10 mg，第 2 次 25 mg，直至病情控制后改为每 2~4 周肌内注射 50 mg。一般在总剂量达到 300 mg 时才出现效果。目前应用较少。

（4）免疫调节治疗。

1）大剂量丙种球蛋白静脉给药：对大剂量糖皮质激素及与免疫抑制药联合治疗效果不佳同时又合并严重的感染症状时可考虑此方法。1~2 g/（kg·d），静脉给药，连续 3~5 天。

2）血浆置换术/免疫吸附疗法：利用设备去除患者血浆中的自身抗体。每次的血浆置换量以及血浆置换次数需根据病情程度而定。

（5）单克隆抗体疗法：单克隆抗体疗法是一种疗效高、特异性强的治疗手段。近年来单独使用单克隆抗体或者联合免疫抑制药、联合静脉注射丙种球蛋白用于天疱疮的治疗，收到良好的效果。国外常用 Rituximab（抗 CD20 单抗，美罗华）来治疗重症的 PV 和 PNP，一般采用 375 mg/m^2，每周 1 次，连续 4 周。也有报道使用 Infliximab（TNF-α 单抗）治疗顽固性天疱疮有效。

（6）造血干细胞移植：近几年来，自体外周血造血干细胞移植用于糖皮质激素和免疫抑制药治疗无效的重症天疱疮有效。

（7）抗感染治疗：主要用于预防和控制皮损部位的细菌、真菌感染，应尽早使用。

（8）其他治疗：除了以上介绍的治疗药物及方法，还要一些药物如雷公藤总苷，40~60 mg/d，口服。氨苯砜，100~300 mg/d，口服。反应停，50~100 mg/d，口服。烟酰胺，四环素，左旋咪唑（0.1~0.2 g/d，联用泼尼松）。苯丁酸氮芥，4~10 mg/d，及体外光化学疗法，也都有一定效果。

3. 局部护理和外用药物

加强护理，防止继发感染。对皮损广泛者给予暴露疗法，用 1∶8 000 高锰酸钾溶液或者 1∶1 000 苯扎溴铵清洗创面，保持创面清洁，感染性皮损根据细菌培养结果选取有效抗生素。口腔黏膜损害可用 10% 甘草水或朵氏液漱口，外涂他克莫司软膏、碘甘油或者 2.5% 金霉素甘油。疼痛严重者，进食前外涂 3% 达克罗宁液或 1% 普鲁卡因溶液漱口。

4. PNP 的治疗

主要是手术切除肿瘤病灶或治疗原发肿瘤，同时予糖皮质激素和（或）免疫抑制药治疗，静脉注射人血免疫球蛋白冲击治疗。现认为美罗华和 Daclizumab（抗 IL-2R 单抗）是治疗 PNP 的一线药物。

八、并发症的诊断、治疗和预防

寻常型天疱疮如不及时治疗可因大量体液和蛋白丢失，发生低蛋白血症，继发感染而危及生命，因此准确诊断和及时治疗是防止并发症的关键。

长期应用糖皮质激素以及免疫抑制药容易引起各类并发症，如高血压、糖尿病、溃疡病、消化道出血、肝功能受损；继发细菌或真菌感染；水、电解质紊乱及精神神经症状等；长期服用者应注意白内障、骨质稀疏，甚至腰椎压缩性骨折、股骨头无菌性坏死等的发生，国内也有报道天疱疮并发带状疱疹、重症肾小球肾炎。一旦出现，应予以相应处理。在治疗期间应定期监测患者的血压，血尿常规，大便隐血，血糖，电解质，肝肾功能及胸片等，并注意补钾补钙。

闭塞性细支气管炎是导致 PNP 患者死亡的主要原因之一，临床呈不可逆的进行性呼吸困难，药物治疗无效，63% 患者 5 年内死于呼吸衰竭。本病的早期诊断主要依据高分辨 CT、肺功能等影像学检查结果，但本病早期的有效治疗措施有待进一步研究。

九、预后

随着诊疗水平的提高，天疱疮患者的生存率已有了明显升高，但各型天疱疮预后存在差异。一般而言，寻常型天疱疮病情严重，增殖型、落叶型、红斑型天疱疮预后好于寻常型天疱疮。

第二节　疱疹样天疱疮

疱疹样天疱疮临床表现类似疱疹样皮炎，组织病理为表皮内水疱及嗜酸性粒细胞海绵形成，直接免疫荧光可见表皮内有 IgG 沉着，目前认为属天疱疮的变型。

一、病因

病因不清。目前认为是天疱疮的一种变型。

二、临床表现

多见于中老年人，青年也有发病，女性较多。发病以躯干为主，逐渐发展至臀部、四肢甚至全身，口腔黏膜很少受累。早期皮损为单发或者多发环形或多环形红斑，表面有针头至绿豆大小水疱，或呈丘疱疹。偶可出现大疱，疱壁紧张，尼氏征阴性。自觉皮损部位瘙痒或者剧痒。病程缓慢，反复发作。

三、实验室检查

间接免疫荧光检查：部分患者血清中存在低滴度抗棘细胞间自身抗体。

四、病理变化

组织病理表现为表皮棘层中水疱形成、细胞间水肿和海绵形成，水疱内嗜酸性细胞浸润，可形成嗜酸性细胞小脓肿。

直接免疫荧光检查发现表皮内棘细胞间 IgG 沉积或 C_3 沉积。

五、诊断与鉴别诊断

1. 诊断

根据本病临床表现类似疱疹样皮炎，组织病理为表皮内水疱及嗜酸性粒细胞海绵形成，直接免疫荧光可见表皮内有 IgG 沉着，即可诊断。

2. 鉴别诊断

（1）疱疹样皮炎：病理变化为表皮下水疱。直接免疫荧光检查显示真皮乳头顶端 IgA 呈颗粒状沉积。

（2）天疱疮：临床表现具有特殊之处，此外病理和免疫荧光检查有助于鉴别。

（3）其他需要鉴别的疾病包括湿疹、类天疱疮、妊娠疱疹、急性或亚急性湿疹、线状 IgA 皮病、重症多形红斑、药疹等。

六、治疗

1. 全身治疗

（1）糖皮质激素：对本病疗效好，一般选用泼尼松 15～30 mg/d，口服。病情控制后逐渐减量，或适当用最小剂量维持治疗。

（2）氨苯砜：皮损较轻者可单用 100 mg/d，2～3 天口服，严重者应与泼尼松（20～30 mg/d）等联合使用。

（3）免疫抑制药：与糖皮质激素联合应用，疗效较好，可以缩短治疗时间，减少糖皮质激素的用量。

（4）雷公藤总苷：40～60 mg/d，口服。

2. 局部治疗

皮损保持清洁干燥，避免搔抓，以防皮损部继发感染。可选用糖皮质激素软膏、糊剂等外涂患处，瘙痒剧烈者可用达克罗宁霜，舒肤止痒酊等外用。

3. 中医治疗

根据皮损情况及全身症状，舌苔脉象，可参照天疱疮辨证施治，皮损可外用青黛散软膏、紫草油膏等外涂患处。

七、预后

本病预后比天疱疮好。多数病例治疗后能长期控制，少数病例可转变为寻常型、落叶型或者红斑型天疱疮。

第三节　大疱性类天疱疮

大疱性类天疱疮（BP）是一种好发于中老年人的自身免疫性大疱病，以张力性表皮下大疱、表皮基底膜带免疫反应物沉积，以及血清中存在针对基底膜带成分的自身抗体为特征。

一、流行病学

大疱性类天疱疮于 1953 年由 Lever 论证和命名，为最常见的自身免疫性大疱病。

1. 地区分布

至今未见该病有种族和地区差异。

2. 人群分布

可发生于任何年龄，儿童可发病，有报道最小的患者为 2.5 个月，但老年人好发，平均发病年龄为 65～80 岁。男女发病比例大致相等。

二、病因

本病病因目前不明。大多数患者血清中存在抗基底膜带的自身抗体，该抗体与基底膜带透明板部位的靶抗原结合，激活补体，在补体的参与下趋化白细胞并释放酶，导致表皮下水疱形成。

1. 药物因素

呋塞米（速尿）、普拉洛尔、氟尿嘧啶、苯甲酸苄酯和磺胺类药物引起表皮基底膜发生抗原性改变，或者是药物本身与之结合引起皮肤损害。

2. 紫外线

紫外线穿透表皮基底膜并引起其抗原性改变，产生抗表皮基底膜带抗体，破坏连接表皮与真皮之锚状纤维而发病。

3. 变态反应

表皮基底膜带存在足量抗体和补体情况下，IgE 与抗原结合产生 C_3a 和 C_5a，引起肥大细胞脱颗粒，释放组胺，使表皮与真皮分离；同时肥大细胞中的过敏性嗜酸性趋化因子和嗜中性趋化因子，吸引嗜酸性粒细胞和嗜中性粒细胞至表皮和疱液内，由它们释放溶酶体酶，损伤表皮基底膜带透明层，导致水疱形成。

三、临床表现

（1）好发于 60 岁以上的老年人，儿童罕见。

（2）多见于四肢屈侧、胸部、下腹部、腹股沟、腋下。

（3）通常以皮肤瘙痒和非特异性皮疹起病。非特异性皮疹表现为局限性水肿性红斑或广泛的荨麻疹样瘙痒性斑块。随后出现水疱、大疱，直径在 1~7 cm，疱壁厚而紧张，半球状，尼氏征阴性，不易破溃，疱液大多清亮，少数为血性。大疱破溃后糜烂面不易扩大，愈合较快。愈后多遗留色素沉着斑，不易留瘢痕。

（4）瘙痒程度不一，通常为中重度。

（5）黏膜受损，主要累及口腔黏膜（10%~35%），通常轻微短暂。

（6）皮疹成批出现，反复发生，病程慢性。

四、辅助检查

1. 实验室检查

（1）外周血中 50% 的患者嗜酸性粒细胞增多，85% 患者的 IgE 水平增高。BP 病情的缓解伴随血清中 IgE 水平降低。

（2）免疫荧光：大部分患者皮损周围皮肤行直接免疫荧光提示基底膜带 IgG 和（或）C_3 呈线状沉积。间接免疫荧光检查示 70% 的患者血清中出现抗基底膜带的循环抗体，主要为 IgG，其次为 IgA 和 IgE，其滴度和病情无关。盐裂皮肤的间接免疫荧光检查示表皮侧 IgG 和 C_3 呈线状沉积。

（3）免疫印迹方法、ELISA：可检测到患者血清中存在抗 BP230（BPAG1，分子量为 230 kD 的多肽）和抗 BP180（BPAG2，分子量为 60~180 kD 的多肽）的抗体。

2. 病理学检查

（1）组织病理学：取水肿性红斑损害检查最有价值，本病病理特征为表皮下大疱伴有疱内嗜酸性粒细胞浸润。无棘层松解现象。真皮乳头层血管周围有嗜酸性粒细胞、淋巴细胞、嗜中性粒细胞浸润。

（2）免疫电镜可见：裂隙出现在基底膜带的透明板。

（3）直接免疫荧光：最具有诊断意义的皮损应取自水疱邻近的发炎皮肤，显示 IgG 和（或）C_3 在 BMZ 处呈线状沉积，有时还伴有 IgA、IgM、纤维蛋白沉积。活动期病例的阳性率 >95%。

（4）盐裂皮肤检查：病变皮肤先用 1 mol/L NaCl 处理，皮肤将在透明板处裂开，DIF 显示 IgG 和（或）补体 C_3 沉积在盐裂皮肤的表皮侧。

五、诊断与鉴别诊断

1. 诊断要点

（1）好发于老年人。红斑或正常皮肤上有紧张性大疱，疱壁紧张不易破裂，尼氏征阴性，糜烂面容易愈合。

（2）黏膜损害少而轻微。

（3）病理变化为表皮下水疱，基膜带有 IgG 呈线状沉积。

（4）血清中有抗基膜带循环抗体。

2. 鉴别诊断

（1）获得性大疱性表皮松解症（EBA）：EBA 患者皮损好发于肢端，也表现为老年发病、张力性大疱、表皮下水疱、基底膜带 IgG 和（或）补体 C_3 沉积，这些与 BP 相似，二者的鉴别依赖于免疫学检查。①盐裂皮肤检查：BP 的免疫反应物沉积在盐裂皮肤的表皮侧，而 EBA 位于盐裂皮肤的真皮侧。②免疫电镜检查：BP 的免疫反应物沉积在基底细胞半桥粒处，而 EBA 位于基底膜致密板或致密板下层。③免疫印迹法：用于测定相应的抗原，BP 抗原为 BP230、BP180，而 EBA 抗原为Ⅶ型胶原。

（2）寻常型天疱疮（PV）：PV 患者也表现为外观正常的皮肤或红斑上出现水疱和大疱，但好发于中年人，好发部位位于头皮、面部、腋窝、腹股沟和受压部位。大多数患者有口腔黏膜病变。其大疱壁薄、松弛、易破裂，尼氏征为阳性。糜烂面较大，不易愈合。水疱破裂后形成难于痊愈的糜烂面。二者的鉴别依赖于病理和免疫学。①组织病理：棘层松解，表皮内大疱。②IIF：血清自身抗体针对桥粒成分。③DIF：显示表皮细胞间 IgG、补体 C_3 沉积。PV 的病程逐渐恶化，如不积极治疗可导致死亡。

（3）重症多形红斑：发病急，罕见于老年人，患者出现水肿性红斑、水疱、大疱、血疱，黏膜症状严重，全身症状明显，严重者可发生昏迷、抽搐，还可并发肺炎、消化道出血、关节炎、心肌炎、心包炎及肝肾损害。

（4）疱疹样皮炎：典型的临床表现为风团样丘疹、水疱、大疱，伴有强烈烧灼感和瘙痒感。其皮损数量通常不如 BP 多，对称分布于肘、膝、头皮、颈、肩和臀部。通常伴有谷胶敏感性肠病。组织病理：表皮下裂隙伴真皮乳头中性粒细胞及嗜酸性粒细胞微脓肿。

（5）线状 IgA 大疱性皮病：成人发病，发病年龄小于 BP，水疱呈弧形排列，分布不对称，免疫荧光有基底膜线状 IgA 沉积。

六、治疗

根据病变程度及病情进展的速度确定治疗方案。

1. 一般治疗

注意水、电解质平衡，补充蛋白质及维生素，必要时输血或血浆。

2. 局部治疗

有大疱的可用无菌性注射器抽出疱液，继发感染的用抗生素软膏；病变局限的可外用高效类固醇皮质激素。外用他克莫司软膏也有一定效果。对于病变广泛者，传统治疗通常口服泼尼松。但已有随机对照研究表明外用高效糖皮质激素对于局限性、中度、重度大疱性类天疱疮均有效。对于皮损广泛者外用 0.05% 的丙酸氯倍他索软膏 40 g/d，分 2 次使用，疗效优于口服泼尼松 1 mg/(kg·d)。完全外用糖皮质激素患者经过大约 3 周病情得到控制。严重不良反应发生率为 29%。

3. 全身治疗

（1）糖皮质激素：老年人系统使用激素会带来严重的不良反应，所以尽可能减少系统使用激素的剂量和缩短使用激素的时间很重要。泼尼松 0.75 mg/(kg·d)，大多能够控制病情。也有使用大剂量甲强龙冲击成功治疗的报道。

（2）抗生素单独和（或）烟酰胺联合治疗：单独应用四环素、米诺环素、红霉素或联合应用烟酰胺对局限性或泛发型大疱性类天疱疮具有良好的临床疗效。推荐的治疗方案为四环素或红霉素 1～2.5 g/d，或米诺环素 200 mg/d 和烟酰胺 1.5～2.5 g/d。

（3）氨苯砜：以中性粒细胞为主的炎细胞浸润的患者是使用氨苯砜最合适的个体，通常在 2 周内起效。0.1～0.15 g/d，可单独应用或与类固醇皮质激素联用。

（4）雷公藤总苷：40～60 mg/d，定期检查血象、肝肾功能等。

（5）免疫抑制药：硫唑嘌呤每日 1～1.5 mg/kg，环磷酰胺每日 2 mg/kg，环孢素每日 5 mg/kg，维持量为每日 3 mg/kg，氨甲蝶呤：采用小剂量 MTX 间歇口服，起始量为每周 5 mg，然后每周增加 2.5 mg 至每周最大量 12.5 mg。适用对外用糖皮质激素无效的老年患者。大多数患者每周 5～7.5 mg 即可控制病情。

（6）静脉内免疫球蛋白注射、血浆置换：适用于其他疗法无效者。

七、并发症的诊断、治疗和预防

全身健康状况一般良好。但若不及时治疗，皮疹将逐渐增多，泛发全身，大量体液通过体表丢失，机体日益衰弱，可因继发感染如支气管肺炎、败血症等而导致死亡。年龄越大，预后相对越差。

第四节　妊娠疱疹

妊娠疱疹是一种以水疱形成为主的瘙痒性大疱性自身免疫性皮肤病，有多形性皮疹。通常发生在妊娠期或产褥期。其病因目前尚不清楚。分娩后可自行缓解。再次妊娠则再复发。

一、流行病学

本病较为罕见，常发生在妊娠期和产褥期，妊娠妇女发生率为 1/5 000～1/10 000，本病在 HLA-B8、HLA-DR3、HLA-DR4 表型患者中有增加的倾向。

二、病因

本病抗原可能与大疱性类天疱疮的抗原 BPAG2 为同一成分，主要位于透明板内，因而可能是大疱性类天疱疮的一个亚型。妊娠因子（HG 因子）是一种抗 BMZ 抗体，为 IgG1，约 10% 患者的血清中存在抗 BMZ 抗体。妊娠疱疹抗原与自身抗体结合，激活补体，释放炎性介质及溶酶体酶，使基底膜的透明板溶解或断裂，形成表皮下水疱。雌激素、黄体酮及避孕药可诱发本病；HG 因子可通过胎盘传给胎儿，使婴儿出生后 1～2 个月发生水疱，后 HG 因子经过代谢在婴儿体内消失，皮损随之消退。

三、临床表现

自妊娠 2 周至产褥期均可发病，最多发生于妊娠 4～6 个月，发病与胎儿性别无关。皮损好发于手、足、臂、脐周、腹部、头面等处。发疹前往往出现全身不适、乏力、恶心、头痛、畏寒、发热及皮肤剧痒，瘙痒之后，皮肤出现水肿性丘疹、红斑，其上发生水疱或大疱，水疱也可出现于正常皮肤上，尼氏征阴性，少数患者仅表现多形红斑和荨麻疹样皮损，没有水疱。皮损往往排列呈环状，水疱破溃形成糜烂和结痂，痂皮脱落遗留色素沉着；皮损间隔数天至数周发作 1 次，每次发作都伴有剧痒；约 20% 患者伴有黏膜损害。发病对母子健康无大影响，患者所生婴儿大多是正常的，但也有早产、流产和死产报道。病情多在产后 1～2 个月自行缓解，下次妊娠再次复发。

四、病理学检查

根据所取标本不同有不同组织学表现，红斑及丘疹损害为表皮内细胞内、细胞间水肿，海绵形成，基底细胞变性、坏死；水疱损害为表皮下水疱形成，疱内有较多嗜酸性粒细胞、嗜中性粒细胞，疱顶部基底细胞变性、坏死，真皮内血管周围有较多嗜酸性粒细胞浸润。直接免疫荧光显示红斑及周围皮肤 BMZ 有 IgG 和 C_3 线状沉积；免疫电镜检查显示 IgG、C_3 沉积在 BMZ 的透明板内。

五、诊断与鉴别诊断

1. 诊断依据

孕妇的四肢及腹部发生红斑、水疱，伴瘙痒，应考虑到本病。组织病理和免疫荧光检查可以确诊。

若产后皮损消退，再次妊娠又复发可以诊断。

2. 鉴别诊断

（1）妊娠痒疹：本病也发生于妊娠妇女，皮损好发于躯干、双大腿，为淡红色或正常肤色的丘疹，一般没有水疱；组织病理和免疫荧光检查有助于鉴别。

（2）大疱性类天疱疮：二者在组织病理和免疫荧光方面无法鉴别，但类天疱疮主要发生于老年人，无性别差异，与妊娠无关。

（3）疱疹样皮炎：二者临床表现非常相似，但本病好发于肩胛、臀部、四肢伸侧，对称分布，多伴有谷胶敏感性肠病，与妊娠无关；组织病理为表皮下水疱，真皮乳头处可见到嗜中性粒细胞形成的微脓肿；直接免疫荧光显示 BMZ IgA 和 C$_3$ 呈颗粒状沉积，有助于鉴别。

（4）疱疹样脓疱病：好发于中年孕妇，皮损常先发于腋窝、腹股沟、乳房下、脐部等皱褶处，在红斑上出现小脓疱，排列成环状、多环状，脓疱干燥结痂，周围有新脓疱出现，痂皮脱落遗留色素沉着。本病起病急，全身症状明显，死亡率高；组织病理示表皮内海绵状脓疱形成。

（5）妊娠瘙痒性荨麻疹性丘疹斑块：多见于初产妇妊娠末期，表现为剧烈瘙痒的水肿性丘疹和斑块，可融合成荨麻疹样，皮损多位于腹部、大腿和臀部。

六、治疗

本病有自限性，常在分娩后自然缓解，治疗原则是对症处理。但应注意使用的药物对妊娠期或哺乳期妇女患者的胎儿或婴儿的影响，尤其是细胞毒类免疫抑制药有致畸作用。有妊娠疱疹病史的妇女应避免再次妊娠，避免用雌激素、黄体酮和避孕药，以防复发。

1. 系统治疗

（1）一般治疗：病情较轻者，可给止痒药、抗组胺药及镇静药。一般可缓解瘙痒症状。如氯苯那敏（扑尔敏）、赛庚啶。

（2）糖皮质激素：一般用于病情较重、瘙痒较剧烈的患者。采用泼尼松 20～30 mg/d。待症状明显缓解后，可逐渐减量至 10～15 mg/d 维持。

（3）病情凶猛者，大剂量静脉注射 γ 免疫球蛋白 2 g/（kg·d），连用 3～5 天，每 3 周重复 1 次。

（4）戈舍瑞林为促性激素释放素，腹壁皮下注射，3.6 mg，每 4 周 1 次。

（5）其他治疗：部分较严重患者可应用或在类固醇皮质激素基础上加用免疫抑制药或氨苯砜（DDS）。此类药物可能对胎儿有致畸作用，临床慎用。

2. 局部治疗

（1）外用糖皮质激素，如倍他米松霜、氯倍他索霜等，具有抗炎、免疫抑制和止痒作用。轻症患者单用外用药治疗。

（2）合并感染者应用相应的抗生素，如金霉素软膏。

此外，注意营养，补充钙剂及维生素 C 等。

七、预后

分娩后可自行缓解，再次妊娠可复发。口服避孕药可诱发。避免再次妊娠或服用含雌激素及黄体酮的避孕药以防复发。

第五节　疱疹样皮炎

疱疹样皮炎是一种自身免疫性慢性复发性水疱性皮肤病，皮疹多形性，对称分布，剧烈瘙痒，常伴有谷胶敏感性肠病。表现为以水疱为主的群集的多形性损害，伴剧烈瘙痒。组织病理示表皮下水疱，真皮乳头层有中性粒细胞聚集的微脓肿。

一、流行病学

本病在欧洲发病率为（1.2~39.2）/10万。本病在我国非常罕见。

二、病因

病因不明，可能是自身免疫性疾病。发病可能是在遗传素质个体，由于谷胶致敏性肠病，产生抗谷胶抗体 IgA 所致。遗传因素、谷胶过敏、自身免疫因素、病毒感染、口服避孕药均可能在本病的发生中起到一定作用。

三、临床表现

本病好发于青年和中年人，偶见于儿童及老年人，可突然发生，也可缓慢起病，呈反复发作与缓解的慢性病程。好发于腋后、肩胛、臀部及四肢伸侧，一般无口腔损害。皮损呈多形性，以水疱为主，伴红斑、丘疹及丘疱疹，部分水疱排列呈环形或分布不规则，疱壁厚而紧张，尼氏征阴性。常伴剧烈瘙痒。部分患者有谷胶敏感性肠病，临床表现为脂肪泻。可伴发胃肠淋巴瘤和其他恶性肿瘤、结缔组织病。

四、辅助检查

（1）用 25%~50% 碘化钾软膏作斑贴试验，大多数患者呈阳性反应。

（2）血液中嗜酸性粒细胞常增高，分类计数最高可达 0.40。

（3）血清学检查 60% 患者可测得抗谷胶蛋白抗体，30% 可测得循环免疫复合物，有报道可测得循环谷胶。

五、病理学检查

1. 组织病理学

早期皮损和水疱周围皮肤的组织病理学改变常具有特征性。真皮乳头顶端见嗜中性粒细胞聚集并形成微脓肿。乳头顶端与其上方表皮分离，形成表皮下水疱。疱液中有嗜中性粒细胞和少量嗜酸性粒细胞及纤维蛋白。真皮上、中部血管周围有淋巴组织细胞、嗜中性粒细胞和少量嗜酸性粒细胞浸润。

2. 直接免疫荧光

皮损周围和正常皮肤的真皮乳头顶端呈 IgA 和 C_3 颗粒状沉积，为本病的特征，偶见 IgM 和 IgG 沉积。

3. 电镜观察

基底板模糊、破坏，与真皮间有裂隙。免疫电镜观察 IgA 沉积于基底板下方和真皮乳头顶端，并与真皮微原纤维束相关联。

六、诊断与鉴别诊断

1. 诊断依据

皮损呈多形性，以水疱为主，常集簇成群；有剧痒；好发于腋后、肩胛、臀部及四肢伸侧。病理检查见表皮下水疱，真皮乳头顶端有嗜中性粒细胞微脓肿；真皮乳头顶端 IgA 呈颗粒状沉积。砜类药有较好的治疗效果，可以诊断。

2. 鉴别诊断

（1）线状 IgA 大疱性皮病：皮损无一定好发部位，皮损类似疱疹样皮炎或大疱性类天疱疮，轻度至中度瘙痒，没有或仅有轻度谷胶过敏性肠病；组织病理改变类似疱疹样皮炎；直接免疫荧光沿表皮基膜带有均质型线状 IgA 沉积是主要鉴别点；部分患者有 IgA 循环抗基膜带抗体。

（2）大疱性类天疱疮：好发于老年人，红斑或正常皮肤上有张力性大疱，疱壁紧张不易破裂，尼氏征阴性，黏膜损害少而轻微；病理变化为表皮下水疱；BMZ 有 IgG 呈线状沉积是主要鉴别点；血清中有抗基膜带循环抗体 IgG。

（3）多形红斑：多见于儿童、青年，皮损好发于躯干、四肢，大疱周围有红斑，易破，尼氏征阴性，常伴高热，瘙痒不明显，常伴黏膜损害且较重；组织病理变化为表皮内水疱；直接免疫荧光检查发现真皮浅层小血管壁 IgM 和 C_3 沉积。

（4）妊娠疱疹：多发生在妊娠期 4 ~ 5 个月，极少数患者可在分娩后发病，在分娩后 1 ~ 2 个月病情自行缓解，皮损呈多形性，表现为红斑、水疱，呈环状排列，类似疱疹性皮炎或大疱性类天疱疮；组织病理变化为表皮下水疱；直接免疫荧光检查红斑及其周围皮肤 BMZ 有线状 C_3 和 IgG 沉积，所有患者均有 C_3 沉积。

（5）暂时性棘层松解性皮病：多见于中年男性，皮损好发于锁骨附近、颈根部、胸骨区及背上方等处，为红棕色、皮色水肿性丘疹或疱疹，瘙痒，临床上易误诊为疱疹样皮炎，多数患者日晒后发病或皮损加剧；病理变化为表皮内发生局灶性棘层松解，形成裂隙，在裂隙内可见棘层松解细胞及角化不良细胞。

七、治疗

应坚持无谷胶饮食，除大米外许多食物含有谷胶，应严格限制谷胶的摄入，最少 6 个月，一般为 2 年，肠黏膜及皮肤病变均能改善。

1. 氨苯砜（DDS）

治疗本病常有满意疗效，应作为首选药，但其作用机制不清楚，可能与稳定溶酶体膜有关。成人氨苯砜的初始剂量 50 ~ 150 mg，口服，每天 1 次，通常用药后 12 ~ 48 小时瘙痒、灼热感缓解，新皮损得到控制。当皮损得到控制后可适当减量，一般维持量 50 ~ 200 mg/d。对于一些患者，25 mg/d 即可控制其病情，但也有些患者需 400 mg/d 方可控制病情。丙磺舒可抑制氨苯砜在肾脏中的代谢，而利福平促进氨苯砜的排出。氨苯砜可引起溶血性贫血、高铁血红蛋白血症，与剂量有关。在用药的第 1 个月内应该每周检查血常规，以后 6 个月内每月检查 1 次，此后每半年检查 1 次。高铁血红蛋白血症尽管不会危及患者生命，但可引起发绀。西咪替丁可以缓解氨苯砜导致的高铁血红蛋白血症。对于葡萄糖-6-磷酸脱氢酶缺乏的患者，应用氨苯砜治疗时可能会出现严重贫血，因此对于特定的人群在服药前应进行葡萄糖-6-磷酸脱氢酶水平的测定。

2. 磺胺

对某些患者有效。磺胺吡啶是一种短效的磺胺类药物，初始剂量为 500 ~ 1 500 mg/d，体内可代谢为氨苯砜，但不会导致神经病变。当患者不能耐受氨苯砜时可考虑给予磺胺吡啶。磺胺吡啶很难获得，而水杨酸偶氮磺吡啶可以作为磺胺吡啶的替代药物。注意要同时加服等量碳酸氢钠。

3. 糖皮质激素

皮损较泛发时，可口服泼尼松 20 ~ 40 mg/d，控制后逐渐减药。常用于氨苯砜疗效不佳的患者，对部分患者有效。

4. 秋水仙碱

0.5 mg，3 次/天，对部分患者可试用。当有继发感染时及时给予抗生素治疗。

5. 抗组胺类药物

协助控制瘙痒症状，如氯苯那敏等。

6. 局部治疗

（1）皮损局限，无继发感染，可选用 1% 樟脑炉甘石洗剂外搽，也可用糖皮质激素软膏外涂，如1% 氢化可的松乳膏、氟轻松乳膏及 0.075% 地塞米松霜剂等。

（2）皮损广泛，有继发感染者或渗液，可选用碳酸氢钠浴、糠浴，或 1 : 10 000 高锰酸钾溶液浸泡后，外用 1% 土霉素锌氧油或 1% 甲紫锌氧油。

八、预后

加剧与缓解交替出现，预后良好。儿童发病常至青春期消失。

第六节　线状 IgA 大疱性皮病

线状 IgA 大疱性皮病（LABD）是一种少见的累及皮肤和黏膜的慢性获得性自身免疫性表皮下大疱病，以 IgA 呈线状沉积于基底膜带为特征。

一、流行病学

儿童型线状 IgA 大疱性皮病在儿童慢性非遗传性大疱性皮肤病中最多见。通常在 10 岁以前发病，平均发病年龄为 4 岁，男、女发病比例基本相同。

成人型线状 IgA 大疱性皮病好发于 60 岁以上的老年人，男、女发病比例基本相同。

二、病因

1. 自身免疫

多种自身抗原参与了该病的发生，近年来有研究者认为该病系机体在一定的因素刺激下产生针对皮肤基底膜带 97 kD 蛋白抗原成分的 IgA 抗体，引起抗原抗体反应，从而导致皮肤的免疫损害。97 kD 蛋白为大疱性类天疱疮抗原 2（即 BP180 分子）的分解片段，因而有学者认为该病为大疱性类天疱疮的特殊类型。

2. 其他

本病可能与胃肠道疾病、恶性肿瘤、感染和药物（如万古霉素、莫西沙星等）密切相关。

三、临床表现

按患者发病年龄可分为儿童型和成人型线状 IgA 大疱性皮病两种类型。

1. 儿童型线状 IgA 大疱性皮病

本病又称儿童良性慢性大疱性皮病，皮损分布广泛，好发于口周、躯干下部、腹股沟、大腿内侧和外生殖器，其次为眼睑、头皮和外耳，并常向四肢和手足部发展。本病发病较急，皮损常在一天内出现，并可伴有全身症状，如发热、食欲缺乏等；主要皮损为环形红斑周围或正常皮肤上发生紧张性水疱、大疱，损害成批出现，排列成串，形成所谓"串珠征"，水疱内含浆液或血液，尼氏征阴性，中心可有糜烂、结痂，糜烂面愈合迅速，无瘢痕形成，遗留炎症后色素沉着。有不同程度的瘙痒，很少有黏膜损害。本病不伴谷胶过敏性肠病。病程慢性，周期性发作与缓解，多数可于 2～3 年自行缓解。

2. 成人型线状 IgA 大疱性皮病

皮损多呈散发性不规则分布，躯干及四肢多见，皮损类似疱疹样皮炎或大疱性类天疱疮，可在红斑或外观正常皮肤上发生大小不等的水疱，壁厚、紧张，常呈环形串珠状排列，尼氏征阴性，同时可见红斑、丘疹、丘疱疹、风团样斑块等多形性皮损。伴有轻度至中度瘙痒。可伴有口腔、眼部黏膜损害。一般无或有轻微谷胶过敏性肠病。

四、实验室检查

间接免疫荧光检查：80% 患者的血清中可检测出 IgA 循环抗基底膜带抗体。

五、病理变化

组织病理表现为表皮下水疱，部分可见真皮乳头顶部小脓肿，其炎细胞以嗜酸性粒细胞为主时，组织学表现类似大疱性类天疱疮，而炎细胞以嗜中性粒细胞为主时，组织学表现类似疱疹样皮炎，因此无诊断意义，需做免疫荧光检查确定。

直接免疫荧光检查：表皮基底膜带有均匀一致的线状 IgA 沉积。

免疫电镜发现 IgA 沉积于透明层、半桥粒的基底面或致密层下/锚原纤维等处。

六、诊断与鉴别诊断

1. 诊断

根据儿童或成人发病，以张力性水疱排列成环形为主的多形性皮损，多见于躯干、臀、四肢伸侧，尼氏征阴性，伴有瘙痒及典型直接免疫荧光表现可以确诊。

2. 鉴别诊断

（1）疱疹样皮炎：对称分布的多形性皮损，自觉剧痒；多数患者可有谷胶过敏性肠病；直接免疫荧光检查，90% 患者真皮乳头有颗粒状 IgA 和 C_3 沉积；HLA-B8、DR3 和 DQw2 阳性率高。

（2）大疱性类天疱疮：直接免疫荧光检查表皮基底膜带主要为 IgG、C_3 呈线状沉积；多有循环抗基底膜带 IgG 型抗体。

（3）获得性大疱性表皮松解症：经典型可表现为皮肤脆性增加，轻微外伤引起水疱及糜烂。常好发于肢端易受摩擦和受压部位，愈后常留有瘢痕、萎缩、粟丘疹和甲萎缩。也可表现为大疱性类天疱疮或线状 IgA 大疱性皮病样皮损。盐裂皮肤检查：IgG、C_3 和 C_4 位于盐裂皮肤的真皮侧；其抗原为Ⅶ型胶原，位于基底膜致密板或致密板下层。

七、治疗

治疗方案依疾病严重程度和受累面积而定。尤其是对儿童患者，尽可能使用不良反应小的药物。局限性小面积皮疹外用糖皮质激素，辅以对症支持治疗一般可控制病情，皮损全身泛发者，应加用系统治疗。内服氨苯砜、磺胺吡啶疗效较好，氨苯砜治疗剂量成人为 100~150 mg/d，儿童为 2 mg/（kg·d），磺胺吡啶对部分患者有效，治疗剂量成人为 0.5~2 g/d，儿童为 70 mg/（kg·d），不超过 100 mg/（kg·d），分次口服。对于儿童患者，系统加用糖皮质激素可以更好地控制病情。有研究表明对氨苯砜禁忌者（如葡萄糖-6-磷酸脱氢酶缺乏者）氟氯西林是首选的替代药。有个别报道使用大剂量免疫球蛋白静脉滴注，以及秋水仙碱、氨甲蝶呤、硫唑嘌呤、α 干扰素和麦考酚酯等也有效。

八、预后

儿童型线状 IgA 大疱性皮病是一种自限性疾病，大多数患者可在数年内缓解，病程可为数周至数十年；患者若有其他免疫复合物、黏膜损害和非 HLA-B8 则预后较差。成人型线状 IgA 大疱性皮病病程缓慢，部分患者可自行缓解。

第八章

色素障碍性皮肤病

第一节 雀斑

雀斑是一种常见的小的、局限的棕色至黑色色素斑。好发于面部，也可发生在身体任何部位。可发展缓慢，也可突然增多，色素可为均一，也可不均一。

一、流行病学

雀斑在温带地区常见。一般而言，肤色白和红色或金色头发的白人更常见。发生性别无显著差异。始发年龄一般为2岁，青春期数目增加，而成人后数目有减少趋势。

二、病因

1. 属常染色体显性遗传

如为患者的一级亲属发病率更高。研究表明与 $MC1R$ 基因多态性有关。

2. 环境因素

过度日光照射或紫外线照射可诱发本病或使其加剧。法国一项病例对照研究比较了145例上背部多发日光性雀斑成人和145例配对对照对象，发现上背和肩部多发日光性雀斑的成人可作为既往日晒严重的临床标志，并可能被视为皮肤黑色素瘤的高危人群。

一项日本芯片分析发现16例日光性雀斑成人，与感染、脂肪酸代谢和黑色素细胞相关的调节基因上调，而和角质包膜的相关基因下调。研究者提出日光性雀斑可能是由过去反复紫外线照射的诱导突变的效应，导致特征性黑色素产生的强化。$FGFR3$ 和 $PIK3CA$ 突变可能为潜在的致病因素。在一个样本为30例的日光性雀斑中，有5例检出 $FGFR3$ 基因突变，在28例日光性雀斑中有2例检出 $PIK3CA$ 突变，提示 $FGFR3$ 和 $PIK3CA$ 突变在日光性雀斑发病中的作用，并进一步证明了之前紫外线暴露可能是人体皮肤 $FGFR3$ 和 $PIK3CA$ 突变的致病因子。雀斑易感人群还可能存在表皮黑色素细胞突变，以致产生黑色素增加，因为黑色素细胞个数并没有增加，反而可能减少。而 UVA 和 UVB 照射后，导致更多黑色素小体的产生。

3. 着色性干皮病相关的雀斑

该病为常染色体隐性遗传病，该病的携带者雀斑更黑更明显。

4. 神经纤维瘤病相关的雀斑

该病为常染色体显性遗传病，在该病患者的皱褶部位可见雀斑，如腋窝处的雀斑提示该病可能。

三、临床表现

皮损常对称分布于曝光部位，特别是面部、手背及前臂伸侧。皮损多为直径 1~2 mm 的斑疹，边缘清楚但不规则，皮损颜色随曝光程度不同而变化，有淡褐色至棕褐色，但不会十分黑，这可与雀斑样痣、交界痣区别。在同一病例中可以有不同颜色的皮损，但每一个皮损的色泽是一致的。

四、病理学检查

表皮结构正常，表皮基底层细胞内黑色素轻度至中度增多，皮肤附属器细胞黑色素增加；多巴染色示皮损内黑色素细胞密度较邻近组织为低，但细胞体积较大，有更多、更长的树突，染色较深。电镜观察示雀斑处黑色素细胞与黑种人相似，有更多的第Ⅳ期黑色素小体，而邻近组织中的黑色素细胞内黑色素化较正常为弱，黑色素颗粒较小，轻度黑色素化，两者有明显的差异。

五、诊断与鉴别诊断

1. 诊断标准

（1）皮损为针头至米粒大、圆形或卵圆形淡褐色或黄褐色斑疹，分布对称，无自觉症状。

（2）多见于面部，也可见于手背、颈及肩部暴露部位皮肤。

（3）常首发于5岁左右的儿童，女性多于男性，随年龄增长，数目增多，青春期最明显。

（4）组织病理可见表皮基底层尤其表皮突部位色素颗粒增多，但黑色素细胞数目并不增加。

2. 鉴别诊断

（1）单纯性雀斑样痣：散在分布的棕色至黑色的针尖至粟粒大的斑疹，不限于曝光部位，组织病理示基底层内色素细胞增多，基底细胞内黑色素增加。

（2）色素痣：多发生于儿童或青春期，皮损呈斑疹、丘疹、乳头瘤状、疣状、结节等表现，黄褐色或黑色。组织病理可见痣细胞巢。

（3）着色性干皮病：6个月至3岁发病，早期面、唇、结膜、颈部及小腿等暴露部位出现雀斑、色素沉着斑，皮肤干燥。暴露部位及非暴露部位皮肤及口腔黏膜出现毛细血管扩张及小血管瘤，小的白色萎缩性斑。3～4年后即出现皮肤恶性肿瘤，以基底细胞癌最常见，其次为鳞状细胞癌和黑色素瘤。

六、治疗

（1）避免日光过度照射。

（2）可涂用2%～3%氢醌霜加0.05%维生素A酸软膏。

（3）孤立与色素较深的皮损可以采用液氮冷冻治疗。

（4）Q开关Alex 755 nm激光治疗雀斑安全有效，无瘢痕及永久性色素改变，通常需要1～2次治疗，间隔时间为8周，平均强度为7 J/cm^2。

七、并发症的诊断、治疗和预防

有些雀斑还可能伴发系统症状，如LEOPARD综合征。有研究称雀斑患者患黑色素瘤或其他皮肤癌症的风险较高。应避免日晒。

八、预后

预后良好。

第二节　黄褐斑

黄褐斑是一种常见的获得性、对称性斑片状色素沉着病，大多累及面部、颈部等曝光部位。

一、流行病学

任何种族均可发生，浅褐色皮肤可能更常见，尤其是亚洲裔及西班牙裔。女性多见，男女患病比例为1∶9。常见于青春期和育龄期的女性，特别是妊娠期第2～第5个月，有时也可见于绝经期妇女或男性。

二、病因

病因复杂，推测有多种因素参与其发病过程，如内分泌、口服避孕药物、遗传、日晒、化妆品、光毒性药物或抗癫痫药物等，一些慢性病患者（如女性生殖器疾病、痛经以及肝病、慢性酒精中毒、甲亢、结核病和内脏肿瘤等）也常发生本病。本病的黑色素增加与黑色素细胞活性增加有关，而造成其活性增加的原因还不十分清楚，但对于妊娠妇女来说，其产生黄褐斑的原因可能是由于水平升高的雌激素和孕激素刺激黑色素细胞活性增高。

三、临床表现

皮损可对称分布于面部的突出部位，以颧部、前额和两颊最明显，鼻及颧部皮损常融合成蝶状。皮损表现为淡褐色至淡黑色、大小不等、形状不规则的斑疹或斑片，表面光滑，有融合倾向，边缘清楚或弥漫，局部无炎症及鳞屑；色素随季节、日晒、内分泌变化等因素可稍有变化；有的患者乳晕、外生殖器、腋窝及腹股沟处皮肤色素也增加。无主观症状。通常分为面中央型、面颧部型、下颌型三型，前两型占大多数，各型的临床和病理表现往往存在差异。前臂黄褐斑极少见，通常见于老年人，特别是绝经后补充雌激素的女性，色素改变为斑片状，可融合或呈斑点状，边界清楚，类似面部黄褐斑。

四、辅助检查

一般来讲，不需要实验室检查，必要时可检查甲状腺功能，Wood 灯（波长 340~400 nm）检查常可帮助定位表皮或真皮的色素，在很多病例中，色素在这两个部位中均可存在。

五、病理学检查

皮损处表皮结构正常。表皮型的黑色素主要沉积在基底层及其上方，偶尔延及角质层；真皮型真皮中上部血管周围有噬黑色素细胞存在，真皮吞噬细胞中色素增加，也可见游离的黑色素颗粒，无炎症浸润；Fontana-Masson 染色证实角质形成细胞及一些黑色素细胞中黑色素小体增加。电镜检查表皮型和真皮型黄褐斑在结构水平上无实质性差别，显示黑色素细胞数量正常但黑色素细胞活性增加，黑色素细胞树突明显增大，黑色素形成活跃，棘层细胞含大量的单个非聚集黑色素颗粒，皮损处黑色素细胞胞质中线粒体、高尔基体、粗面内质网和核糖体增多。

六、诊断与鉴别诊断

1. 诊断标准

（1）形状不规则、边界清楚的淡褐色或淡黑色斑。

（2）对称分布于面部两侧颧部，也可见于额、眉、颊、鼻、上唇部位。

（3）好发于中青年女性，无自觉症状。

（4）组织病理示表皮色素增多，真皮噬黑色素细胞中有较多的色素。

2. 鉴别诊断

（1）雀斑：面部、手背、颈及肩部暴露部位针头至米粒大淡褐色或黄褐色斑疹，呈对称分布。自 5 岁左右发病，女性多于男性。组织病理可见表皮基底层色素增多，但黑色素细胞数目并不增加。

（2）黑变病：灰褐色或棕褐色斑片，弥漫性或网状，境界不清，可有网状毛细血管扩张及细碎鳞屑。好发于面部、颈部、胸背上部。以中年女性为多。组织病理示表皮基底层液化变性，真皮浅层见较多噬黑色素细胞。

（3）Addison 病：色素沉着于全身，以暴露部位及皮肤皱褶处明显，面部色素常不均匀，无炎症表现。

（4）Civatte 皮肤异色病：色素沉着对称分布于面、颈部，红褐色至青铜色网状损害，其间有淡白色萎缩斑，有显著的毛细血管扩张。

七、治疗

（1）避免日光过度照射或外用刺激性化妆品，保持心情愉快。

（2）交替或混合外用 3% 氢醌霜与 0.05% ~0.1% 维 A 酸霜剂。

（3）口服维生素 C、六味地黄丸等。

（4）可选用强脉冲光治疗。

（5）果酸治疗。20% ~70% 的甘醇酸可取得较好的疗效，一般 2 ~4 周治疗 1 次，治疗间隙需注意避光和防晒。

八、预后

真皮色素较之表皮色素不容易消退，缺乏有效的治疗可消除真皮色素。真皮色素的源头是表皮，如果表皮的黑色素生成长期受抑制，那么真皮色素会失去补充而缓慢消退。黄褐斑常对治疗抵抗或复发，而且和不严格的防晒肯定相关。对患者的教育包括：严格防止日晒，告知患者疗程长，但坚持可见逐步改善。

第三节　咖啡斑

咖啡斑是一种多见于躯干部的淡褐色斑。大小自数毫米至数厘米乃至数十厘米不等。形状不一，但多为卵圆形。边界清楚，表面平滑。起病于新生儿或幼儿期。

一、流行病学

在 10% ~20% 的健康儿童中，可发现单一的咖啡斑。随着年龄的增长，咖啡斑显得更为明显。黑种人的发病率明显高于白种人。<10 岁白种人和黑种人儿童有一个以上皮损的发生率分别上升至 13% 和 27%。6 ~25 岁的白人中，有一个以上咖啡斑的比例上升到 25%。

二、病因学

本病为遗传性皮肤病，与日晒无关，可为多系统疾病的一种标志，如神经纤维瘤病、Albright 综合征、Waston 综合征、Russell-Silver 侏儒症、多发性黑子综合征及共济失调毛细血管扩张症等。

三、临床表现

咖啡斑为淡褐色斑，棕褐色至黯褐色，大小不一，圆形、卵圆形或形状不规则，边界清楚，表面光滑。可在出生时或出生稍后出现，并在整个儿童时期中数目增加。多见于躯干部，不会自行消退。不同疾病中出现的咖啡斑可有不同特点并伴随有其他异常表现。

四、病理学检查

组织病理示皮损中黑色素细胞数目增多及基底层黑色素化，巨大黑色素小体（3 ~5 μm 黑色素颗粒）见于患神经纤维瘤成人的咖啡斑中而不见于儿童患者。正常人和 Albright 综合征的咖啡斑一般无巨大黑色素小体，但曾见于多发性黑子综合征。

五、诊断与鉴别诊断

根据发病年龄，边缘清楚的咖啡色斑片即可诊断。90% 神经纤维瘤病患者有咖啡斑，若有 6 片直径大于 1.5 cm 的咖啡斑，则患者常有神经纤维瘤病。Albright 综合征中的咖啡斑有时也见于面颈部，数目较少，但面积较大，边界不规则，可呈锯齿状；色素较深，斑上的毛发常较周围的正常毛发深。Waston 综合征的咖啡斑数目多且伴腋部雀斑、智力低下和肺动脉狭窄，为常染色体显性遗传。

六、治疗

咖啡斑的传统治疗手段包括冷冻、磨削和切除，这些方法有不同程度的成功率，但常发生严重的不良反应，如永久性的色素改变或瘢痕形成等。Q 开关激光治疗咖啡斑一般不引起瘢痕，但疗效差异较大，很难预计，目前还没有一种激光能达到完全理想的疗效。色斑可能完全去除也可能毫无作用，治疗后的复发率为 0~67%。相对来说，面部的咖啡斑对激光治疗更为敏感。

使用 Q 开关紫翠宝石激光、Q 开关红宝石激光和 Nd：YAG 激光都能对咖啡斑进行治疗，经过 2~3 次治疗后，约有 1/2 的患者皮损颜色减退或消失，但有可能在治疗后数月又复发。疗效及复发率与激光类型无明显联系。有报道，20 例咖啡斑（两种组织学类型）同时用 Q 开关倍频 Nd：YAG 激光（波长 532 nm，光斑直径 20 mm）和 Q 开关红宝石激光（波长 694 nm，光斑直径 50 mm）治疗，其疗效各异，复发情况也各不相同。

咖啡斑需多次治疗，以免附近未受照射的黑色素细胞重新造成色素沉着，治疗后须避光以降低残留黑色素的活性。最近有人用强脉冲-无线频率系统结合局部应用维生素 D_3 软膏治疗 8 例 I 型神经纤维瘤伴发的咖啡斑，结果 75% 的患者得到有效改善，且至少 6 个月内没有复发，认为是治疗 I 型神经纤维瘤咖啡斑的新方法。

第四节　Riehl 黑变病

Riehl 黑变病由 Riehl 于 1917 年报道，为发生在以面部为主部位的灰褐色色素沉着病。

一、流行病学

发病率因地区而异，日本报道较多。法国、丹麦、南美、印度、南非也有报道。总体上说，多发生在肤色深的种族。女性多见。各种年龄均可发生，大多数发生在中青年女性。

二、病因

病因不明确，可能与多种致病因素有关，大部分病例有直接接触变应原史，如外用化妆品及其他化学性物品，使皮肤对光线及刺激敏感而发病，是接触性皮炎的一种形式。1917 年 Riehl 首先报道，当时认为此病的病因可能系战争时期劣质食品中的毒性物质引起，饥饿、营养不良、维生素缺乏，特别是 B 族维生素缺乏与本病有关。日本报道了一例 Riehl 黑变病样皮疹，伴干燥综合征，与抗 SSA 抗体有关。皮疹发生在光暴露部位，使用紫外线防护后，皮疹消退，因此一种假说认为紫外线诱导 SSA 抗原在角质形成细胞上表达，从而成为循环中抗 SSA 抗体的靶点，导致界面发生皮炎和色素失禁。

三、临床表现

本病多见于中年妇女。皮损分布于额部、颧部、耳后、颈侧、臂部及其他曝光部位。初起面部发红、水肿、瘙痒，继之广泛或网状色素沉着，皮损可为淡棕色、铜红色、灰褐色或紫褐色，边界不清，逐渐扩展，表面覆以薄层粉状鳞屑，也可见毛囊角化。

四、辅助检查

斑贴试验：标准试验物、化妆品、香水或者患者所带可疑过敏源；光斑贴试验；激发试验或重复性开放性试验（ROAT）：当斑贴试验结果可疑或阴性时行该试验，或者化妆品中致敏原的浓度可能太低而不能在背部得到阳性反应也行该试验。

五、病理学检查

组织病理学检查显示基底细胞液化变性，真皮浅层轻重度淋巴细胞浸润，混杂噬黑色素细胞。真皮血管周围炎症浸润，噬色素细胞中及游离在真皮中黑色素颗粒增多。

六、诊断与鉴别诊断

1. 诊断标准

（1）受累皮肤上形成灰紫色至紫褐色斑，网状排列，粉尘样外观。

（2）主要累及面部、颈部及胸背部皮肤。

（3）典型皮损根据疾病的不同时期可以分为三期：炎症期、色素沉着期、萎缩期。

（4）组织病理示表皮轻度角化过度，棘层细胞间水肿，基底细胞有点状液化变性，真皮浅层有大量黑色素颗粒，有较多噬黑色素细胞。

2. 鉴别诊断

（1）黄褐斑：常见于面部两侧颧部的淡褐色或淡黑色斑，边界清楚。成年女性多见。组织病理检查示表皮色素增多，真皮有较多的噬黑色素细胞。

（2）扁平苔藓：扁平多角形发亮丘疹，呈红色或紫色，其上有一层光滑发亮的蜡样薄膜，可见细的白色条纹称 Wickham 纹。组织病理有典型改变。

（3）Addison 病：色素沉着于全身，以暴露部位及皮肤皱褶处明显，面部色素常不均匀，无炎症表现。

（4）焦油黑变病：面颈部等暴露部位的弥漫性色素沉着，常伴有痤疮样炎性反应。

七、治疗

（1）查找可能的致病因素，对症治疗。

（2）避光，避免接触致敏的化妆品或化学物品。

（3）口服维生素 C、维生素 E、维生素 A 或中药。

（4）2% ~5% 氢醌霜联合异维 A 酸，每天 2 次，外用。

（5）乙醇酸。

（6）美容遮瑕。

八、预后

随时间和避免致病源，色素沉着会减轻，但仍有部分色素会持续。需要教育患者避光或使用遮光剂。

第五节　太田痣

太田痣是 1938 年由日本太田首先描述的一种波及面部三叉神经第一、第二支区域及同侧巩膜的灰蓝色斑状损害，又名眼上腭部褐青色痣；是一种真皮黑色素细胞的错构瘤。可先天性发生，也可后天获得，可单侧发生也可对称发生。除了皮肤之外，也可累及眼和口腔的黏膜表面。

一、流行病学

太田痣常发生在亚洲人种，日本发病率为 0.2% ~0.6%，其他较高发的人种包括非洲人、非裔美国人和东印度人。太田痣在白人少见。男女发病比例为 1 ∶ 4.8。太田痣发病第一个高峰为幼儿，50% 太田痣在出生时出现。第二个发病高峰为青春期。散发病例报道延迟发生的太田痣首发在成年人包括老年人中。

二、病因

病因未明，可能的原因为在胚胎阶段，黑色素细胞不能完全地从神经脊进入表皮。在不同人群中发生率不同提示基因影响，但太田痣的家系罕见。幼年早期和青春期早期是好发的两个高峰，提示激素水平也可能是发病的一个因素。

三、临床表现

（1）发生于颜面一侧，偶然两侧，多见于眼周、颧部及颞部、前额。分布通常限于三叉神经第一、第二支区域。约 2/3 的患者有同侧巩膜受累变蓝。

（2）皮损为褐色、青灰色、蓝色、黑色或紫色斑片，偶然有结节。

（3）多在 20 岁以前发病。

四、辅助检查

有必要做眼科检查，据报道，10% 太田痣患者有眼内压升高。

五、病理学检查

表皮正常，真皮乳头层和网状层上部可见树突状黑色素细胞，周围包绕纤维鞘。真皮还可见噬黑色素细胞。根据组织病理学上真皮黑色素细胞的位置，可分为 5 种类型，即表浅型、浅部弥散型、弥散型、深部弥散型和深在型。病理和临床间的联系是表浅型更多地分布在颊部，而深在型发生在口周、前额、鬓角处。

六、诊断与鉴别诊断

根据临床表现和组织病理学做出诊断。需与以下疾病相鉴别。

1. 黄褐斑

常见于面部两侧颧部的淡褐色或淡黑色斑，边界清楚。成年女性多见。组织病理检查示表皮色素增多，真皮有较多的噬黑色素细胞。

2. 咖啡斑

从幼儿发病，边缘规则的淡褐色斑，形状、大小不一，组织病理示表皮内黑色素总量增加，见大的黑色素颗粒，基底层黑色素细胞数目增多。

3. 鲜红斑痣

不规则型红色或紫红色斑片，压之部分或完全退色。出生时或出生后不久出现，皮损边界清楚，不高出皮面，组织病理示真皮上中部毛细血管扩张。

4. 蓝痣

上肢和面部的蓝色及蓝黑色结节，或臀部和骶尾部的蓝黑色较大结节，幼年发病，或出生时发病。组织病理示真皮可见树枝状及梭形黑色素细胞胞质内有大量色素颗粒。

5. 蒙古斑

腰骶部和臀部圆形、椭圆形或方形浅蓝色、黯蓝色或褐色斑，出生时即有，几年内可自行消退。

七、并发症的诊断、治疗和预防

罕见的病例可在皮损上发生恶性黑色素瘤，可危及生命。10% 太田痣可发生青光眼，所以应当周期性进行眼科检查。

八、治疗

（1）化妆遮盖。

（2）Q 开关红宝石，Q 开关紫翠玉，Q 开关 Nd：YAG 激光有较高成功率和较小不良反应。4~8 次治疗后，90%~100% 患者皮肤色素大幅度减少或清除，不到 1% 出现瘢痕。

（3）调 Q 开关紫翠宝石激光治疗疗效满意。

九、预后

太田痣影响容貌，导致情绪和精神上的痛苦。如果不治疗，皮损是永久性的。

第六节 白癜风

白癜风是一种常见的色素脱失性皮肤黏膜疾病，表现为局限性或泛发性色素完全脱失。

一、流行病学

本病发病率为 0.5% ~ 1%，有色人种的发病率高于白色人种；男女发病率无显著性差异。任何年龄均可发病，但在 10 ~ 30 岁年龄段中更常见。发病平均年龄为 20 岁。

二、病因

白癜风的发病机制尚不明确，一般认为是具有遗传素质的个体在多种内外影响因子刺激下发生免疫功能、神经精神、内分泌及代谢功能等各方面的紊乱，导致体内色素相关酶系统抑制，使黑色素生成障碍或直接破坏黑色素细胞，最终使皮肤色素脱失。许多研究结果显示表皮黑色素单位的氧化还原状态受损是导致非节段性白癜风免疫反应的原发性缺陷，而节段性白癜风可能是由于黑色素细胞脱失引起。

1. 遗传因素

白癜风具有家族聚集性，患者亲属患病率国外报道为 18.75% ~ 40%，国内为 3% ~ 12%，高于一般人群，且差异有显著性，提示遗传因素在白癜风发病中发挥一定作用。分离分析显示它不符合常染色体遗传和性联遗传模式，而更接近多基因遗传模式，即几个基因同时改变而致病或增加了疾病的易感性（如与黑色素细胞早熟死亡相关的基因等），但其易感基因至今尚未发现。最新研究表明染色体 2p16 上可能存在白癜风易感基因，该基因 3′端与 hMSH6 mRNA 的 3′端有互补性，可形成 RNA - RNA 杂交体并干扰 G/T 错配的修复功能。HLA 研究也支持遗传因素在白癜风发病中的作用，荷兰人群研究表明 *HLA DRB4 * 0101* 和 *DQB1 * 0303* 等位基因与白癜风相关，而 *HLADRB1 * 0702*、*DQB1 * 0201* 和 *DPB1 * 1601* 等位基因可能与斯洛伐克人群白癜风相关。

2. 氧化还原功能受损

白癜风患者的黑色素细胞对氧化性损伤敏感，导致黑色素细胞早期死亡，可能与酪氨酸酶相关蛋白-1 （TRP-1） 的合成和加工过程异常有关，后者不仅参与黑色素的生物合成，而且在防止早熟的黑色素细胞死亡中有一定的作用。白癜风患者黑色素细胞与钙连接素有异常的蛋白间相互作用，提示新生的 TRP-1 多肽折叠和成熟异常；Northern blot 分析显示 TRP-1 mRNA 表达减少，但用限制性内切酶异源双链分析 TRP-1 羧基端的突变未发现异常。白癜风患者的苯丙氨酸羟化酶活性下调，表皮 L-苯丙氨酸水平增高，导致表皮 H_2O_2 累积，使四氢生物蝶呤再循环平衡受损，同时可激活树枝状细胞并使 T 细胞增殖。

3. 免疫机制

其依据有：①组织学及免疫细胞化学研究显示白癜风表皮黑色素细胞消失，活动性白斑边缘的真皮内有淋巴细胞浸润。②患者血清中存在抗黑色素细胞自身抗体，其滴度与病变程度成正比。③将活动性患者血液中提取的 IgG 加入培养基中，能引起补体介导的黑色素细胞破坏。④将正常人皮肤移植到裸鼠，注射白癜风患者血清 IgG 可使移植的皮肤出现白斑。⑤白癜风患者可合并其他自身免疫性疾病，部分患者血清中可测到抗甲状腺球蛋白、抗平滑肌、抗胃壁细胞等器官特异性抗体。这些发现均表明白癜风为与自身免疫密切相关的疾病。

在活动期白癜风，朗格汉斯细胞大量摄取黑色素细胞抗原，导致机体自身抗体和特异性细胞毒 T 细胞，使皮损不断扩大。皮损边缘的黑色素细胞表达 MHC Ⅱ 抗原，而且 ICAM-1 的表达也增加，IgG 抗黑色素细胞抗体可刺激黑色素细胞表达 HLA-DR、ICAM-1 和释放 IL-8，MHC Ⅱ 抗原在黑色素细胞上表达可使其具有抗原递呈细胞（APC）的功能，向 $CD4^+$ 细胞递呈抗原引起免疫反应，而 ICAM-1 是白细胞和实质细胞相互作用中的重要黏合分子，在免疫和炎症反应中起重要作用，免疫反应的结果使黑色素细胞不断被破坏。

4. 褪黑激素学说

不同浓度褪黑激素具有不同作用，低浓度可抑制细胞生长，对黑色素合成无作用，而高浓度时抑制黑色素合成，但对细胞生长无作用，这一作用是特异性的，因为相应浓度的直接前体和褪黑激素降解产物对细胞的增殖或黑色素合成均无作用。褪黑激素对细胞增殖和黑色素合成的不平行作用显示其可以通过不同机制调节黑色素细胞增殖和黑色素合成这两个过程，如调节机制失调则可能致病。

5. 表皮角质形成细胞分泌的细胞因子失衡

虽然黑色素细胞是疾病的受损靶细胞，但角质形成细胞作为黑色素细胞抗氧化分子的提供者在黑色素合成中共同起作用。角质形成细胞 ET-1、BFGF 等表达的改变可影响控制黑色素细胞生长的细胞因子发生改变，从而影响黑色素细胞生长。

三、临床表现

白癜风在任何年龄均可发病，多见于青壮年。任何部位的皮肤均可发生，但好发于易受光照及摩擦损伤部位，如颜面部、颈部、躯干部和四肢等，口唇、阴唇、龟头及包皮内侧黏膜也可累及。皮损对称分布，也可沿神经呈节段性分布。皮损为局限性色素完全脱失斑，乳白色，大小及形态不一，指甲至钱币大小，可呈圆形、椭圆形或不规则形，白斑处毛发也可变白，进展期脱色斑向正常皮肤移行，发展较快，并有同形反应，即压力、摩擦、外伤后可形成继发白癜风；少数病例白斑相互融合成大片，泛发全身如地图状，另有少数患者的皮损毛孔周围出现岛状色素区，稳定期白斑停止发展，境界清楚，边缘有色素沉着环。病程慢性迁延，可持续终身，也有自行缓解的病例。其病程一般可分为进展期、静止期和退行期。

根据皮损范围和分布可将本病分为 3 型。

（1）局限型：一个或数个白斑局限于一个部位，又可分为：①节段型，白斑按皮节分布。②黏膜型，白斑仅累及黏膜。

（2）泛发型：最常见，许多白斑广泛分布于体表。①寻常型：白斑散在分布于体表。②面肢端型：白斑分布于面部和肢体远端。③混合型：上述几型不同组合而成，如面肢端型＋节段型等。

（3）全身型：全身皮肤完全或几乎全部脱色，也有毛发变白。

四、辅助检查

白癜风可能合并自身免疫疾病，特别是甲状腺疾病和糖尿病，其次如贫血、Addison 病、斑秃。患者应当认识到甲状腺功能减退症、糖尿病或其他自身免疫性疾病的症状和体征。出现症状和体征，应当进行相关检查，如促甲状腺素检查，抗甲状腺球蛋白和抗甲状腺过氧化酶抗体检查，餐后血糖或糖化血红蛋白检查。Wood 灯对白癜风的诊断也有帮助。

五、组织病理学

基底层黑色素细胞减少或消失，表皮黑色素颗粒缺乏，多巴染色阴性；真皮浅层可见不同程度的单核细胞浸润，而白斑边缘部表皮基底层及基底层上角质形成细胞内可出现空泡变性及基底层灶状液化变性，界面消失，真皮乳头可出现水肿和小水疱，真皮浅层单核细胞浸润。白斑边缘部朗格汉斯细胞密度增高，并有胞突减少或消失等形态学改变。免疫病理方面的资料较少，仅个别学者用直接免疫荧光法发现部分患者基底膜带（BMZ）IgG 或 C_3 沉积以及角质形成细胞内有 IgG 或 C_3 沉积。

电镜观察可发现：①黑色素细胞。白斑处缺乏，白斑边缘部黑色素细胞胞质中出现空泡，核固缩，粗面内质网高度扩张甚至破裂，附膜核糖体可部分脱落，扩张池中含絮状物，线粒体萎缩或肿胀，黑色素小体明显减少，Ⅲ、Ⅳ级更少，可有黑色素小体聚集，内部呈细颗粒状，而且黑色素沉积不均匀，溶酶体内可见残留黑色素颗粒。②角质形成细胞。白斑处细胞可有粗面内质网轻度扩张，线粒体结构不清，细胞内水肿；白斑边缘处细胞排列紊乱，细胞内外水肿，张力微丝紊乱，桥粒断裂、减少甚至消失。③朗格汉斯细胞。白斑处细胞有明显退化改变，核切迹加深，细胞核巨大，核周隙不均匀扩大，粗面内质网增多、扩张，线粒体肿胀，胞内空泡增多，特征性 Birbeck 颗粒显著减少，胞体变圆，胞突大多消失，白斑边缘部细胞变化较轻。

六、诊断与鉴别诊断

1. 诊断标准

（1）色素脱失性白斑，大小、形态不一，与正常皮肤之间的边界清楚，周围常有着色深的边缘。可发生于任何部位，好发于暴露和皱褶部位。

（2）白斑上的毛发可变白或无变化。

（3）可发生于任何年龄。无明显自觉症状。

（4）组织病理示表皮黑色素细胞及黑色素颗粒明显减少，基底层几乎完全缺乏多巴染色阳性的黑色素细胞。

2. 鉴别诊断

（1）贫血痣：先天性淡色斑，多在出生时即有，由于淡色斑处毛细血管较正常少，摩擦患部时周围皮肤充血而白斑处不能明显发红，由此可与白癜风区别。

（2）无色素痣：出生时或出生后不久发病，损害往往沿神经节段分布，表现为局限性或泛发性淡色斑，境界模糊，边缘多呈锯齿状，周围无色素增加晕，感觉正常，持续终身不变。

（3）花斑癣：多发于胸背的色素减退性白斑，其上可见细薄鳞屑，真菌镜检可见短粗的菌丝和孢子。

（4）外阴白色病变：外阴局部皮肤、黏膜粗糙增厚或萎缩性白斑，周围无着色深的边缘。

（5）单纯糠疹：通常发生在儿童或青少年面部的鳞屑性浅色斑，任何季节均可发病，但皮损以冬、春季较为明显。

（6）硬化萎缩性苔藓：病因未明的少见病，表现为多数境界清楚的白色萎缩性丘疹，晚期真皮上层胶原硬化，皮损因之发硬，可伴有女阴及肛周皮肤萎缩。

（7）无色素性色素失禁症：从躯干到四肢泼水样色素减退斑，单侧性分布，患处发汗功能减退，毛细血管张力减退，往往继发水疱性皮损，病变部可凹陷性萎缩或隆起。

七、治疗

由于病因不明，目前的治疗均为对症治疗。主要采用各种方法控制病情进展，使之稳定，然后使皮损区色素恢复，达到形态和功能上的修复。传统方法有饮食疗法、心理治疗、局部使用糖皮质激素、PUVA 疗法、中草药治疗、外科表皮移植或伪装、脱色等治疗，目前较新的治疗方法有 308 nm 准分子激光、308 nm 单频准分子光（MEL）、窄波 UVB（311 nm）疗法，局部糖皮质激素霜或钙调神经磷酸酶抑制药与 UVA 联合治疗、自体黑色素细胞移植等方法。

1. 准分子激光（308 nm）疗法

每周治疗 1~3 次，起始剂量根据最小红斑量，一般为 150~300 mJ/cm^2，连续治疗 2~6 个月。靶向性治疗使正常皮肤不受影响，患者依从性好。

2. 单频准分子光（MEL 308 nm）疗法

每周治疗 1~3 次，起始剂量为 250~400 mJ/cm^2，以后每次治疗增加 50 mJ/cm^2，最大剂量可至 4 500 mJ/cm^2，光源距照射部位 15 cm，不良反应为红斑和小水疱。

3. 窄波 UVB（311 nm）疗法

每周 3 次，起始剂量为 280 J/cm^2，以后每次治疗可逐渐递增剂量，一般每次增加 15%；不良反应为轻微的红斑和瘙痒，患者可以耐受。

4. UVA 与局部糖皮质激素霜或钙调神经磷酸酶抑制药联合治疗

UVA 或日光照射可增加黑色素细胞密度以及酪氨酸酶活性，使黑色素合成增加；同时局部外用糖皮质激素或钙调神经磷酸酶抑制药，每日 1～2 次，3 个月内未见色素再生可调整治疗方案。

5. 自体黑色素细胞移植治疗

可成功治疗节段性白癜风，而对非节段性白癜风来说，移植的黑色素细胞可能会再脱失，特别是受压部和易受外伤处。

6. 局部外用仿过氧化氢酶霜

白癜风患者皮损区的过氧化氢酶缺乏，仿过氧化氢酶霜可清除皮损区的过氧化物，抑制色素的进一步脱失，其主要成分为氯化钙、氯化镁、碳酸氢钠和蒸馏水；每天外用 2 次，通常在 2～4 个月病情活动受到控制，皮损不再扩大；应避光并减少空气接触，一般可稳定 4～6 周。

7. 脱色治疗

对泛发性白癜风患者，残余的色素可通过退色剂（如氢醌）去除，也可应用调 Q 开关红宝石激光加上局部外用 4-甲氧苯酚去除残留色素。

8. 美容遮盖

美容遮盖霜可给患者带来自信，通常可维持 8 小时，但最大的问题是要与肤色匹配。

八、预后

治疗应个体化，单一治疗难以达到较好的效果。

第七节　白化病

白化病是皮肤、毛发及眼睛色素缺乏的一种先天性皮肤病，属常染色体隐性遗传或性联隐性遗传。

一、流行病学

眼皮白化病 1 型发病率为 1/40 000；眼皮白化病 2 型发病率为 1/36 000，此型在非洲人和非裔美国人中的发病率为 1/10 000，在非洲人和非裔美国人中更常见；眼皮白化病 3 型未知。眼皮白化病 4 型少见，日本人多见，24% 日本白化病人属此类型。眼白化病发病率为 1/50 000。其他类型无种族和性别差异。所有类型可在新生儿中出现。

二、病因学

白化病是最早引起注意的遗传性疾病之一，但其分子机制尚不完全清楚。白化病患者黑色素细胞数目与形态正常，且多巴反应多为阳性；由于先天性酶缺陷（酪氨酸生成不足或酶活性降低或缺乏）致使黑色素细胞内黑色素前体不能转变成黑素体或黑素体不能黑化而出现白化病。近期研究显示，至少有 7 种不同的基因突变可引起色素合成减少，产生各种与白化病相关的临床症状，包括皮肤、毛发和眼睛的色素减退，这些基因包括酪氨酸酶（*TYR*）基因、*p* 基因、酪氨酸酶相关蛋白 1（*TYRP-1*）基因、*TYRP-2* 基因、*Pmel-17* 基因等。

眼皮白化病 1 型患者，酪氨酸酶突变基因位于 11q143 带上，属常染色体隐性遗传。已有超过 70 种突变导致酪氨酸酶合成受阻或功能障碍，而该型白化病的大多数患者酪氨酸基因突变呈现杂合状态。

眼皮白化病 2 型是 *p* 基因突变造成的，定位在 15q12 带上，为常染色体隐性遗传。*p* 基因编码 110 kd 蛋白，含有 12 个跨膜域，局限在色素颗粒（如黑色素小体）的膜上。P 蛋白在黑色素合成上的功能尚不清楚。

眼皮白化病 3 型，是 *Tyrp1* 基因突变造成的，定位在 9p23 带上，常染色体隐性遗传，该基因编码蛋白在鼠科系中有二羟基吲哚羧酸（DHICA）氧化酶活性。在黑色素从酪氨酸生物合成的过程中，DHICA 氧化酶在酪氨酸酶下游发挥接触作用。Tyrp1 在人类黑色素生成过程中的功能可能与离子转运、黑色素体复合物的稳定有关。

眼皮白化病 4 型，*SLC45A2*（过去称为 *MATP*）基因突变，定位在 5p13.3，常染色体隐性遗传。*SLC45A2* 基因编码 58 kd 蛋白，有 12 个跨膜域。该基因在黑色素形成的功能还未知。

眼白化病突变基因在 X 染色体上，定位在 Xp22.3～22.2，X 联隐性遗传。该种白化病基因产物功能未知。

Chediak-Higashi 综合征，LYST 基因突变，定位在 1q42～43 上，常染色体隐性遗传。*LYST* 基因编码 429 kd 蛋白，其假说的功能是在受累细胞中，从高尔基体将物质转运至靶位点。因此，黑色素细胞合成黑色素小体，血小板合成 delta 颗粒，白细胞合成溶酶体均受到影响。

Hermansky-Pudlak 综合征，为常染色体隐性遗传，位点具有基因异质性。首例确诊的该综合征，致病基因定位在 10q23.1～23.3，而至今在人群中，已有 8 种致病基因迥异的 Hermansky-Pudlak 综合征类型，绝大多数 Hermansky-Pudlak 综合征基因产物结合形成数种复合物，易化分子从高尔基体向靶细胞器转移。

Griscelli 综合征，为常染色体隐性遗传，主要有两种基因变异：*RAB27A*，定位在 15q21，编码 GTP 结合蛋白 Rab27a；*MY05A*，定位在 15q21，编码肌浆蛋白 5a。在黑色素细胞中，这两种基因产物，联合第三种桥蛋白形成复合物，易化黑色素小体沿着黑色素细胞的树突中的微管转运，随后它们将在树突末梢被肌动蛋白微丝捕获。

三、临床表现

患者由于全身皮肤色素缺乏，致使皮肤毛细血管显露而呈现红色，对紫外线高度敏感，较正常人高 6～12 倍；毛发呈纯白色、银白色、淡白色、黄白色等，有丝绢样光泽，外形纤细如丝。眼睛表现具有特征性，眉毛和睫毛呈白色或淡黄色，由于缺乏色素，儿童期虹膜为透明淡灰色，瞳孔为红色，成人期呈青灰色、淡褐色，有昼盲状态。

1. 眼皮肤白化病（OCA）I 型

泛发型白化病即眼、皮肤白化病。该型的大多数患者皮肤、头发和眼睛完全无色素，皮肤呈白色或粉红色，毛发为白色或淡黄色；虹膜透明，脉络膜也失去色素，瞳孔发红、畏光，皮肤不能晒黑（OCA IA），对光高度敏感，日晒后极易发生皮炎；而部分患者（OCA IB）可被晒黑，皮肤、头发可有中等程度的色素是因为酪氨酸酶仍有部分功能。

2. OCA II 型

部分白化病，患者皮肤、头发和眼睛残留少量至中等程度的色素，可有雀斑、痣等，是临床最常见的类型。出生时额上方即有一撮白发，其下皮肤呈白色。此外额、鼻、颏、胸及腹部也有不规则排列，大小、多少不等的色素脱失斑，一般不对称，终身不消退。有的患者可有单侧虹膜色素缺乏，眼底白化，黄斑发育不良，斜眼及弱视。也可伴发共济失调，耳聋及智力障碍。

3. OCA III 型

眼白化病，以前曾称为 Brown 白化病，患者出生时皮肤、头发和眼睛残留少量色素，以后色素逐渐增多，仅眼呈白化病表现，虹膜和眼底色素缺乏。

4. OCA IV 型

临床表现类似 OCA II 型。

5. 眼白化病

眼部失色素，虹膜半透明，眼白化病患者还可表现先天性运动性眼球震颤，可能伴有视力下降，折射误差，眼底色素减退，中央凹反射缺失，斜视。皮肤不发生脱色素。

6. Chediak-Higashi 综合征

表现为部分至全部皮肤、毛发、眼睛色素脱失。毛发色素脱失后呈现银色金属样光泽。该型患者出生后不久可反复发生呼吸道感染。

7. Hermansky-Pudlak 综合征

表现为程度不等的皮肤、毛发和眼部色素脱失。

8. Griscelli 综合征

表现为轻度白化病表现。特征性表现为出生时为银灰色头发。

四、辅助检查

白化病的检查不是常规的临床检查。毛球部酪氨酸酶分析被用来鉴别 OCA Ⅰ 型和其他白化病类型。在这种分析中，从患者头皮轻轻拔出头皮毛球，放置在 0.1% L-DOPA 溶液中 4 小时。Ⅰ 型 OCA，毛球保持白色。如果变成黑色，则可排除该型。Chediak-Higashi 综合征，常会分析血涂片和含有巨大胞质颗粒的中性粒细胞，脑电图和肌电图可能也存在异常。Hermansky-Pudlak 综合征，血小板电镜检查会发现缺乏致密小体（delta 颗粒），出血时间也会延长。Griscelli 综合征，包括神经系统 CT 和 MRI 检查和免疫功能检查。

五、病理学检查

表皮基底层有透明细胞，但银染色缺乏黑色素。多巴染色分两型，在体外黑色素细胞多巴染色阳性者为酪氨酸酶阳性型；多巴染色阴性者为酪氨酸酶阴性型。前一型患者体内稍有形成黑色素之能力，后一型患者体内不能形成黑色素。

六、诊断与鉴别诊断

此病与白癜风、斑驳病不同，除皮肤缺少色素外，眼睛也受累。

七、治疗

白化病由于皮肤缺乏黑色素的保护，日晒后易发生日光性唇炎、皮炎，可能并发基底细胞癌和上皮细胞癌，应避免日晒，使用广谱遮光剂，穿戴合适的衣物保护皮肤，预防紫外线导致的皮肤伤害。局部可涂用 5% 对氨苯甲酸（PABA）酒精溶液。目前无好的治疗方法，视力障碍可佩戴矫正眼镜。骨髓移植可分别纠正和改善 Chediak-Higashi 综合征和 Griscelli 综合征的血液系统和免疫系统缺陷。对 Hermansky-Pudlak 综合征来说，没有有效的复色治疗。如果出血严重，考虑输注血小板和血液。如果肉芽肿性结肠炎或肺纤维化严重，大剂量激素也可考虑使用。

八、并发症的诊断、鉴别诊断和预防

Ⅰ、Ⅱ、Ⅲ、Ⅳ 型眼皮肤型白化病和眼白化病出现皮肤对日光刺激的敏感性增加，以及视力缺陷。OCA Ⅰ 型并发症包括畏光，中重度视力下降，眼球震颤。OCA Ⅱ 型、Ⅲ 型、Ⅳ 型的眼部并发症与 Ⅰ 型相似，但是 Ⅲ 型 OCA 的并发症不严重。

Chediak-Higashi 综合征儿童表现为擦伤，黏膜出血，鼻出血和瘀斑，反复呼吸道感染和中性粒细胞减少症。约 85% Chediak-Higashi 综合征患者进入加速期后表现为发热，贫血，中性粒细胞减少，偶有血小板减少，肝、脾、淋巴结大和黄疸。Chediak-Higashi 综合征的神经系统病变程度不等，包括周围神经和颅神经病变，自主神经功能紊乱，衰弱，感觉障碍，深腱反射丧失，步态迟钝，抽搐，运动神经传导速度降低。Hermansky-Pudlak 综合征患者出血是因为血小板储存不足。Hermansky-Pudlak 综合征远期并发症包括肺纤维化，肉芽肿性结肠炎，牙龈炎和肾衰竭。Griscelli 综合征因为严重的免疫缺陷而发生慢性感染。

九、预后

OCA 患者应当经常定期做皮肤癌症的随访。Chediak-Higashi 综合征、Griscelli 综合征和 Hermansky-Pudlak 综合征患者应当常规扫描以早期发现皮肤外症状。

第九章

良性皮肤肿瘤

　　肿瘤是机体在各种致瘤因素作用下，局部组织的细胞在基因水平上失去对其生长的正常调控，导致细胞异常增殖而形成的新生物。分子生物学揭示了某些肿瘤的病因和发病机制，肿瘤从本质上来说是基因病。皮肤肿瘤可分为良性及恶性肿瘤两类。良性肿瘤一般向起源组织分化，结构对称，边界清楚，胞核形态一致，生长缓慢，呈膨胀性生长，不发生转移；恶性肿瘤常分化不良，结构紊乱，边界不清，一些细胞有明显异型性，如多形性（形态及大小变异）、间变（增生及染色加深，核浆比例增大）、有丝分裂象增多、异型有丝分裂、胞核极性丧失等，生长迅速，呈膨胀性及侵袭性生长，可发生淋巴道或血道转移。

　　在我国，鳞状细胞癌最常见，其次是基底细胞癌、恶性黑色素瘤及淋巴网状系统肿瘤。

　　良性肿瘤与恶性肿瘤临床形态有所不同（图9-1，图9-2）。易演变为恶性肿瘤者，称为癌前期皮肤病。

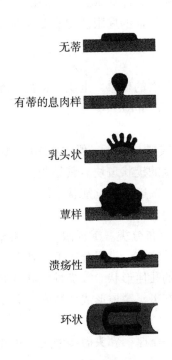

无蒂

有蒂的息肉样

乳头状

蕈样

溃疡性

环状

图 9-1　肿瘤形态的主要差别
无蒂、息肉样和乳头状肿瘤常为良性，蕈样、溃疡性或环状肿瘤恶性的可能性较大。

— 137 —

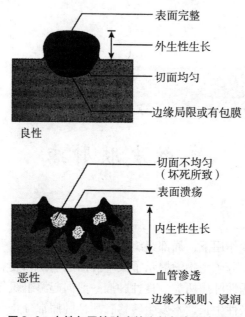

图9-2 良性与恶性肿瘤的生长与表面肉眼观

标注（良性）：表面完整、外生性生长、切面均匀、边缘局限或有包膜

标注（恶性）：切面不均匀（坏死所致）、表面溃疡、内生性生长、血管渗透、边缘不规则、浸润

第一节 表皮肿瘤

一、表皮痣

表皮痣又称线状表皮痣，有3个亚型，即疣状痣、单侧痣、高起性鱼鳞病，三者组织学相同。表皮痣是一种以表皮及其附属器结构增生为特征的局限性皮肤发育异常，可伴有其他器官缺陷，皮损内无痣细胞增生。

1. 病因与发病机制

表皮痣皮损被认为是患处体细胞镶嵌的现象，组织学特征显然是患处基因突变的结果，皮损沿Blaschko线发生，而不沿着皮纹，如 KPT1 和 KRT10 突变。

2. 临床表现

（1）一般特征：本病常在初生儿或婴儿发生，偶尔在10～20岁才出现。本病最初为角化性丘疹，逐渐向周围扩大融合成密集的角化过度的疣状斑块。其呈灰白色或棕褐色，表面粗糙不平，质地坚硬。皮损沿着Blaschko线发生。病程缓慢，一般无自觉症状，偶尔有剧痒。本病至青春期停止发展，但永不消退，一般不恶化。

（2）临床分型：根据皮疹形态及分布分类。①局限性表皮痣，皮损呈局限性分布。②系统性表皮痣，皮损呈弥漫性或广泛性分布。③单侧痣，皮损分布于半侧躯体。④高起鱼鳞病，与鱼鳞病无关，皮损广泛性双侧分布，可排列成不规则的几何形状。⑤炎性线状疣状表皮痣（ILVEN），皮损为局限性分布，好发于下肢，伴有瘙痒，表现为红斑、鳞屑形成和结痂，女性多见。

3. 组织病理学

组织病理可见表皮角化过度、棘层肥厚、乳头瘤样增生，并可见颗粒层增厚及柱状角化不全，基底层黑色素增多，但无痣细胞。

4. 诊断与鉴别诊断

根据特征的疣状丘疹、线状排列，可融合成乳头瘤样，结合组织病理易于诊断。本病应与线状苔藓、线状汗管角化症、带状银屑病鉴别，并应与表皮痣综合征（齿发育异常、弯曲足、多指症、屈指症、骨骼畸形、癫痫、精神发育迟缓、神经性耳聋）及角膜炎-鱼鳞病-耳聋综合征鉴别。

5. 治疗

（1）药物治疗：广泛性病变者口服维 A 酸有暂时疗效，也可外用 0.1% 维 A 酸霜、5% 氟尿嘧啶软膏。

（2）物理治疗：可用激光、电灼、液氮冷冻、皮肤磨削或化学剥脱术（三氯醋酸、酚）治疗。

（3）手术切除：可手术切除较大的损害，切除应至深部真皮，否则可能复发。

（4）监测癌变：罕见发生基底细胞癌和鳞状细胞癌，应予监测处理。

6. 循证治疗选择

（1）疣状表皮痣：局部麻醉下切除[D]，局部麻醉下削除或刮除[D]，冷冻[E]，激光切除[B]，皮肤磨削术[E]，红宝石激光[E]，系统性应用维 A 酸类药物[D]，局部外用维 A 酸类加用氟尿嘧啶[E]。

（2）炎性发育不良的表皮痣：局部外用糖皮质激素[D]，卡泊三醇/他夫西醇局部外用[D]，局部外用维 A 酸类药物[E]，局部外用地蒽酚[E]，脉冲染色激光[E]，预后良好，罕见癌变。

二、高起性鱼鳞病

高起性鱼鳞病罕见，病因不清。本病类似于序列性线性表皮痣，表皮高度增生，显著色素沉着。

1. 临床表现

本病为出生时即有或于婴儿期发生，逐渐扩大，可局限或泛发。其表现为黑褐色或污黑色的高起性角质病变，呈绒毛状、疣状或乳头状生长，边界清楚。极少数可癌变。

2. 组织病理学

表皮角化过度和疣状增生，伴灶性角化不全，大量色素颗粒弥漫分布于表皮各层。

3. 治疗

本病可试用冷冻、激光治疗。

三、脂溢性角化病

脂溢性角化病（SK）又称老年疣，本病与遗传、日晒、慢性刺激有关。本病不是表皮的增生，证明是单克隆性质，角质形成细胞（KC）成熟延迟所致一种良性表皮内肿瘤。Bowen 等研究发现，细胞凋亡抑制因子生存素在 SK 表皮中的表达持续性增加。

1. 病因与发病机制

（1）危险因素：研究显示，年龄和紫外线暴露是本病独立的危险因素。

（2）遗传因素：主要利用候选基因的方法研究致病基因与 SK 的相关性，包括成纤维细胞生长因子受体 3（FGFR3）突变。

（3）感染因素：包括人 HPV 感染，Li 等报道 76%（34/45）的非生殖器 SK 检出 HPV 阳性，且病毒类型有 10 种之多，正常对照组仅有 27%（13/48）阳性（$P < 0.05$）。这种表皮良性肿瘤近来已被证明是单克隆性质，是一种肿瘤，而不是表皮增生。特点是基底样细胞增生，伴有不同程度的鳞状细胞分化（图 9-3）。

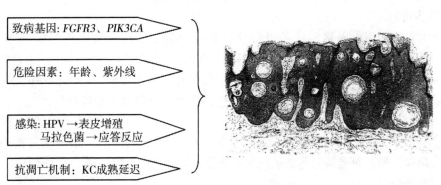

图 9-3　脂溢性角化病发病机制

2. 临床表现

（1）皮肤损害：①早期，1~3 mm 轻微隆起的小丘疹，表面有油腻感。②晚期，为疣状表面的斑块，有"贴上去"的外观，皮损为 1 cm 或更大。损害可单发，但一般为多发，呈淡褐色、深褐色，表面光滑或呈乳头瘤样改变，有的覆油脂性鳞屑或结痂，触之柔软粗糙，无炎症反应。如刺激可感染结痂，如强行剥痂可见小疣状突起，并可见色素沉着，相邻皮疹可互相融合成较大的斑块。

（2）发病特征：30 岁以前很少发病，60 岁以上发病率占 80%，80 岁以上发病率占 100%。特别是老年人的皮脂溢出部位，如头面，尤其是颞部、颈部、胸背及四肢，也可发生于其他部位，偶尔发痒。皮损无自愈倾向，极少恶化。

（3）临床亚型：①寻常型。②网状型。③菌落型。④灰泥角化病。⑤灰白色疣状丘疹。⑥刺激型。

Leser-Trelat 征又称多发性发疹性 SK。特点是皮疹数目迅速增多，范围大，呈泼墨状分布，瘙痒，是伴有恶性肿瘤的 SK，以胃肠道腺癌多见，可伴有黑棘皮病。

3. 组织病理学

（1）角化型：有明显的角化过度及假角质囊肿，表皮主要由鳞状细胞组成，偶见基底样细胞。

（2）棘层肥厚型：表皮明显增厚，上皮突增生、变长，其间有狭窄的乳头，主要为基底样细胞，有时可见基底样细胞巢。

（3）腺样型：表皮细胞束呈分支交织状，从表皮伸向真皮，表皮细胞束互相交织，此型色素多。

4. 诊断与鉴别诊断

根据扁平淡褐色斑，界清，表面光滑或呈细颗粒状，组织病理特征可以诊断。本病应与日光性角化病、痣细胞痣、寻常疣、恶性黑色素瘤鉴别。

5. 治疗

本病一般不需治疗，可用氯乙烷冷冻喷雾喷皮疹，使皮损变脆，再用刮匙刮除，这种办法一般不产生瘢痕。也可用氟尿嘧啶（5-FU）霜、维 A 酸霜、咪喹莫特霜、液氮冷冻、CO_2 激光和三氯醋酸等化学腐蚀剂治疗。系统治疗可用阿维 A，25 mg/d。

6. 循证治疗选择

刮除术及烧灼术[B]、冷冻[B]，化学剥脱剂用于比较小、表浅的损害及黑色丘疹性皮肤病[C]，激光（脉冲 CO_2 激光用于伴有色素沉着的损害）[C]，氟尿嘧啶[E]。

7. 预后

本病预后良好，但其病理为细胞增殖、分化和凋亡异常，有学者认为其是介于正常与恶性肿瘤之间的一种皮肤病，但有潜在的恶变倾向。

四、角化棘皮瘤

角化棘皮瘤又称高分化鳞状细胞癌（角化棘皮型），是一种在临床和病理上类似于鳞状细胞癌的上皮肿瘤，可能起源于毛囊，主要发生在具有毛发的皮肤。本病常有自发性消退。尽管其具有独特的临床和组织学特征，但有学者将本病看作是鳞状细胞癌的一种亚型。

1. 病因与发病机制

本病病因未明，包括遗传因素、日光照射及化学致癌剂、创伤及某些皮肤病基础上的病毒感染（检出 HPV-9、HPV-16、HPV-19、HPV-25 和 HPV-27 型）。20% 的患者可检出 HPVDNA 序列。经过克隆研究确定本病有很多染色体异常，包括 7 号三体获得 1p、8q 和 9q，缺失 3p、9p、19p 和 19q，2 号与 8 号染色体易位。多数患者损害在数月内消退，这种消退部分归因于免疫介导。

2. 临床表现

（1）皮肤损害：基本损害为半球状结节，多在 2 个月内发展成直径 1~2 cm 大小的坚实性半球状结节，中心凹陷有角栓，呈肤色或淡红色，进展期后有 2~8 周的静止期，随后角栓脱落、肿瘤自发性消退，愈合后遗留萎缩瘢痕。

（2）发病特征：好发于面部中心、头颈部、手背等处。早期发展迅速，病程常为 2~8 个月，或需要 1 年。角化棘皮瘤的病程大致分为增殖期 2~8 周；稳定期 2~8 周；吸收期 2~3 周。多数患者损害在数月内消退，这种消退部分归因于免疫介导，有些特别的患者为多发性损害，可持续 3 年或更久。早期除去病损，治疗反应及预后良好。但 8% 的患者可以复发，尤其是手指、手掌、唇和耳部病变。

（3）临床分型：①单发型，最常见，为 2.5 cm 左右球状结节，多见于老年男性。②多发自愈型，损害一般为数十个，一般见于青年男性，有家族史，可累及全身皮肤和黏膜，自愈倾向大。③发疹型，皮损数目极多，数百个 1~3 mm 大小的丘疹。④巨块型，直径 >3~5 cm，常在数月内消退。⑤边缘离心性型，环状，中心萎缩，直径可达 5~30 cm，无自行消退倾向。⑥甲下角化棘皮瘤，不能自行消退。⑦免疫抑制型，免疫抑制患者（如肾移植者）易发生。

3. 组织病理学

角化棘皮瘤和高分化的鳞状细胞癌病理十分相似，单独通过病理明确诊断很困难。诊断取决于对典型火山口样大体结构的确认，充分发展的肿瘤为对称性，常有中心大角栓，伴有鳞状上皮增生。损害两侧上皮向上隆起形成领圈状。

4. 诊断与鉴别诊断

应根据详细的病史进行判断，如本病最初迅速增长，中心有火山口样凹陷，充以角栓，病程自限，易于诊断，但需与传染性软疣、结节性痒疹和鳞状细胞癌鉴别。

5. 治疗

由于即使活检阴性，也不能排除一级鳞状细胞癌，治疗原则为早日除去或切除肿物。Mohs 显微外科可用于易引起毁容的皮损治疗。其最安全方法是手术切除。糖皮质激素损害内注射有效，此外，可外用氟尿嘧啶软膏、咪喹莫特、冷冻、激光或软 X 线治疗。多发性损害可试用口服异维 A 酸、阿维 A、环磷酰胺、氨甲蝶呤。

6. 循证治疗选择

（1）小的单发的角化棘皮瘤循证治疗选择　刮除术[C]，切除[D]，氩激光[D]。

（2）大的、速发的、增殖的角化棘皮瘤循证治疗选择

放疗[D]，皮损内注射氟尿嘧啶[D]，皮损内注射氨甲蝶呤[D]，皮损内注射干扰素 α-2a[D]，皮损内注射博来霉素[D]，皮损内注射曲安西龙[D]，口服阿维 A 酯[E]，口服异维 A 酸[E]。

（3）复发性的角化棘皮瘤循证治疗选择　放疗[C]，口服异维 A 酸[D]，系统性应用氨甲蝶呤[E]。

7. 预后

本病治疗反应及预后良好。

第二节　皮肤附属器肿瘤

一、痤疮样痣

痤疮样痣又称黑头粉刺痣，其特点为群集的扩张毛囊内充满角栓，类似于黑头粉刺。患者皮损内存在成纤维细胞生长因子受体-2（$FGFR_2$）的突变。

1. 临床表现

（1）皮肤损害：损害为簇集疣状毛囊性丘疹，顶部有角栓，似黑头。因感染可遗留萎缩性瘢痕，似聚合性痤疮。其常单侧沿皮肤 Blaschko 线分布，排列成线状，偶为双侧性或泛发全身。

（2）发病特征：本病少见，可自出生至 15 岁的任何时候发病，但常见于 10 岁左右。其好发于面部、颈部、肩部、上臂、前胸。

（3）痤疮样痣综合征：脊柱侧凸或融合性脊柱，指畸形，白内障，癫痫。

（4）伴发病：伴发鱼鳞病、毛鞘囊肿、乳头状汗腺瘤、皮鞘囊肿。

2. 组织病理学

本病组织病理见单个黑头粉刺为充满角质的宽而深的表皮凹陷，似扩张毛囊，基底部偶见毛干，为

残留毛囊，也可见皮脂腺小叶开口于凹陷下端。

3. 诊断与鉴别诊断

根据簇集的黑头粉刺样丘疹，特征性分布及组织病理可以诊断。本病应与外源性痤疮及婴儿痤疮鉴别。

4. 治疗

毛孔清除美容贴和粉刺挤压术可改善皮肤外观，有学者用异维 A 酸使炎症明显减轻，重者可内服阿维 A 酯，其可部分抑制囊肿和炎性结节的形成，外用维 A 酸霜对部分患者有效。冷冻、激光也可选用，大片者可手术切除。

二、毛发上皮瘤

毛发上皮瘤又称囊性腺样上皮瘤，是一种比毛囊瘤分化差的错构瘤，为常染色体显性遗传，常发生于儿童期或青春前期。本病于 1892 年首次报道。

1. 病因与发病机制

多发性、家族性毛发上皮瘤基因连锁分析显示，染色体 9p21 可能与该病的发病机制有关，Brooke-Spiegler 综合征最近已定位于染色体位点 16q12-13，候选基因为肿瘤抑制基因 *CYLD*。

2. 临床表现

（1）分型：①多发型，较常见，为常染色体显性遗传。本病青春期发病，好发于面部，为粟粒至豌豆大小、坚实、半透明且发亮的半球形丘疹和结节，直径为 2～4 mm，沿鼻唇沟对称分布，额部、眼睑、头皮、颈部、躯干等处也可累及，皮损呈肤色、淡黄色或淡红色。有的中心稍凹陷，表面可见毛细血管。②单发型，单个或数个，直径可达 2 cm。本病应与汗管瘤、皮脂腺增生症、基底细胞癌鉴别。③巨大孤立型，损害直径可达数厘米。④结缔组织增生型，此型向毛囊和皮脂腺结构分化。

（2）综合征：伴有毛发上皮瘤的综合征，如 Brook-Spiegler 综合征（家族性圆柱瘤或头巾瘤综合征）、Rombo 综合征（包括多发性上皮瘤、粟丘疹、蠕虫样萎缩、基底细胞癌、毳毛囊肿，外周血管扩张和发绀）。

3. 组织病理学

本病组织病理为真皮肿瘤，界清无包膜，由许多基底样细胞的团索构成，有较多角囊肿。

4. 诊断与鉴别诊断

根据单个或多发半球形小结节、皮色或有透明感，以及特征性的组织病理变化可以诊断。本病应与角化型基底细胞癌、汗管瘤、胶样粟丘疹、毛母质瘤、结节性硬化症鉴别。

5. 治疗

依美容需要，选择良好的治疗方法。轻微电灼和中度电干燥法的疗效尚可；液氮冷冻对小的损害有时能取得满意效果；皮肤磨削术较好，但损害易复发；孤立性皮损最好给予手术切除或 CO_2 激光治疗。其分化程度使得多发性毛发上皮瘤很难理想地治愈。恶变者采用 Mohs 显微外科手术。

三、毛母质瘤

毛母质瘤又称钙化上皮瘤，来源于毛母质细胞，通常单发，是常染色体显性遗传病，部分患者可表现为多发。

1. 病因与发病机制

分子学机制研究表明，β 连环蛋白是本病发病的关键分子。关于参与 β 连环蛋白通路的角蛋白及其基因表达的研究表明，毛母质瘤是向毛基质分化的，细胞凋亡可能是影响细胞形成的主要机制。

2. 临床表现

（1）发病特征：最小发病年龄为 18 个月，最大为 86 岁。年龄分布有两个高峰，5～15 岁的女性及 10～20 岁的男性；成人高峰为 50～65 岁，少数有家族性，以面部、头皮、颈部及上肢较常见，不累及掌跖。

肿瘤一般为单个皮下结节，多发者罕见，直径为 0.5~5 cm，质地坚硬，偶呈囊性，表面为正常肤色或略红，生长缓慢，可有轻度疼痛或压痛。

（2）临床分型：①单发性。②多发性，常与肌强直性营养不良——Steinert 综合征有关。③伴发疾病，胸骨裂缺损、凝血障碍、结节病。④综合征，Rubinstein-Taybi 综合征、Turner 综合征、Goldenhar 综合征。

3. 组织病理学

肿瘤为一有包膜的团块，瘤细胞有两型。①嗜碱性粒细胞，早期多见，类似于毛母质细胞。②影细胞，晚期多见，由嗜碱性粒细胞演变而来，胞核消失，胞质弱嗜酸性，常见钙盐沉积。

4. 诊断与鉴别诊断

如存在单个深在硬性结节，表面呈皮色或蓝红色，则应考虑本病，组织病理检查可确诊。本病应与皮肤纤维瘤、表皮囊肿鉴别。

5. 治疗

治疗主要是为了避免肿瘤引起异物反应及炎症而导致最终形成瘢痕。首选为手术切除，小切口刮除囊内容物，完整切除肿瘤常可治愈，术后复发率为 3%，预后一般良好。其也可采取手术切除、冷冻、电灼或激光治疗。

四、多发性脂囊瘤

多发性脂囊瘤又称脂囊瘤病。其常有家族史，属常染色体显性遗传病，有时伴有先天性厚甲，可能为皮样囊肿的一种类型。

1. 病因与发病机制

多发性脂囊瘤的家族中存在 KRT17C（编码角蛋白 17）的突变。单发性脂囊瘤未发现角蛋白 17 的突变。

2. 临床表现

（1）皮肤损害：损害为囊性丘疹和结节，直径数毫米至 1~2 cm，表面皮肤呈淡黄色或淡蓝色，如发生于阴囊，为黄色结节，质地中等，较大者柔软，与表皮粘连，有时在其顶部可见一凹陷的小孔。由此可挤出油脂样物质，有臭味，数目不等，可多达数百个。

（2）临床特征：本病多见于青春期男性，偶见于新生儿及出生不久的婴儿。其可伴有其他先天性外胚叶发育异常，好发于前胸中下部、背部、头部、颈部、腋窝、四肢、股部等处，有时也发生于阴囊、阴茎及外阴。严重者可泛发全身，但掌跖不受累。单发性脂囊瘤常发生于成人，无家族史，一般无自觉症状。其常易继发感染，切开皮疹见油脂样液体，阴囊皮疹可钙化。病程发展慢，多年保持不变，偶尔可自行吸收消退。

3. 组织病理学

囊肿位于真皮中部，囊壁由缺乏颗粒层的鳞状上皮构成，常有皱褶；囊壁内一般有附属器结构，特别是皮脂腺或发育不全的毛囊；上皮的腔内侧衬以增厚的均质性嗜酸性非细胞层，并向腔内不规则突出。囊腔内含有无定形油状物，偶见毳毛。

4. 诊断与鉴别诊断

根据损害为皮内囊性小结节，穿刺出奶油样液体，组织病理特征可以诊断。本病应与表皮囊肿、皮样囊肿、皮肤纤维瘤鉴别。

5. 治疗

（1）非手术治疗：穿刺抽吸内容物，激光，冷冻，炎症者口服异维 A 酸，皮损内注射糖皮质激素。口服异维 A 酸对炎症性皮疹有效，但对非炎性囊肿无效。四环素 1 g/d，分 4 次服，或米诺环素 100~200 mg/d，分次服也可试用。

（2）手术治疗：手术切除或切开挤出囊肿内容物。如继发感染应控制感染，切开引流或使破溃伤口愈合后再进行手术。单个皮损应采取切除治疗，做椭圆形切口，缝合一针或最多两针效果极佳。

通过内镜手术进行皮下囊肿的摘除，可避免出现手术切口瘢痕，是近年来发展的一项新手术方法。

6. 循证治疗选择

皮损有炎症[D]，异维 A 酸、抗生素、切开并引流；无炎症皮疹[D]，手术切开及去除囊壁、切除；穿刺[E]；冷冻[E]；CO_2 激光治疗[E]。

7. 预后

本病如不治疗则皮损可持续存在，切除预后良好。

第三节　结缔组织肿瘤

一、瘢痕疙瘩

瘢痕疙瘩是皮肤外伤后高度增生的纤维修复组织，是皮肤结缔组织对创伤反应超过正常范围的表现，扩展到外伤以外部位，常呈爪样延伸。

1. 病因与发病机制

基因易感性和局部组织的张力是重要因素。Wnt/β-catenin 通路与纤维化和正常创伤修复相关，在瘢痕疙瘩中显著上调，多个纤维化路径在本病中也存在表观遗传学改变。部分可为常染色体显性或隐性遗传。在瘢痕疙瘩中，成纤维细胞的凋亡减少，而 Ⅰ 型和 Ⅲ 型胶原在 mRNA 水平上合成增加。转化生长因子 β（TGF-β）在创伤修复中有重要作用，其合成增加可能是瘢痕疙瘩形成的原因之一，因为 TGF-β 活化成纤维细胞，使其合成更多的胶原纤维。肥大细胞增多可刺激胶原合成，因而有皮肤瘙痒。

2. 临床表现

（1）皮肤损害：为硬的纤维性粉红色或红色赘生物，并逐渐扩大呈蟹足样放射性向外延展，耳垂皮损常继发于穿耳洞，表面光滑。早期皮疹呈粉红色或黄红色，常有毛细血管扩张，周围有红晕，日久皮疹变为棕色、淡褐色或苍白色。

（2）发病特征：可因外伤、预防接种、手术或在痤疮基础上发生。患者自觉疼痛、瘙痒或感觉减退，当天气变化时更明显。本病好发于前胸、肩部、背部及四肢等，而掌跖部不发生。其一般不累及面部，皮损发展到一定程度可自行停止发展。部分患者可自行消退。其数目及大小不定，由烧伤、烫伤引起的往往面积很大，常呈线状。

3. 诊断及鉴别诊断

瘢痕疙瘩的诊断标准：瘢痕超过原有损伤范围，并向周围的正常组织侵犯；病程超过 9 个月而无自发消退的征象。肥厚性瘢痕和瘢痕疙瘩的基本区别在于，前者局限于原始损伤部位，而后者侵犯邻近皮肤。瘢痕疙瘩有蟹足样突出物，而肥厚性瘢痕则没有，通常肥厚性瘢痕在最初 6 个月会自发性改善，而瘢痕疙瘩则不能。

4. 组织病理学

本病组织病理学可见在真皮内胶原纤维束浓密增生且排成涡纹状，其间夹杂有血管及炎症细胞，几乎无弹力纤维，无包膜。

5. 治疗

（1）推荐治疗方案：抑制成纤维细胞增生和胶原合成，或应用综合疗法除去瘢痕组织。目前治疗方法主要为手术与非手术联合的综合方案，主要有以下形式。①瘢痕内注射。②手术切除后联合浅层 X 线或电子束切口处放疗。③手术切除植皮或皮瓣转移联合浅层 X 线放疗或定期糖皮质激素皮损内注射。④激光或冷冻消除瘢痕后再联合浅层 X 线放疗或糖皮质激素皮损内注射。

（2）皮损内注射：采用普通注射器、压力注射器或无针头注射器来注射糖皮质激素、氟尿嘧啶、透明质酸酶、博来霉素。

（3）抑制成纤维细胞增生和胶原合成：①维 A 酸，口服或外用，减少成纤维细胞增生和胶原合成。②干扰素 α-2b，皮损内注射。③肤康片（积雪苷片），为积雪草总苷。2~4 片/次，每天 3 次。④曲尼司特，抑制瘢痕疙瘩纤维蛋白原（Fb）产生胶原，0.1 g，口服，3 次/天，连续半年以上。⑤米诺地尔，2.5 mg，2 次/天，他莫昔芬，10 mg，2 次/天，均有抑制胶原增生作用。

（4）水合剂：硅凝胶片与压力衣［建议成人压力为 24~30 mmHg（1 mmHg = 0.133 kPa）］可以作为基础性辅助治疗手段；硅凝胶片水合作用与局部闭合作用达到软化瘢痕、抑制其增生的目的。硅凝胶片于术后 48 小时开始每天外用 12~24 小时，且每天用中性清洁剂清洗该片。推荐术后 48 小时开始持续使用硅凝胶片 3 个月以上，可以有效预防异常瘢痕形成。

（5）压力治疗：其机制是当局部压力大于 1.33~2.0 kPa 时即会造成组织缺血、缺氧，限制了瘢痕增生。持久加压，除洗澡外不要解下，压迫达半年以上。采用对苯二甲酸、乙二酯纤维及含 88% 以上的聚氨基甲酸乙酯的长链聚合体纤维组成的珠罗纱立体织物，或运动员护腿用的弹力布制成的弹性绷带、弹力套、弹力服等包扎或穿在瘢痕组织的表面，起到压迫作用。

（6）联合治疗：手术切除配合放疗及其他治疗。术后立即（24~48 小时）放疗，并联合应用糖皮质激素或干扰素注射，并可联合术后 X 线放疗，局部应用咪喹莫特，皮肤移植和加压包扎。

（7）物理治疗。

1）激光：Nd：YAG 激光治疗使胶原产生减少，改善临床症状。

2）冷冻：可使部分皮损变平，有报道病程为 2 年内的瘢痕疙瘩，经 2~10 个疗程，73% 的患者可完全变平。

3）放疗：浅 X 线或接触治疗有效。

6. 瘢痕疙瘩的循证治疗选择

皮损内注射糖皮质激素[B]，封包疗法[B]，压迫皮损[E]，皮损内注射干扰素 α-2a[B]，皮损内注射干扰素 γ[C]，放射性治疗[B]，激光手术[C]，冷冻[B]，咪喹莫特[C]，皮损内注射氟尿嘧啶[B]，外用维 A 酸类药物[B]，皮损内注射博来霉素[B]。

7. 预后

本病为良性肿瘤的良性过程，治疗颇为困难，经治疗病损容易复发。本病晚期可自行色泽转淡，质地变软，痒痛减轻，停止扩张。

二、肥厚性瘢痕

肥厚性瘢痕是隆起的瘢痕损害，局限于原始损伤部位，不超越原有的损伤范围。其与瘢痕疙瘩有密切关系，肥厚性瘢痕和瘢痕疙瘩的基本变化为皮肤损伤之后纤维组织的过度增生。

大多数研究表明肥厚性瘢痕和瘢痕疙瘩具有相同的生物化学和病理异常，唯一的区别在于胶原合成和胶原酶活性增加程度不等。

1. 临床表现

（1）发病特征：肥厚性瘢痕常见于关节屈侧和腹部。其发生率（包括瘢痕疙瘩）在手术后为39%~68%，在烧伤后为 33%~91%，取决于受伤的深度。

（2）肥厚性瘢痕与瘢痕疙瘩的比较：肥厚性瘢痕不同于瘢痕疙瘩之处是其仍然局限在原有伤口范围。肥厚性瘢痕有类似瘢痕疙瘩的表现，但常呈线状（手术瘢痕）、丘疹或结节状（炎症或溃疡瘢痕）；也伴有瘙痒，但无疼痛和感觉过敏。烧伤后发生的肥厚性瘢痕可引起毁容和明显挛缩。

瘢痕疙瘩与肥厚性瘢痕最突出的区别是瘢痕疙瘩有蟹足样突出物，而肥厚性瘢痕则没有。肥厚性瘢痕不会超过原发损伤的范围，而瘢痕疙瘩则会。

其他特征包括肥厚性瘢痕出现早（通常在损伤后 4 周内，而瘢痕疙瘩的出现要晚几个月），可以退化，发生挛缩，手术后复发趋势小，两者好发部位不一样。

在其他方面，肥厚性瘢痕和瘢痕疙瘩的临床特点基本相同。

2. 组织病理学

肥厚性瘢痕与正常瘢痕的主要区别在于出现胶原和纤维细胞结节状集聚。其与瘢痕疙瘩的主要区别是缺少瘢痕疙瘩样（粗大、强嗜酸性）胶原束。此外，肥厚性瘢痕显示明显的血管垂直于皮肤表面。

肥厚性瘢痕的边缘比较规则，胶原结节分布更均匀。

3. 鉴别诊断

在组织学上瘢痕疙瘩显示增厚的玻璃样变胶原束。兼有瘢痕疙瘩和肥厚性瘢痕特征的患者也出现过。通常，肥厚性瘢痕在最初 6 个月内会自发性改善，然而瘢痕疙瘩不会。不典型的皮损应做皮肤活检，因为铠甲状癌可能与瘢痕疙瘩的损害相似。

4. 预后和预测因素

肥厚性瘢痕和瘢痕疙瘩紧密相关，而临床和组织病理学的鉴别特征有利于判断手术切除后的复发率。有一个系列报道显示，肥厚性瘢痕的复发率为 10%，而瘢痕疙瘩为 63%。

三、皮肤纤维瘤

皮肤纤维瘤又称组织细胞瘤、硬纤维瘤、硬化性血管瘤，是皮肤内局限性的细胞聚集。这些细胞可以是成纤维细胞，也可以是吞噬脂质或含铁血黄素的组织细胞。

1. 病因与发病机制

有人认为本病是一种反应性增生性病变，可有外伤或昆虫叮咬史，提示是一种炎症性病因。相反，有些患者某些细胞性纤维组织细胞瘤具有克隆形成的能力，提示是肿瘤性病变。

2. 临床表现

（1）发病特征：有创伤或虫咬史，多见于中年，女性较为多见。其好发于四肢、肩部、背部等处，多为单发，部分患者皮损多发，见于使用免疫抑制剂、HIV 感染者。

（2）皮肤损害：皮损为稍隆起的角化过度的球形结节，直径通常小于 1 cm，呈皮色、淡红色、淡褐色或黄色，与皮肤粘连而与深部组织不粘连。表皮由于压力变薄甚至陷入，因而结节上出现小山谷样凹陷，这种现象通过触诊才可能充分表现。Fitzpatrick 把皮肤纤维瘤用拇指和示指轻轻捏起后在其表面引起的凹陷称为"酒窝征"。较大的损害边缘可突然高起，形成一个在无蒂的基底上向外翻的肿瘤。

3. 鉴别诊断

本病需与隆突性皮肤纤维肉瘤、黑色素瘤、Kaposi 肉瘤、神经纤维瘤和幼年黄色肉芽肿鉴别。

4. 组织病理学

组织病理学显示本病为真皮内肿瘤，无包膜，可分为：①纤维型，主要由散在的幼稚胶原纤维组成。②细胞型，由大量成纤维细胞及组织细胞构成。

5. 诊断与鉴别诊断

根据豌豆大小的黯红褐色结节、与表皮粘连、呈"酒窝征"及组织病理可以诊断。本病应与结节性痒疹、皮肤平滑肌瘤、结节性黄色瘤鉴别。

6. 治疗

绝大多数病变是良性的，有的无须治疗，数年内会发生退化。手术时应连同表浅脂肪完整切除，以防复发，复发率约为 4%。极个别患者可见局部侵袭性生长、局部和区域淋巴结转移及广泛肺转移。

四、软纤维瘤

软纤维瘤又称皮赘、纤维上皮性息肉、垂疣，是一种带蒂的良性肿瘤。

1. 病因与发病机制

本病好发于成年人、绝经期妇女，和以前认识不一样的是，皮损不是结肠息肉存在的标志。肥胖女性常见，可能与妊娠糖尿病相关。

2. 临床表现

（1）皮肤损害：皮损呈丘疹状、丝状、带蒂状，呈皮肤色到黯褐色，针头大小和稍大，柔软，触之似囊样感觉，发病年龄为 10～50 岁，而 69 岁以前，近 60% 人群患有此病。皮损好发于颈部、腋下和腹股沟。

（2）临床分型：分 3 型。①多发型，皱缩状小丘疹，质软，表面有沟纹，长 1～2 mm。②丝状型，为针头到绿豆大小，是光滑细长柔软的丝状突起。③袋状型，是单个口袋状肿物，根端呈蒂状，好像泪滴悬挂在皮肤表面，触之柔软，有小袋样感觉。

（3）综合征表现：痣样基底细胞癌综合征、Birt-Hogg-Dube 综合征。

3. 组织病理学

组织病理学显示表皮呈乳头瘤增生，角化过度或棘层肥厚，表皮下有疏松排列的胶原纤维及成纤维细胞，常含毛细血管及脂肪细胞。

4. 鉴别诊断

本病应与丝状疣鉴别。丝状疣位于颈部、腋部，皮损呈疣状、丝状，角化质硬，组织病理显示疣状增生，并有棘细胞灶状空泡样变性，属 HPV 感染寻常疣范畴。

5. 治疗

较小的皮赘，可切除或剪掉，也可用电灼、冷冻或用三氯醋酸及纯苯酚烧灼。对较大有蒂的疣赘，可用手术丝线结扎疗法。如不治疗，大部分患者也可自行坏死脱落而不留瘢痕。

五、朗格汉斯细胞性组织细胞增生症

朗格汉斯细胞性组织细胞增生症（LCH）又称组织细胞增生症 X，是由朗格汉斯细胞肿瘤性克隆增生所致的一组疾病，是一组由免疫功能紊乱、非感染或脂代谢异常引起的组织细胞增生性疾病。这种组织细胞为树突状细胞，具有表皮朗格汉斯细胞的许多特征；病变可累及许多组织及器官，表现为孤立性损害或多系统疾病。

LCH 的发生可能是致瘤因素和免疫失调共同作用的结果。

LCH 浸润细胞呈单克隆性。与正常活化的朗格汉斯细胞相比，肿瘤细胞的成熟表型较少，而且过表达各种细胞周期相关产物（如 TGF-β 受体 I 和 II、MDM2、p53、p21、p16、Rb 和 bcl-2）。局部微环境（如发热、纤维化、骨质吸收和坏死）的改变似乎也在发病机制和疾病最终转归中起一定作用。迄今为止，本病是否存在遗传学异常尚无定论。

1. 病因与发病机制

以往认为本病是一种反应性增生性疾病，最近提到病毒感染、免疫学、细胞遗传学和肿瘤形成方面。

本病可呈恶性经过，病死率高，部分朗格汉斯细胞经细胞毒药物治疗或放疗有效，患者皮损细胞中的 DNA 分析示非整倍体，支持了肿瘤学说。

但并非所有患者呈恶性经过，而且浸润的朗格汉斯细胞并不常见异倍体，组织学上朗格汉斯细胞增殖与免疫细胞因子相关，推测可能是一种免疫异常。

该病初起是一种免疫反应介导的反应性肉芽肿损害，而其中一部分患者转化为克隆性增殖的肿瘤发生过程。

2. 临床表现

（1）急性播散型：即 Letterer-Siwe 病（表 9-1）。其常发生于 9 个月以内婴儿，起病急，有发热、贫血，肝脾肿大、淋巴结肿大，80% 的患者有皮疹，皮疹为群集性、褐红色鳞屑结痂性斑丘疹，头面部似脂溢性皮炎，可有紫癜。皮疹分布于头面、颈部、躯干，口腔黏膜可有肥厚或坏死性损害。皮肤及淋巴结有大量不成熟组织细胞浸润。胸部 X 线检查示多发性肺囊肿。其常因严重内脏损害或抵抗力差并发感染而于几个月至 1 年内死亡。

表 9-1 LCH 各型特点

病名	年龄	皮肤受累	临床特点	病程	预后
Letterer Siwe 病（急性播散型，多系统疾病伴脏器功能障碍）	出生后第 1 年	90%~100%	发热，体重减轻，淋巴结肿大，肝脾肿大，全血减少，骨病变	急性	死亡率：50%~66%
Hand-Schuller-Christian 病（慢性播散型，多系统疾病）	儿童、成人	30%	溶骨性骨病变，尿崩症，突眼，耳炎、皮疹	亚急性至慢性	死亡率：<50%
嗜酸性肉芽肿（良性局限型，单系统疾病）	主要为成人	<10%	孤立性骨或皮肤病变，皮疹	慢性	良好

（2）慢性进行型：即 Hand-Shuller-Christian 病，好发于儿童，而青年、成人较少。其主要是以颅骨缺损为主的播散性黄色瘤样变，组织病理显示泡沫细胞及嗜酸性粒细胞浸润；1/3 的患者肺门或其周围弥漫性浸润，肝脾肿大及全身淋巴结肿大。其可有生长异常或发育迟缓。

（3）良性局限型：即骨嗜酸性肉芽肿，发生于儿童和成人，为单个或多发性骨损害，隐匿性发病，多无症状，X 线片示穿凿性骨破坏区，易发生骨折，皮疹与上述 2 型相似，但少见。

3. 实验室检查

（1）骨髓检查：可有组织细胞增多，可见朗格汉斯细胞。X 线检查：肺和骨骼 X 线摄片有助诊断。

（2）组织病理：①朗格汉斯细胞聚集在真皮乳头和真皮网状层的血管周围，或呈苔藓样浸润。②噬表皮现象。③嗜酸性粒细胞。④细胞 S-100 和 CD1a（OKT6）阳性。

4. 诊断与鉴别诊断

根据临床表现与组织病理特点，结合电镜观察可诊断。本病应与下列疾病鉴别。

（1）脂溢性皮炎：表现为糠秕样鳞屑性斑片，淡黄色油腻性痂皮，组织病理为非特异性皮炎变化。

（2）幼年黄色肉芽肿：皮损为小丘疹，呈橘黄色、棕黄色，发生于头面、躯干、四肢，1 年左右消退。组织病理有泡沫细胞和图顿巨细胞。

（3）其他：应与发疹性黄色瘤、恶性组织细胞增生症、多发性骨髓瘤鉴别。

5. 治疗

（1）局部治疗：播散性者用 PUVA 光疗或外用氮芥，孤立损害可手术切除或糖皮质激素注射。

（2）系统治疗。

1）免疫抑制：糖皮质激素和（或）细胞毒性药物有效。泼尼松、环磷酰胺、长春碱、6-巯基嘌呤或氨甲蝶呤单用或联用 3~6 个月。依托泊苷（VP16）防治尿崩症。2 岁以下的多系统病变，儿童要应用非侵袭性治疗，而多骨受累者推荐用糖皮质激素或长春碱。

2）放疗：用于大的疼痛性骨损害，剂量为 6~8 Gy，不应超过 10 Gy。

3）免疫调节：胸腺激素、干扰素 α 和环孢素用于复发患者、急性播散性 LCH。

4）其他治疗：同种异体骨髓移植，对少数慢性复发者有效，内脏受累也可选用抗叶酸药物治疗。

第四节　脂肪组织肿瘤

一、脂肪瘤及血管脂肪瘤

脂肪瘤是成熟脂肪细胞组成的良性肿瘤，是最常见的结缔组织肿瘤。

血管脂肪瘤又称毛细血管扩张性脂肪瘤，部分患者有家族史，好发于青年人。

1. 病因与发病机制

多达 75% 脂肪瘤患者有克隆性染色体异常，最常见的重排位于染色体12q14-q15，常部分发生在其他染色体的重排。细胞遗传学研究显示细胞血管脂肪瘤核型完全正常，提示血管脂肪瘤的发病机制可能与其他脂肪瘤不同。

2. 临床表现

（1）脂肪瘤：可发生于任何年龄，以中年人多见。好发于颈部和躯干，其余部位也可发生。损害一般为单发性边界清楚的肿块，呈圆盘形、圆形或分叶状，质软，表面皮肤正常，可移动；可从数毫米至 15 cm 以上。一般无自觉症状。脂肪瘤由大小一致的成熟脂肪细胞组成。

（2）血管脂肪瘤：多见于青壮年，好发于前臂和腰部，为单个或多个，黄豆至蚕豆大小，皮色或略呈青色，质软，可推动的皮下结节，多为圆形、条索状或分叶状，分布大致对称，生长缓慢，局部酸痛或触痛。组织病理示成熟脂肪细胞，可见增生的毛细血管自包膜沿间隔结缔组织向中心生长。

3. 治疗

本病一般不需治疗，脂肪瘤较小无不适者无须处理，保守观察，较大的可行脂肪抽吸术，手术切除，有包膜较易切除，无包膜不易彻底切除。孤立性脂肪瘤完整切除即可治愈。血管脂肪瘤疼痛明显者可手术切除。

二、浅表脂肪瘤样痣

浅表脂肪瘤样痣是一种罕见的结缔组织痣，主要是真皮内脂肪组织的沉积，有两种可能的起源：①真皮异常分隔的脂肪细胞或原始脂肪母细胞。②结缔组织退化伴继发性脂肪置换或皮下脂肪移位至真皮。

皮损常在幼年或青春期出现，孤立性皮损常见于成人，经典的浅表脂肪瘤样痣表现为多发性丘疹样，为息肉状或斑块样损害，直径可达 2 cm，界线分明，局限性分布于股部或臀部，呈皮肤色或淡黄色，表面一般光滑或有皱褶，常无自觉症状。有人认为本病是纤维上皮性息肉或皮赘的变异型，称为蒂状纤维脂肪瘤。

1. 组织病理学

组织病理学示表皮正常或略变薄，网状真皮内有成熟脂肪细胞增生，可延伸至真皮乳头。脂肪细胞常围绕血管集聚成小团块或表现为胶原束之间的孤立脂肪细胞，梭形细胞偶可见到。脂肪细胞可与下方的正常脂肪相连或被胶原隔开。

2. 诊断与鉴别诊断

诊断依临床病理确定。本病组织学上与灶性真皮发育不良的皮肤结节无法区别。

3. 治疗

本病一般不需治疗。

三、冬眠瘤

冬眠瘤是唯一的棕色脂肪良性肿瘤，临床表现类似于脂肪瘤。棕色脂肪较常见于冬眠动物，人类在婴儿期后很少见到棕色脂肪。

1. 临床表现

本病罕见，成人多见。单个皮下结节好发于肩胛间区、颈部和腋窝，边界清楚，质中，可移动，一般较小，呈淡红褐色，生长缓慢。

2. 组织病理学

组织病理学示肿瘤呈分叶状，有包膜，切面呈黑褐色至淡红褐色。肿瘤由丰满的圆形或卵圆形空泡状细胞和含有丰富血管的叶间隔组成；此种细胞外观类似于桑葚，故名桑葚细胞，胞质内有丰富的嗜酸性颗粒和小脂肪空泡，核大而圆，位于细胞中心，常有明显核仁，但未见核异型性和有丝分裂象。

肿瘤内常见单空泡的脂肪细胞，即白色脂肪细胞，特别是其周围。部分肿瘤似兼有普通脂肪瘤和冬眠瘤的特征。

3. 诊断与治疗

诊断依赖于组织病理，本病手术切除即可治愈。

第五节　皮肤脉管组织肿瘤

1982 年，美国哈佛大学波士顿儿童医院整形外科 Mulliken 和 Glowacki 提出了基于血管内皮细胞生物学特性的分类方法，按血管性疾病脉管胎痣的组织学和自然病程将其分为血管瘤和血管畸形两大类，两者的根本区别在于是否存在血管内皮细胞的异常增生，血管瘤是一种内皮细胞异常增生；而脉管畸形内皮更新正常。其分类成为现代分类标准的基础（图 9-4 ~ 图 9-6）。

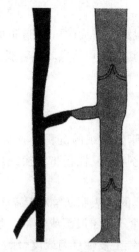

图 9-4　动静脉瘘

黑线代表供养动脉，灰线代表充盈的静脉

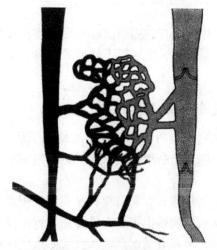

图 9-5　动静脉畸形

黑线代表供养动脉，灰线代表充盈的静脉

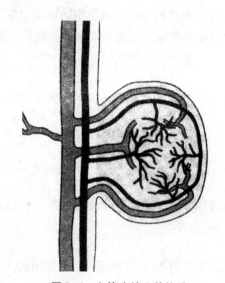

图 9-6　血管瘤的血管构造

黑线代表了动脉，灰线代表了扩张的充盈的静脉，阴影部分表示由含有小血管
腔的内皮细胞组成的细胞肿物

  1996 年国际脉管性疾病研究学会（ISSVA）制订了一套较为完善的分类系统（表9-2），获得广泛认同，成为世界范围内不同学科研究者交流的共同标准（表9-3，表9-4）。

表 9-2　ISSVA 的脉管性病变分类

脉管肿瘤（血管内皮细胞异常增生）	脉管畸形（无血管内皮细胞异常增生）
1. 婴幼儿血管瘤	1. 低流量脉管畸形
2. 先天性血管瘤（RICH 和 NICH）*	（1）毛细血管畸形
表现为出生后即有，1 岁左右几乎完全消退或不消退，其临床、病理和影像学表现与婴儿血管瘤有明显差别	葡萄酒色斑 毛细血管扩张 角皮性血管瘤
3. 丛状血管瘤（伴或不伴 Kasabach－Merritt 综合征）	
4. 卡波济型血管内皮瘤（伴或不伴 Kasabach－Merritt 综合征）	（2）静脉畸形 普通单发静脉畸形
5. 梭状细胞血管内皮瘤	蓝色橡皮奶头样痣

脉管肿瘤（血管内皮细胞异常增生）	脉管畸形（无血管内皮细胞异常增生）
6. 少见血管内皮瘤	家族性皮肤黏膜静脉畸形
上皮样血管内皮瘤	球状细胞静脉畸形
混合性血管内皮瘤	Maffucci 综合征
多形性血管内皮瘤	（3）淋巴管畸形
网状血管内皮瘤	2. 高流量脉管畸形
多形性血管内皮瘤	动脉畸形
血管内乳头状血管内皮瘤	动静脉瘘
淋巴管内皮肉瘤	动静脉畸形
7. 皮肤获得性血管肿瘤	3. 复杂混合性脉管畸形
化脓性肉芽肿	CVM/CLM/LVM/CLVM AVM-LM/CM-AVM
靶样含铁血黄素	
沉积性血管瘤	
肾小球样血管瘤	
微静脉型血管瘤	

注：C，毛细血管；A，动脉；V，静脉；L，淋巴；M，畸形。

RICH，迅速消退型先天性血管瘤；NICH，不消退型先天性血管瘤。

*RICH 和 NICH 是罕见的血管肿瘤，在婴儿出生时即生长完全，然后或者快速消退，或者不能消退。而在婴儿血管瘤中平滑肌肌动蛋白（αSMA）阳性细胞常见于婴儿血管瘤的血管壁，但是在 RICH 中却罕见。有报道伴有 RICH 或 NICH 的儿童血管瘤和婴儿血管瘤共存，儿童 RICH 患者迅速好转但却不能完全消退。在这些病例中，残余的损害演变为 NICH。Gorham 征（Gorham Stout 综合征）表现为大块骨溶解（骨消失），伴有血管瘤样组织增生，用 Bishopsphonates 治疗有效。

表9-3　血管瘤与血管畸形新旧名称对比

新名称	旧名称
婴幼儿血管瘤	草莓状血管瘤
葡萄酒色斑（先天性毛细血管和微静脉畸形）	鲜红斑痣、红胎记
静脉畸形（低流量脉管畸形）	海绵状血管瘤
动静脉畸形	蔓状血管瘤
淋巴管畸形	淋巴瘤
巨囊型	
微囊型	
先天性血管瘤*	
迅速消退型（RICH）	
不消退型（NICH）	
球状细胞静脉畸形	血管球瘤

注：*见表9-2注解。

表9-4　血管瘤与脉管畸形的区别

鉴别点	血管瘤	脉管畸形
出生时临床表现	通常30%在出生时出现症状	100%出生时出现症状，可能不明显
男女发病比	1 :（3~5）	1 : 1
发病率	出生时发病率为1%~2.6%，一年内发病率为10%~12%	0.3%~0.5%葡萄酒样痣
自然病程	增生期、退行期及消退期	随年龄成比例生长
细胞学	内皮细胞增生	内皮细胞更新正常
骨骼改变	偶有邻近骨骼"肿块效应"	慢流速：变异，肥大或发育不全 快流速：毁损，变异或肥大

一、匐行性血管瘤

匐行性血管瘤是一种以表浅真皮毛细血管和小静脉进行性扩张为特征的罕见血管疾病，由 Hutchinson 于 1889 年首次报道。

1. 临床表现

本病常在儿童期发病，女性多见，极少数患者可伴发血管畸形。其损害好发于四肢，但几乎所有部位均可受累，非对称性；针头大小的红色至紫色斑点排列成环形、"8"字形或匐形状，斑点的背景可呈红色或紫罗兰色，无炎症、出血或色素沉着。

2. 组织病理学

组织病理学示明显扩张的毛细血管位于真皮乳头内，为孤立的团块或成群出现。电镜观察显示这些管道由原纤维物质（内层）和胶原纤维（外层）构成。

3. 治疗

本病可采用电灼和激光治疗（脉冲染料、铜蒸气激光）。

二、化脓性肉芽肿

化脓性肉芽肿也称小叶性毛细血管瘤，是一种快速进展的血管性损害，表现为后天性红色丘疹或结节，并非一种化脓性疾病。本病本质上是毛细血管的小叶性增生，其确切疾病分类仍在争议中。化脓性肉芽肿易与无色素性黑色素瘤互相误诊。

1. 病因与发病机制

化脓性肉芽肿是一种增生性而不是肿瘤性病变。某些化脓性肉芽肿患者伴有内分泌改变或干预，停止刺激后通常会消退。

本病发生于轻微创伤后，常发生于创伤部位，也可见于激素或药物及物理性刺激之后，如维 A 酸治疗痤疮、卡培他滨或印地那韦治疗的患者，孕妇及口服避孕药妇女均可发病。然而，其损害的反复增生和难以消退提示为肿瘤。

2. 临床表现

（1）皮肤损害：为红色或棕红色隆起的肿物，呈圆形或扁平，直径可达 5 ~ 10 mm，偶尔达数厘米，有的损害根部狭小成蒂形的乳头状肉芽肿。其表面光滑或呈颗粒状，湿润或有鳞屑，质地柔软而有弹性或略硬，损害的基底常被领圈状鳞屑所包绕。本病轻度外伤则易出血，易继发感染。

（2）发病特征：本病好发于外伤的暴露部位，如手指、甲周、前臂、面部、头皮、跖部，偶尔也发生于口腔黏膜，尤其妊娠期妇女好发于口腔黏膜，孕妇肉芽肿是一种亚型。其也常见于新生儿脐部。一般无自觉症状，本病常单发，偶有多发，生长到一定程度不再发展。

（3）临床分型：妊娠性肉芽肿、多发性化脓性肉芽肿、皮下或真皮深层型和静脉内型化脓性肉芽肿。

3. 组织病理学

组织病理学为毛细血管增生伴水肿和大量中性粒细胞，成小叶状聚集。

4. 诊断与鉴别诊断

根据鲜红色至棕色丘疹，蒂状或无蒂状赘肉，表面坏死及溃疡考虑本病，组织病理可确诊。本病应与 Kaposi 肉瘤、无色素性黑色素瘤、杆菌性血管瘤病、转移癌鉴别。

5. 治疗

一般在局部麻醉后从根部外科切除，再进行电干燥。对较小的损害，可用 CO_2 激光、冷冻或化学药品烧灼治疗。巨大的复发性化脓性肉芽肿可系统应用糖皮质激素，药物引起的变异型在减少剂量或停药后损害可自行消退。其自发性消退常发生于 6 个月内，妊娠肉芽肿（牙龈瘤）常在分娩后消退。电干燥对彻底根除损害是必需的，即使极小片异常组织残留也会复发。

三、先天性血管瘤

先天性血管瘤包括婴幼儿血管瘤（草莓状血管瘤）、鲜红斑痣、静脉畸形（海绵状血管瘤）。

1. 病因与发病机制

部分患者的家族聚集性提示本病具有遗传易感性，易感基因定位在染色体 5q，合并动静脉畸形者可能与染色体 5q 的 RASA1 基因突变有关。

2. 临床表现

（1）鲜红斑痣：是一种先天性血管发育畸形，鲜红斑痣是由皮肤毛细血管扩张及畸形形成的，组织学研究未发现细胞增殖，在新生儿中的发病率为 0.3% ~0.5%。鲜红斑痣不会自行消退，可分为以下两种。

1）橙红色斑：又称中线毛细血管扩张痣。本病有如下特点。①极为常见，损害好发于前额、眉间、眼睑和颈部等面部中心，其中以颈部最多见。②损害为淡粉红色至猩红色斑片，不高出皮面，压之部分或完全退色，剧烈活动、发热、哭闹色泽常加深。③绝大多数在 3 岁之前完全消退；而颈部和眉间的损害可能持续至成年期。④极少数 3 岁时仍未消退。

2）葡萄酒样痣：又称侧位鲜红斑痣，倾向于持续生长，不会自发性消退。其位于头面部的病灶成年后常出现增厚和结节。本病特征如下：①本病是真皮乳头层和网状层血管的先天性畸形，出生时即有。②可伴发其他血管畸形或综合征，如 Klippel-Trenaunay 综合征（骨肥大性鲜红斑痣），合并同侧脑或脑膜血管病变及眼部血管畸形（Sturge-Weber 综合征）。在克罗恩综合征中，葡萄酒样痣发生于背部中线，其下的脊髓有血管畸形、化脓性肉芽肿、丛状血管瘤，偶尔基底细胞癌也发生于葡萄酒样痣上。

（2）婴幼儿血管瘤/草莓状血管瘤：又称婴儿血管内皮瘤，是一种血管瘤。

先天性（累及多达 1/100 的新生儿）或婴儿期发病最常见。婴儿的发生率为 1% ~4%。88% 的患者在生后 4 周内出现，25% 的患者出生时即有，皮肤任何部位均可发生，常见于头颈部，女婴多于男婴。一般为单发，压之不易退色。多数患儿出生后 8~12 个月持续增生，后进入消退期，5 岁以内消退率为 50% ~60%，7 岁以内为 75%，9 岁时 90% 完全消退，最长消退可持续至 12 岁，最终 20% ~40% 的患者有残余皮肤改变。

血管瘤前体：苍白色斑块、线状毛细血管扩张，易误诊为贫血痣、鲜红斑痣或青肿。

真皮血管瘤为鲜红色隆起的丘疹，扁平损害或结节，表面呈分叶状，质硬，边界清楚。皮下血管瘤一般为质软的较大团块，表面皮肤呈蓝色，大小不一，可从数毫米直至整个面部、大部分肢体和躯干。

本病发展分三期：①增生期，持续至 1 岁，其中以 3~6 个月生长最快。②稳定期，持续数月至数年。③消退期，完全消退率在 5 岁、7 岁及 9 岁时分别为 50% ~60%、75% 及 90%，余者直至 10~12 岁时仍有改善。6 岁左右时仍无退化征象，则本瘤不可能消退。

（3）静脉畸形/海绵状血管瘤：常在出生时或生后不久发病，少数在数年内变小甚至消退，大多数持续存在和增大。

皮损表现为鲜红色或黯紫色圆形或不规则形结节、斑块、肿瘤。表面皮肤呈蓝红色，反映皮损内血液量的增加。其好发于头部、颈部，其他部位也可发生。损害边界不很清楚，质软有弹性，挤压后缩小，压力去除后迅速充盈。少数损害表面伴发毛细血管瘤，偶而合并动静脉瘘。

少数为综合征的表现，如①Maffucci 综合征。②蓝色橡皮大疱性痣综合征，是消化道血管瘤，为多发性内生软骨瘤。

3. 组织病理学

（1）鲜红斑痣：本病的组织病理学特征是真皮乳头层和网状层浅部的毛细血管扩张，无内皮细胞增生。

（2）婴幼儿血管瘤/草莓状血管瘤：①早期毛细血管内皮细胞显著增生，大多聚集成实体性条索或团块，仅有少数小的毛细血管腔。②分化成熟的损害，部分毛细血管明显扩张。③退变期管腔变窄甚至闭塞，代之以水肿性胶原纤维。

（3）静脉畸形/海绵状血管瘤：血管扩张明显，里衬单层内皮细胞，周围有增厚的纤维组织包绕，纤维组织内可见平滑肌。

4. 诊断与鉴别诊断

（1）诊断。

1）鲜红斑痣：出生时或出生后发生，呈淡红色、黯红色、紫红色斑疹，压之部分或完全退色。

2）婴幼儿血管瘤（草莓状血管瘤）：出生时或出生后发生，皮损为一个或数个鲜红色高出皮面的丘疹，表面呈草莓状分叶，压之不易退色。

3）静脉畸形（海绵状血管瘤）：出生后发生，表面为皮色、淡紫色或紫蓝色，指压后可以缩小，如海绵状。

（2）鉴别诊断：本病应与血管平滑肌瘤、血管脂肪瘤、血管纤维瘤、蔓状血管瘤鉴别。

5. 治疗

（1）治疗原则。

1）诊断及分型正确：因为各型先天性血管瘤（如血管瘤和血管畸形、可消退血管瘤、非消退血管瘤）预后不一样，治疗时机及方法不一样。

2）正确选择治疗时机和方法：根据类型、大小、部位、发展阶段及患儿的一般情况，可选用手术、放疗、硬化剂或平阳霉素注射、冷冻、激光、电烙、激素、铜针、栓堵等疗法。有的患者需综合治疗。掌握好先天性血管瘤演变规律。每个皮损都需仔细观察和判断，决定治疗或延缓治疗或随访，选择治疗方法（表9-5，表9-6）。

表9-5 先天性血管瘤与血管畸形演变及治疗时机

名称	演变	治疗时机
鲜红斑痣		
橙红色斑（中线毛细血管扩张痣）	3岁之前完全消退，极少不消退	3岁以后，也可依生长部位、瘤体大小、对美容和功能影响，择机治疗
葡萄酒样痣（侧位鲜红斑痣）	不会自发消退	病程早期优选治疗方法，或选择时机，或对发展较快者治疗
婴幼儿血管瘤（草莓状血管瘤）	消退期为5岁、6岁、7岁，6岁左右无消退征象则不可能消退	6~7岁后进行治疗，也可依生长部位、瘤体大小、对美容和功能影响，择机治疗，也可早期干预治疗，以抑制快速生长，使之转向稳定期和消退期
静脉畸形（海绵状血管瘤）	大多数持续存在和增大，血管畸形不能消退	躯干及会阴部：一旦确诊宜尽早治疗或选择时机进行治疗 头颈部及四肢：请整形外科相关科室共同诊治

表9-6 先天性血管瘤治疗

名称		治疗方法
葡萄酒色痣（鲜红斑痣）	一线治疗	脉冲染料激光（金标准）
	二线治疗	强脉冲光源（IPLS）：治疗更深层的血管 光动力疗法（PDT）
	三线治疗	手术修复整形
婴幼儿血管瘤（草莓状血管瘤）	系统治疗	糖皮质激素、普洛萘尔、伊曲康唑、重组干扰素、长春新碱
	局部治疗	包括硬化剂，糖皮质激素（外用或皮损内注射），咪喹莫特（用于浅表型可能引起糜烂），平阳霉素，放射，冷冻，光动力疗法，钢针 0.5%噻吗洛尔滴眼液、0.1%奥莫尼定凝胶、普萘洛尔纳米水溶液、卡替洛尔 倍频掺钕钇铝石榴石激光（KTP脉冲染料激光CPDC，波长585 nm，595 nm）

名称		治疗方法
	激光治疗 浅表	翠绿宝石激光 755 nm，长脉冲 Nd：YAG 激光为 1 064 nm，连续性 Nd：YAG 激光穿透深度 4~6 mm
	深在	双波长激光将 585 nm、1 064 nm 波长序贯组合使用，提高疗效，减轻不良反应
	新开拓疗法	醋丁洛尔、噻吗洛尔、他克莫司、吡美莫司、贝伐珠单抗
	外科手术	特殊情况，药物无效或药物治疗比手术风险大者，如影响功能的眶周血管瘤；学龄前儿童鼻尖、唇部处于消退期来是否为手术最佳时期，尚有争论
静脉畸形（海绵状血管瘤）	手术治疗	小的可切除，大而深者认真评估选择：根治切除、部分切除、综合治疗、先栓塞硬化后手术治疗
	非手术治疗	口服糖皮质激素
	姑息治疗	硬化剂局部注射：如无水乙醇、十四烷基酸钠、鱼肝油酸钠、尿素、平阳霉素、高渗氯化钠、中药制剂
		动脉插管注射：如尿素、平阳霉素
		栓塞硬化治疗
		铜针置留及电化学治疗
		影响不显著可随访，不予治疗
		广泛及肢体者弹性绷带长期包扎压迫，从足到大腿根部

对于大多数的血管瘤患者来说，积极的非介入治疗是最好的手段，因为自行消退在美观方面可以达到最好的效果。大多数皮损（80%）愈合后不会留下任何皮肤的改变；其余有残余萎缩、色素减退、毛细血管扩张和瘢痕。只有 1/4 的婴儿血管瘤患者有治疗指征（5% 溃疡，20% 重要结构的阻塞，即眼、耳、喉头），并且 <1% 的患者有生命危险。

（2）治疗措施：脉冲染料激光可获得最佳效果，面部葡萄酒样痣的反应常最为迅速，但面中部损害的反应较慢，特别是位于三叉神经上颌支分布区域者。近年来脉冲激光与光子治疗技术使鲜红斑痣的治疗取得长足的进步，但疗效仍不尽如人意，只有大约 10% 的患者能获得完全清除。欧洲激光皮肤科学会 2007 年提出鲜红斑痣的治疗指南，该治疗指南总结近年来激光与强脉冲光治疗鲜红斑痣的新进展，比较有借鉴意义。

婴幼儿血管瘤（草莓状血管瘤）有自然消退倾向，应观察 3~5 年。

治疗干预的争议：在大多数患者中，治疗干预产生的美容效果比不上观察自然消退的美容效果，而主张早期治疗的支持者认为血管瘤会给儿童心理和形象造成一定影响。早期（增生期）适当干预治疗，以抑制其快速生长，使之转为稳定期和消退期。但是，血管瘤的深度使得激光对生长期或静止期儿童血管瘤无效。

（3）药物治疗。

1）糖皮质激素：泼尼松 [2~5 mg/（kg·d）] 口服，一般在用药数天至数周内即有明显效果；而 2~3 mg/（kg·d）低剂量服用有效，则 2~4 周减量，维持 10~11 个月。其不良反应比大剂量 [5 mg/（kg·d）] 小。一般需 1 个月至数月才能逐渐消退，约 1/3 血管瘤明显皱缩，1/3 停止生长而无明显皱缩，余者无反应。

2）干扰素（IFN）：IFNα-2a 及 IFNβ 是治疗危险性或致命性血管瘤的二线药物，常用于治疗对糖皮质激素无效者。有学者建议一般剂量为每天（1~3）×10^6 U/m^2，皮下注射。虽然治疗可加快血管瘤消退，但可能需要持续 6~12 个月。

（4）局部物理治疗。

1）对于表浅型血管瘤，由于其位置表浅，未涉及深层组织可以行 585 脉冲染料激光治疗，也可选用局部血管瘤间质注射 [方法：复方倍他米松 0.5 mL、氨甲蝶呤 5 mg 与 1% 利多卡因 2 mL 混合，直接注射（回抽无血）入血管瘤间质内]，安全有效，不良反应少。

2）对于深部或混合型血管瘤，采用栓塞硬化联合激素治疗注射。硬化剂局部注射，如鱼肝油酸钠、高渗氯化钠、中药制剂。动脉插管注射如尿素、平阳霉素。

（5）手术治疗：适应证灵活，对预计消退后外观不良、反复溃疡出血、保守治疗无效的 Kasabach-Merritt 综合征（巨大血管瘤伴血小板减少综合征）、小增生病灶病例中的合适者采用，手术不作为常规治疗。

6. 循证治疗选择

（1）先天性血管瘤：局部糖皮质激素[D]，皮损内糖皮质激素运用[B]，全身系统性糖皮质激素[B]，干扰素 α-2b 或干扰素 α-2a[C]，激光治疗，外科切除[D]，长春新碱[E]，栓塞[D]，环磷酰胺[E]，血管生成抑制剂[E]。

（2）鲜红斑痣：脉冲染料激光[B]，强脉冲光源（IPLS）[E]。

7. 病程与预后

（1）葡萄酒色痣（鲜红斑痣）：预后良好，唯影响美观。橙红色斑可自然消退，葡萄酒样痣不会自发性消退，可伴一些综合征。

（2）婴幼儿血管瘤（草莓状血管瘤）：大部分草莓状血管瘤可自然消退，治疗效果较好。

（3）静脉畸形（海绵状血管瘤）：血管瘤为良性肿瘤，良性过程，唯影响美观。一些血管瘤尤其海绵状血管瘤可能影响器官的功能。

四、骨肥大静脉曲张性痣综合征

骨肥大静脉曲张性痣综合征又名 Klippel-Trenaunay-Weber 综合征，有三大特征，即皮肤血管痣、静脉曲张和骨组织增长、增粗。

1. 临床表现

（1）发病特征。

1）静脉曲张和（或）动静脉瘘：最常累及下肢，静脉曲张于出生或生后不久即可见到。

2）皮肤毛细血管畸形：有鲜红斑痣，呈斑片状分布，除受累下肢分布外，还可侵犯臀部和躯干。

3）软组织和骨骼肥大：导致肢体变长和增粗。

（2）临床分型。

1）Klippel-Trenaunay 型：患肢骨粗大延长，仅有静脉畸形，即浅静脉扩张。

2）Weber 型：患肢骨粗大延长，有动静脉瘘，有血管分流杂音。

3）Sepvelle-Martorell 型：患肢骨萎缩变短，无动脉瘘。

2. 诊断与鉴别诊断

（1）诊断要点：①皮肤血管痣。②静脉曲张。③患肢增长、增粗。

（2）鉴别诊断：①淋巴性水肿，无血管性病变，无骨组织异常。②静脉曲张，不伴血管痣及骨组织异常。

3. 治疗

本病治疗不能令人满意，可采取弹性绷带包扎、手术治疗。

五、血管角化瘤

血管角化瘤是获得性血管病变，是一组明显扩张的薄壁血管，其上表皮增生伴一定程度的角化过度的良性血管畸形，而不是肿瘤。

1. 病因与发病机制

本病可能是小静脉压力增高所致。Fordyce 型有时发生于精索静脉曲张的表面，矫正血管异常可使损害消退；Fabry 病的代谢产物沉积可导致血管壁薄弱和扩张。丘疹性血管（孤立性）角化瘤被认为来自真皮乳头层小静脉壁受损、创伤和慢性刺激。血管角化瘤共有的表皮增生和角化过度可能是血管生长附近表皮的一种反应。

2. 临床表现

本病以阴囊型或女阴血管角化瘤最为常见，发病年龄为 20~50 岁。

（1）孤立型或称丘疹型：损害为边界清楚的鳞屑疣状小丘疹，呈红蓝色、深红色或黑色，好发于年轻人的下肢。

（2）限界型：又称角化性血管瘤，罕见，出生即有或儿童早期发病。损害为疣状丘疹或结节，可融合成斑块，单侧分布，常呈线样局限于一处。

（3）肢端型（Mibelli 型）：多见于儿童及青年，女性多见，寒冷和外伤常为本病诱因。其好发于指、趾和手足伸侧，其次为膝部、肘部，为黄豆大或更大的紫红色丘疹，表面粗糙角化，或成疣状。本病可单发或多发，可融合成片块状。

（4）阴囊型（Fordyce 型）：中年人多见，阴囊偶见紫红色针头至黄豆大丘疹，表面轻度角化，常伴有精索静脉曲张。组织病理同肢端型。

（5）弥漫型：糖脂在皮肤和内脏沉积，可见无数紫红色的幼小毛细血管扩张性丘疹，特别是下肢、阴囊、阴茎、躯干下部、口腔黏膜和唇。其表面轻度角化。组织病理呈毛细血管扩张，管壁有空泡化细胞和糖脂沉积。

3. 组织病理学

在普通显微镜下，各型的血管角化瘤有共同特征。①真皮上部至少有一根扩大的薄壁内皮衬里血管。②表皮增生伴程度不一的角化过度。偶尔，血管角化瘤覆盖在深层血管畸形之上。Fordyce 血管角化瘤和弥漫型血管角化瘤（Fabry 病）通常缺少角化过度。Fabry 病患者的小动脉和立毛肌平滑肌细胞质空泡变性。这些空泡是 HE 染色切片特异的诊断线索。

4. 诊断与鉴别诊断

根据各型血管角化瘤临床表现与组织病理可以诊断。需鉴别诊断的疾病中有色素性基底细胞癌、黑色素瘤、化脓性肉芽肿、血管病。

5. 治疗

丘疹型可行手术切除，多发性者用冷冻、β 射线、电干燥、激光或手术去除。

6. 循证治疗选择

激光治疗[C]，苯妥英钠[C]，卡马西平[C]，肾移植/血液透析[C]，酶替代疗法[D]，骨髓移植[E]。

7. 预后

本病除系统损害外，一般预后良好。

六、丛状血管瘤

丛状血管瘤为动静脉畸形，又称蔓状或葡萄状血管瘤、蜿蜒状动脉瘤。因毛细血管形成多个小的突起，故名丛状血管瘤。

1. 临床表现

（1）发病特征：丛状血管瘤是一种先天性动静脉瘘、动静脉畸形。其特点是在海绵状血管瘤或葡萄酒色斑等较稳定的血管畸形基础上合并动静脉瘘。本病无自行消退的可能。

（2）临床分型：①局限性较常见，多见于头部、颈部、眼眶、口腔、耳翼部位，肿物范围较小而柔软，瘤体表面见扭曲呈蚯蚓状或蔓藤状的血管团，呈肤色或紫红色，皮温稍高，扪之有搏动感和震颤感，可压缩，但去除压力后迅速复原，听诊时有连续性吹风样杂音，当肿瘤向皮肤表层扩展时可使表皮变薄、萎缩以至坏死，肿瘤也可侵蚀颅骨进入颅内与脑膜血管沟通。②弥漫性者范围广泛，多发生于四肢，除有上述特点之外，往往出现患肢增长、变粗。

2. 组织病理学

本病组织病理学可见肿瘤由动静脉构成，互相缠绕成团，有动静脉瘘，管腔扩大，管壁厚薄不均。

3. 诊断

本病可以通过体积描记法、体温记录法、静脉血氧饱和度的测定或动脉造影术来确定。

4. 治疗

本病应及早手术切除，或非手术治疗（参见先天性血管瘤治疗）。手术切除可以治愈创伤所致的动静脉瘘。由于先天性畸形由远端很小的损害所组成，对大多数患者而言，一般外科干预是不可行的。在彩色多普勒引导下注射硬化剂聚乙二醇单十二醚微泡沫可成功治疗此类患者。加压和抬高患处有助于限制溃疡、感染和其他继发性并发症。头皮的曲张状动脉瘤可做栓塞治疗和注射十四烷基磺酸钠治疗。

七、老年性血管瘤

老年性血管瘤又称樱桃样血管瘤，是一种血管增生性疾病，而且是一种最常见的血管畸形，由毛细血管扩张、内皮细胞增生所构成。

1. 临床表现

本病初发年龄为 30 岁左右，并随年龄增长而增多，暴发性患者见于接触硫黄、芥子气、溴化物等。发生在孕妇的樱桃样血管瘤可以在产后恢复，2 例暴发性患者具有高水平的泌乳素，提示激素水平是某些患者的病因。本病好发于四肢、躯干，特别是脐窝以上。损害为圆形鲜红色或樱桃色斑丘疹，新起可似瘀点，针头大，以后渐增至绿豆或黄豆大小，表面光滑、坚硬，直径为 0.5~5 mm，数目从几个到几百个不等。其受压后不退色，呈扁平或半球状隆起。

2. 组织病理学

本病组织病理学可见小息肉状损害，表皮有"领圈"结构，真皮乳头层可见扩张充血的毛细血管所组成的多发性小叶。

3. 鉴别诊断

本病应与单发性血管角化瘤、小球样血管瘤、化脓性肉芽肿鉴别。

4. 治疗

本病可不治疗，也可用电灼或液氮冷冻去除。

八、血管球瘤

血管球瘤属血管性错构瘤，由正常血管球所发生。血管球细胞可表达结蛋白和肌特异性肌动蛋白。家族性血管球瘤的基因已定位于染色体 1p21-22，个别多发性血管球瘤患者发现碱性成纤维细胞生长因子的局部和全身表达，提示该细胞因子在疾病的发病机制中起一定作用。

1. 临床表现

（1）孤立性血管球瘤：一般发生于成人，好发于甲床，损害为红色、紫红色或蓝色结节，直径 <1 cm，有疼痛和压痛。

（2）多发性血管球瘤：多发性皮损常见于儿童，呈常染色体显性遗传。其可发生于任何部位甚至呈节段性分布，但不累及甲床。其结节稍大且柔软，可压缩，一般不痛。组织病理见肿瘤由无数血管腔及多层血管球细胞所组成，单发者有包膜，多发者则无。

2. 诊断与鉴别诊断

诊断要点：皮损为蓝红色结节，孤立性有疼痛，多发性可有或无疼痛。组织病理证实诊断。本病应与蓝痣、皮肤纤维瘤、甲下黑色素瘤、皮肤平滑肌瘤、神经瘤鉴别。

3. 治疗

本病治疗为完全手术切除。

九、淋巴管畸形

淋巴管畸形，旧称淋巴管瘤，多在出生时或生后早期发病，为不常见的错构畸形。

1. 病因与发病机制

绝大多数淋巴管畸形为良性，大多数为发育畸形而非真性肿瘤。血管瘤和淋巴管瘤内皮细胞均有荆豆凝集素Ⅰ阳性反应，而Ⅷ因子相关抗原阳性反应仅见于血管瘤内皮细胞，大多数淋巴管瘤呈阴性反应。

2. 临床表现

（1）局限性淋巴管畸形：为不规则群集的持久性小水疱，水疱深在，壁厚不易破，表面紧张发亮，为 1~3 mm 大小，呈淡黄色，也可呈淡红色或淡紫色，个别患者皮疹呈疣状，皮损好发于腋下、颈部、四肢近端、躯干等处，组织病理见真皮浅部淋巴管呈囊性扩张，腔内有淋巴液、红细胞。

（2）海绵状淋巴管畸形：皮下肿块隆起，质软如海绵，好发于头部、颈部、下肢等处，累及唇、舌时可出现巨唇或巨舌症，组织病理见有大而不规则的薄壁淋巴管，有丰富的结缔组织间质。

（3）囊性淋巴管畸形：为多房性、柔软皮下囊肿，常呈分叶状，有波动感，透光试验阳性，多见于颈部、腋下、腹股沟、冠状沟等处，若是暂时性阻塞者，肿物可自行消退，也可扩大。组织病理见真皮深部有厚壁大囊腔。

（4）获得性进行性淋巴管畸形：四肢好发，表现为单发、界线清楚、逐渐增大的红斑或斑块，偶可自行消退。

3. 诊断与鉴别诊断

诊断要点：该病浅表性有特殊水疱，疱破后有淋巴液流出，多发生在早年。而深在的海绵状淋巴管瘤需与海绵状血管瘤鉴别。

4. 治疗

局限性淋巴管畸形可用电凝、液氮冷冻和激光治疗。本病也可用局部注射治疗。①平阳霉素，1 mg/kg，10 mg 稀释至 10 mL，将淋巴液抽净后注药，每周 1 次，一般 3~4 次注射即可治愈。②OK-432，瘤内注射治疗。③泼尼松龙，2~10 mg 注入肿瘤边缘，每天 1 次，10 次为 1 个疗程。④硬化剂。⑤大的海绵状、囊状淋巴畸形需手术治疗。其他两型需手术治疗。

5. 循证治疗选择

避免外界刺激[D]，手术治疗[D]，控制感染[D]，电烙术[D]，激光[D]，表浅 X 线照射[E]，冷冻疗法[D]，皮损内注射硬化剂[D]，减轻充盈的淋巴管的治疗[B]，充气加压疗法[B]，药物治疗[C]，手术[B]。

十、静脉湖

静脉湖是一种小静脉的高度扩张，并非真性血管瘤，由 Bean 和 Walsh 于 1956 年首次描述；可能与长期暴露于日光、风和寒冷及老年人的弹力组织缺陷有关。

1. 临床表现

本病好发于老年人的皮肤黏膜暴露部位，如耳、面、唇、颈部，其中以耳部最多见。损害为不规则的丘疹或结节，直径为 1~5 mm 或更大，呈红色至紫红色，可压缩，伴有自觉症状者罕见。

2. 组织病理学

本病组织病理学示真皮中上部有衬以单层内皮的大血管腔，管腔常参差不齐和为单腔性，周围的支持性纤维组织很少，部分管壁内可见平滑肌束。

3. 治疗

本病激光治疗效果良好。

十一、蜘蛛痣

蜘蛛痣是一种皮肤表浅小动脉扩张，由 Bateman 于 1824 年首次报道。因与妊娠和肝硬化有关，故推测循环雌激素水平增高是其发病因素，但未经证实。

1. 临床表现

（1）发病特征：本病好发于孕妇和肝病患者，但 10%~15% 正常成人和儿童也发生本病。损害可为单发性或多发性，面部、颈部最多见，余者依次为上肢、胸部和肩部。孕妇的蜘蛛痣一般在妊娠 2~4 个月时出现，逐渐增大；产后开始变小，常在产后 6 周左右消失。

（2）皮肤损害：典型蜘蛛痣由三部分组成：①中心点或蜘蛛体，为针头大小，倾向于隆起，偶见搏动。②分支血管或蜘蛛足，由数条中等口径的血管或大量小口径血管组成，呈辐射状。③红斑区，包绕中心点，常扩展至可见分支血管之外数毫米，呈环形或星形。损害直径可达 2 cm，压迫中心点可使周围红斑消失，压力解除后恢复。

2. 组织病理学

本病组织病理学显示扩张小动脉（蜘蛛体）位于网状真皮深部甚或更深部位；向上穿过真皮后，其管壁变薄并发出烛架样分支（蜘蛛足）。小动脉壁内可见平滑肌，偶有血管球细胞。

3. 治疗

本病可采用激光、电灼去除中心点。

十二、假性 Kaposi 肉瘤

假性 Kaposi 肉瘤又称肢端血管性皮炎，是指异常血流所致的表浅血管局限性增生，包括一组皮损类似于 Kaposi 肉瘤的斑块和结节的疾病。

1. 病因与发病机制

皮损是继发于先天性或获得性动静脉畸形和慢性静脉功能不全，血液逆流导致静脉、毛细血管压力增加和水肿，两者可刺激内皮细胞和成纤维细胞增生。

2. 临床表现

（1）临床分型：本病可分为两型，临床表现极为相似。①Stewart-Bluefarb 综合征，可在早期发病，皮损为单侧性，存在动静脉瘘。②Mali 肢端血管性皮炎，常在晚期发病，皮损一般为双侧性，不存在动静脉瘘，为单纯静脉高压所致。

（2）皮肤损害：皮损好发于第 1、第 2、第 3 趾，特别是第 2 趾，但足背或小腿也可发病。初期损害为紫罗兰色斑片，缓慢发展为红色至紫色丘疹和结节，表面光滑，质软，无触痛，常有较小的卫星状损害；有时发生溃疡和疼痛，部分患者尚可出现紫色鳞屑性质硬的斑块；皮损附近可有曲张的静脉。累及肢体的动静脉畸形可有下述表现：持续性疼痛，皮温增高，震颤，杂音，血液淤积，水肿，溃疡形成，静脉曲张，肢体增粗，多汗，多毛和感觉异常。患者可伴发许多潜在的血管性疾病，如慢性静脉功能不全、先天性或获得性动静脉畸形、肢体瘫痪、截肢性血管损伤或为静脉药物滥用者。

3. 组织病理学

本病组织病理学显示真皮内有大量的厚壁血管（内衬丰满的内皮细胞）、红细胞外渗和含铁血黄素沉积，血管聚集在分散的小叶内，小叶之间有纤维组织分隔。Mali 型的病理变化主要在真皮上部，而 Stewart-Bluefarb 型可累及整个真皮和伴有动静脉瘘。

4. 诊断及鉴别诊断

趾或截肢残端上出现的紫色丘疹或结节即应考虑本病，血流测定有助于确定潜在的血管异常，而活检可排除 Kaposi 肉瘤和血管肉瘤。

5. 治疗

矫正动静脉瘘或其他潜在的疾病可改善病情或防止其进展，下肢抬高、弹力裤或弹性绷带包扎、预防创伤和应用抗生素也有益处，皮损可试用激光治疗（连续波长或脉冲染料激光）。

第十章

恶性皮肤肿瘤

第一节　表皮肿瘤

一、鳞状细胞癌

鳞状细胞癌又称表皮样癌或棘细胞癌，是表皮（或黏膜）上皮细胞的一种恶性肿瘤。其病因和分化水平不同，而且有不同的侵袭性，在正常人紫外线诱导的大多数不易转移，而免疫抑制的人群具有较高的转移。我国鳞状细胞癌多见，其与基底细胞癌的发病比例为(5~10)：1。

（一）病因与发病机制

1. 致癌诱因

紫外线 B（UVB）辐射是最重要的病因学因素。其次是放疗、过往烧伤史、砷、煤焦油、工业致癌剂、免疫抑制、HPV 感染、炎症性病变和长期溃疡。器官移植接受者尤其倾向于发生这些肿瘤。多数致死性病例报道来自澳洲，提示阳光对皮肤免疫系统具有深远影响。

2. 基因突变

p53 基因突变及失活在 UVB 引起鳞状细胞癌的过程中是一个早期的重要改变。电离辐射与不同基因异常有关，包括点突变、染色体畸变、DNA 链断裂及缺失和基因重排。HPV 所导致的肿瘤抑制基因的失活与鳞状细胞癌的发生有关。

（二）临床表现

1. 发病特征

常见于中老年人，可发生于皮肤或黏膜的任何部位，尤其易发生在日光曝晒部位（约占90%），如前额、耳、头皮、颈部、下唇、面部、手背。放射部位、烧伤部位和慢性溃疡上出现的鳞状细胞癌侵袭性明显、转移率高，日光损害的皮肤上出现的鳞状细胞癌侵袭性较低，转移少。以上两型均可发生转移，特别易侵犯附近淋巴结。免疫抑制患者及接受器官移植患者鳞状细胞癌发生率是正常人的 40~50 倍。AIDS 患者唇部鳞状细胞癌发生率较正常人增加 4 倍。

2. 皮肤损害

通常为开始于曝光部位的日光角化病。皮损形态可分两型。①菜花样（或乳头状）型，初起为疣状隆起性肿块，基底坚硬，表面粗糙如菜花状，可见毛细血管扩张，或呈黯红色，顶部常有角质物附着，若将角质强行剥离，基底容易出血。②溃疡型，常发生在慢性溃疡或烫伤瘢痕上，中心破溃，边缘宽而隆起，并常呈菜花样外翻，或潜行状外观。其发展较快，向深部侵袭可达肌肉或骨髓，有黏臭的渗出物，周围充血。

3. 常见类型

（1）日光诱发鳞状细胞癌：源于光化性角化病，位于日光暴露部位。

（2）砷剂诱发鳞状细胞癌：源于砷剂角化病和鲍温病。

（3）热力鳞状细胞癌：在慢性热损伤部位。

（4）放射性鳞状细胞癌。

（5）瘢痕鳞状细胞癌。

（6）新生鳞状细胞癌：起源于正常皮肤。

（7）下唇鳞状细胞癌：源于光化性唇炎或盘状红斑狼疮。

（8）口腔鳞状细胞癌：好发于黏膜白斑病。

（9）女阴鳞状细胞癌：发生于 60~70 岁妇女。

（10）阴囊鳞状细胞癌。

（11）阴茎鳞状细胞癌。

（12）疣状癌：常见于跖部。

（13）甲周鳞状细胞癌。

（三）组织病理学

鳞状细胞癌由来自表皮的成巢、成片、成条的鳞状上皮细胞组成，延伸到真皮不同深度。细胞具有丰富的嗜酸性胞质和大的泡状细胞核。其有明显的细胞间桥，不同程度的中心角化（角珠）和角栓形成。

Broders 根据分化细胞的比例分成四级：Ⅰ级分化良好的细胞超过 75%；Ⅱ级超过 50%；Ⅲ级超过 25%；Ⅳ级低于 25%。

（四）诊断与鉴别诊断

本病的诊断依赖于组织学检查，任何可疑的损害（先在病变处或正常皮肤）均应及时活检。需与本病鉴别的疾病包括角化棘皮瘤、光化性角化病、孢子丝菌病、慢性溃疡、寻常狼疮、利什曼病、假上皮瘤样增生疾病（如芽生菌病）、基底细胞癌、鲍温病。

（五）治疗

1. 治疗原则

手术切除或 Mohs 显微外科手术，其中 Mohs 显微外科手术为金标准。放疗适用于直径 <10 cm 的肿瘤；直径 <1 cm 表浅损害可慎用冷冻或激光，但最好手术切除。若为恶性程度大者，可加用全身化疗。

2. 治疗选择

光化性角化病演变而来的小鳞状细胞癌应用电干燥及刮除法治疗。稍大的肿瘤或唇红缘及邻近部位的肿瘤最好是切除治疗，切除范围应该包括皮下脂肪组织。组织学显微分期对指导治疗有帮助。厚度小于 4 mm 的肿瘤单纯局部去除病灶即可。皮损厚度为 4~8 mm 或侵袭较深真皮的患者应该手术切除。穿透真皮的肿瘤由外科医师来分期，并给予多种治疗方法，包括切除、Mohs 显微外科手术、颈部分离、放疗及化疗。更大的肿瘤或鼻及眼部的肿瘤需要特殊关注。原发性皮肤鳞状细胞癌外科切除时边缘的宽度应根据治疗指南确定。当鳞状细胞癌发生转移时，最先转移到局部淋巴结群。Mohs 显微外科手术与前哨淋巴结切除术联合应用是治疗高转移风险鳞状细胞癌的一个选择。

（六）循证治疗选择

外科手术首选，刮匙刮除及电干燥[C]，冷冻外科[C]，外科切除术[B]，Mohs 显微外科手术[B]，放疗[C]，皮内注射氟尿嘧啶[B]，合并博来霉素的电化学治疗[B]，皮内注射干扰素 α[C]，截肢[D]，光动力学治疗[C]，系统性维 A 酸治疗[C]，系统性干扰素 α 治疗[C]。

（七）预后

与基底细胞癌相比，鳞状细胞癌发展较快，且易转移至区域淋巴结，发生血行转移者罕见，肺为最常见的转移部位。

二、湿疹样癌

湿疹样癌，又称 Paget 病，分为乳腺和乳腺外 Paget 病。乳头和乳晕的 Paget 病几乎都与潜在的乳腺导管癌有关，乳腺外 Paget 病见于顶泌汗腺丰富的区域。

（一）病因与发病机制

1. 与乳腺癌相关

乳腺 Paget 病与乳腺癌密切相关，皮肤病变是由于肿瘤细胞经乳腺导管扩散至表面上皮，呈亲表皮性。乳腺外 Paget 病的发病机制是多方面的，大多数患者表现为原位恶性肿瘤，主要源于表皮内汗腺导管，少数与汗腺癌向表皮转移或扩散有关。

2. 远处转移癌

有些病变可能是来自远处恶性肿瘤向表皮转移，如直肠癌、膀胱癌、尿道癌、前列腺癌或子宫颈内膜癌。在肛周病变中有超过 1/3 的患者合并直肠腺癌。乳腺外 Paget 病约有 15% 合并内脏癌。眼睑部 Paget 病与 Moll 腺癌有关，而外耳道 Paget 病与耵聍腺癌有关。

（二）临床表现

1. 乳腺 Paget 病

主要发生在 41~60 岁的女性乳腺部位，而男性罕见。其多为单侧，最初在乳头或乳晕处出现小片状鳞屑性红斑，可有少许渗液，损害渐扩大超出乳晕，并出现糜烂、结痂或溃疡，类似湿疹的皮损，但边界清楚，触之有肥厚感，有时为黯红色浸润斑块，可发生糜烂和溃疡或为下方乳腺导管癌直接扩散至皮肤。本病常有不同程度的痒痛感，病程慢性，可持续多年而无明显变化，常合并乳腺癌、乳腺导管癌。

2. 乳腺外 Paget 病

常见于 51~80 岁的女性，与乳腺 Paget 病的皮肤损害相同，易发生在顶泌汗腺分布处，如外生殖器、腹股沟、阴囊、会阴、肛周区域、腋窝、眼睑及外耳道。少数情况下，可同时在外阴和腋窝出现多发性损害。若发生在肛周或外阴处的皮损，可出现乳头瘤样增殖。大多数乳腺外 Paget 病没有潜在的肿瘤。乳腺外 Paget 病临床分型：①原发型，原发于乳腺外（来源于表皮内）。②潜在顶泌汗腺癌。③潜在胃肠道癌。④潜在泌尿生殖道癌。

（三）组织病理学

乳腺 Paget 病以出现 Paget 细胞为特征，为大的、圆的、核大淡染细胞，细胞间桥消失。Paget 细胞 PAS 反应阳性，耐淀粉酶，癌胚抗原（CEA）阳性，大部分患者 HER-2/neu 阳性、EMA 阳性，CAM5.2 和 CK7 染色阳性。染色的轮廓和 S-100 阴性、5/6 的细胞呈现角蛋白阴性反应都可明确地将本病与 Paget 样黑色素瘤和 Paget 样鲍温病鉴别开来。乳腺外 Paget 病组织学类似于乳腺 Paget 病，即角化过度、角化不全、棘层肥厚和位于上皮基底的淡染空泡状 Paget 细胞。

（四）诊断与鉴别诊断

根据发病部位及皮肤损害特点，结合有特殊表现的病理（Paget 细胞）易于诊断。本病需与湿疹鉴别，湿疹往往对称发生，时轻时重，边界不清，也无浸润感，经治疗后很快好转或消退。其他应与浅表恶性黑色素瘤、鲍温病、浅表基底细胞癌、乳头乳晕角化病鉴别。

（五）治疗

乳腺 Paget 病应根据乳腺癌存在与否来选择手术方式，如单纯乳腺切除、改良乳腺癌根治术等。疾病仅限于乳头时，可行局部放疗。乳腺外 Paget 病如无潜在肿瘤也可试用 Mohs 显微外科手术。其复发率超过 25%，其他包括放疗、化疗、光动力学疗法和激光均可选择。有报道 1 例乳腺外 Paget 病，5% 咪喹莫特，1 次/天，外用，有效。

女阴处复发的乳腺外 Paget 病可局部外用博来霉素成功治疗。所有乳腺外 Paget 病患者都应进行全面的体格检查以除外发生内脏恶性肿瘤的可能。

（六）乳腺外湿疹样癌的循证治疗选择

大范围局部手术切除[C]，Mohs 显微外科手术[C]，放疗[C]，系统性氟尿嘧啶、丝裂霉素 [CE]，系统性氟尿嘧啶、卡泊、叶酸钙[E]，系统性氟尿嘧啶、丝裂霉素[C]，顺铂、表柔比星、长春新碱[E]，光动力学治疗（PDT），局部 δ-氨基乙酰丙酸（ALA）[D]，局部氟尿嘧啶[E]，术前氢化荧光素（配合紫外光）[E]，局部博来霉素[E]，二氧化碳激光[E]，Nd：YAG 激光[E]。

（七）预后

乳腺外 Paget 病局限于上皮和皮肤附件或微灶浸润者（浸润不超过表皮基膜 1 mm），预后良好。虽术后也有复发，但复发常局限于上皮和附件，再次手术仍可治愈。若为浸润性或伴有下方肿瘤，预后较差。

第二节　附属器肿瘤

一、基底细胞癌

基底细胞癌（BCC）又称基底细胞上皮瘤，是一种起源于表皮及其附属器基底细胞的恶性上皮细胞瘤，极少发生转移。基底细胞癌通常仅在表皮发生，表皮有生长毛囊的能力，所以，基底细胞癌很少发生在唇红缘或生殖器黏膜。

（一）病因与发病机制

1. 致癌因素

病因不明，长期日晒是明显的诱因，常见于皮肤白皙和易于晒伤的个体，因放射线照射或在放射性皮炎基础上发生，存在外伤及烧伤瘢痕的人群应用砷剂或食用含有砷剂较高的水、食物等均可诱发本病。

2. 基因突变

研究已发现本病是由于人类同源的果蝇属基因 patched（*PTCH1*）的突变所致，该基因仅次于染色体 9q22.3。*PTCH1* 是一种肿瘤抑制基因。在 30% 的散发性基底细胞癌中发现有 *PTCH1* 突变。参与基底细胞癌发生的其他途径还有肿瘤抑制基因 *p53* 的突变。近来，也报道基底细胞癌中 BAX（bcl-2 相关 X-蛋白）的基因突变。

表皮细胞肿瘤的演变过程见图 10-1。

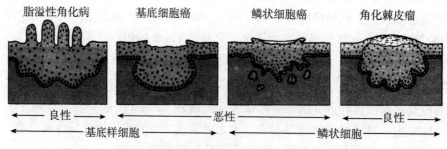

图 10-1　基底样细胞肿瘤（左）与鳞状细胞肿瘤（右）的比较

（二）临床表现

1. 一般特征

本病是人类最常见的侵袭性恶性肿瘤。本病很少转移，常被认为是一种非恶性肿瘤，但其破坏正常组织甚至破坏一侧面部及进入骨和脑组织。BCC 可发生于任何年龄，40 岁以上发生率显著增加，BCC 在年轻人群中发病率增加，可能是日光照射增加的结果。

2. 好发部位

85% 的 BCC 发生在头颈部，25% ~ 30% 单独发生在鼻部。BCC 也可发生在不受日光照射的部位，如外生殖器和乳腺。

3. 临床类型

（1）结节溃疡型：占 60% ~ 80%，最常见，常为单个，最初的损害为表面有蜡样光泽的小结节，逐渐长大，而新的损害又不断出现，新旧损害互相融合。结节表面覆有鳞屑，鳞屑不断脱落，出现发红的基底和溃疡。损害缓慢生长，逐渐形成参差不齐和破坏性外观，并不断向周围扩展，溃疡边缘向内卷起而有光泽。损害较硬，可侵蚀面部软组织及骨骼，以致毁容。

（2）色素型：罕见，皮损为褐色或黑色而酷似黑色素瘤，其他特点同结节溃疡型。色素沉着可发生在本亚型中。

（3）浅表型：占 10% ~ 30%，好发于躯干，皮损为鳞屑性红色斑片，边缘呈珍珠样光泽的线状隆起，表面常有小片的浅表溃疡或结痂，有时中心萎缩或形成瘢痕。

（4）硬斑病型：罕见，为黄色或象牙色的斑块，质硬，边界不清，类似瘢痕或局限性硬皮病，此型常无溃疡。

（5）pinkus 纤维上皮瘤型：罕见，好发于成人躯干，为单个或多个丘疹或结节，呈淡红色或黄色，质硬，表面光滑，有的融合成片，表面可见鳞屑或少许结痂，可有蒂，似纤维瘤。

（6）其他类型：浸润型、微小结节型、囊肿型、息肉状、巨大基底细胞癌（≥10 cm）。

（三）组织病理学

BCC 细胞类似于表皮的基底层细胞，嗜碱性，核大，在真皮内肿瘤细胞巢边缘规则排列成基底层样，即所谓的栅栏状（图 10-2）。各分型组织病理如下。①结节溃疡型（21%），瘤细胞形成圆形团块，边界清楚，边缘呈明显的栅栏状。②浅表型（17%），非典型基底细胞自表皮基底层呈出芽状延伸。③微小结节型（15%），小的圆形肿瘤结节，肿瘤细胞呈网状，似毛球大小，边界清楚，周围形成栅栏状。④浸润型（7%），肿瘤细胞团大小不等，形状不规则。⑤硬斑病型（1%），很多小的细长的瘤团，由少量细胞在纤维基质中形成条索状。

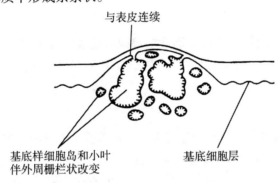

与表皮连续

基底样细胞岛和小叶
伴外周栅栏状改变

基底细胞层

图 10-2　基底细胞癌组织学

（四）诊断与鉴别诊断

根据本病多见于老年，单个浸润性斑块、结节、溃疡，组织学特征为基底样细胞肿瘤团块易于诊断。本病应与鳞状细胞癌、鲍温病、恶性黑色素瘤、Paget 病、角化棘皮瘤、脂溢性角化病鉴别。

（五）治疗

1. 手术治疗

（1）手术治疗对 BCC 的大小损害均适宜（图 10-3）。本病的 5 年复发率为 10%。

（2）Mohs 手术用于多数硬化型 BCC 及边界不清的 BCC，BCC 复发性可能很大的部位有鼻或眼睑。5 年复发率为 1%。

2. 放射治疗

较小的损害可做放疗，放疗美容效果最佳，5 年复发率为 7.4%。

3. 物理治疗

直径 <6 mm 的结节型 BCC，电干燥法及匙刮术有效，或采取激光或冷冻治疗，但对直径 >2 cm 皮损则不宜使用。

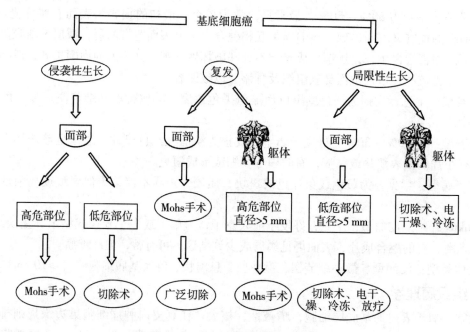

图 10-3 基底细胞癌的治疗措施

4. 免疫调节剂

5% 咪喹莫特霜治疗浅表型 BCC 有效。其既为免疫调节剂，又诱导产生与细胞介导免疫反应的细胞因子包括干扰素 α、干扰素 γ 及白介素，每天 1 次，6 周有效。

（六）循证治疗选择

刮除术和切除术[B]，冷冻外科[B]，外科切除术[B]，Mohs 显微外科手术[B]，放疗[B]，皮内干扰素治疗[B]，类视黄醛[D]，局部应用咪喹莫特[C]，光动力治疗[A]，局部应用 5-FU[A]，电化学治疗[B]，CO_2 激光治疗[D]，皮损内白介素治疗[D]，系统性化疗[D]。

（七）预后

BCC 生长缓慢且很少引起淋巴结转移。虽然 Domarus 等曾报道过因此病而发生转移死亡的患者，但一般 BCC 不发生区域淋巴结转移，有转移者实属罕见。

二、痣样基底细胞癌综合征

痣样基底细胞癌综合征（NBC）又称 Gorlin-Goltz 综合征，为常染色体显性遗传，出生后即发病或出生以后任何时候发病。

（一）病因与发病机制

本病可能由含有数个基因的 DNA 区缺失所致，UV 辐射后发生的散发性基底细胞癌可能是肿瘤抑制基因二次复制过程中的突变所致，已发现 *PTCH* 基因有广谱突变，以及 9 号染色体长臂的区域性突变（9q23.3-q34.1）。

（二）临床表现

1. 基底细胞癌

发病年龄可早至 2 岁，尤其好发于颈部，多数常在青春期到 35 岁之间开始增生。皮损为多发性基底细胞癌，常发生在青春期，也可出生时即有或生后不久发生。其好发于面部，特别是眼睑、鼻、颊和颈部甚至整个体表，常对称，散在分布，呈单侧或线状排列。损害为 0.5～5 mm 直径大小的丘疹，数个至数百个不等。个别损害于成年期后破溃。颜色从珍珠白、肉色到浅棕色都有，可以被误为皮赘或痣。

2. 粟粒疹

30%~50%的患者表现为基底细胞癌与小的角质囊肿（粟粒疹）混杂，35%~50%的白种人患者肢体和躯干可见体积较大的多发性表皮囊肿，约40%的患者有多发性睑结膜囊肿。

3. 掌跖小凹

具有特殊诊断意义。65%~80%的患者在11~20岁出现，损害为非对称性，表现为1~3 mm角层冰凿样凹陷，呈红色，无自觉症状。

4. 角质囊肿性牙源性肿瘤

其特点是从7岁以后开始出现多发性（平均为6个，范围为1~30个）牙源性角化囊肿，现称为角质囊肿性牙源性肿瘤。其病变位于上颌或下颌，以下颌更为常见。总体发生率为65%。本病可以导致牙明显移位，但很少引起骨折，术后非常容易复发（复发率超过60%）。

5. 系统损害

眦异位、先天性失明、性腺发育不全、智力低下、颌骨囊肿、硬脑膜钙化、骨骼异常、脑肿瘤可合并脂肪瘤、卵巢纤维瘤、颅骨异常（头大，相对巨头）、心脏纤维瘤、髓母细胞瘤。

（三）组织病理学

病变同寻常性基底细胞癌，病理亚型有实性、浅表性、纤维化、角化性、腺样和囊性等。

（四）诊断与鉴别诊断

1. 诊断

本病发病年龄早，皮肤肿瘤数目多，组织病理虽似基底细胞上皮瘤及毛发上皮瘤，但从临床多样性体征及病理，可确诊。

2. 鉴别诊断

（1）基底细胞上皮瘤：发病较晚，皮损数目少，多不伴发其他皮肤肿瘤、骨缺损，多无家族史。

（2）线状或单侧基底细胞痣：痣样基底细胞癌综合征应与线状或单侧基底细胞痣作鉴别，后者有广泛非对称损害，由基底样毛囊错构瘤粉刺、表皮样囊肿和部分区域的萎缩表皮组成，患者还可有脊柱侧凸，但没有其他明显内脏异常。

（五）治疗

1. 治疗方法

防晒，大的损害或影响美容疑有侵袭性者，应手术切除。

2. 基底细胞癌治疗

（1）手术切除，Mohs 显微外科手术。

（2）液氮冷冻或激光及刮除疗法。

（3）维 A 酸口服。

（4）其他：5-FU 和（或）维 A 酸霜外用、光动力学疗法均可使基底细胞癌数量减少。

3. 颌骨囊肿治疗

采用手术切除，但术后复发常见。

（六）循证治疗选择

保护，避免日晒[C]，外科手术治疗[D]，Mohs 显微外科手术治疗[D]，电干燥（电灼）及刮匙刮除治疗[D]，冷冻[E]，维 A 酸[C]，5-FU[E]，干扰素[B]，CO_2 激光[E]，光动力治疗[E]，皮肤磨削法[E]，咪喹莫特[E]。

第三节 皮肤转移癌及类癌综合征

一、皮肤转移癌

皮肤转移癌是人体内脏癌症通过血液或淋巴道转移、组织间隙直接扩散或外科手术时意外种植而产生的继发性癌肿（图10-4）。

1. 乳腺癌的皮肤转移

主要由淋巴道转移，包括：①炎症性皮肤转移癌或炎性癌，表现为乳腺表面或邻近皮肤出现红斑或斑块，边缘可迅速扩大，类似丹毒，其表面呈炎症外观。②盔甲转移癌，表现为硬斑病样斑块。③毛细血管扩张性转移癌，表现为紫红色丘疱疹，类似局限性淋巴管瘤。④结节状转移癌，常为多发硬结节。⑤乳腺下皱褶部癌，常表现硬性结节。⑥乳腺癌转移引起的肿瘤性斑秃。

2. 肺癌的皮肤转移

可发生于皮肤各处，最常见于胸壁及腹部皮肤，来源于支气管的燕麦细胞癌的转移好发于背部皮肤，最多见为局限性成簇丘疹或结节，或单发的结节。燕麦细胞癌也可来自胃肠道。

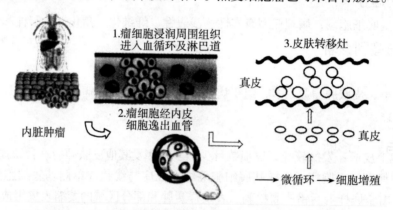

图10-4 内脏肿瘤细胞透过内皮细胞逸出血管，向皮肤转移

3. 胃肠道癌的皮肤转移

皮肤转移癌常见于腹部或会阴部，有时也见于头颈部；来源于胃癌的皮肤转移灶可见于各处，但脐部可能最常见。

4. 口腔癌的皮肤转移

口腔癌通常由淋巴道转移到皮肤，多见于面部、颈部，常为多发或单发结节，有时破溃。

5. 肾癌的皮肤转移

此型皮肤转移癌最常见于头部、颈部，其他部位也可发生，常为单发或少数结节，呈正常皮色、淡红色或紫色，可为首发症状。

6. 卵巢癌的皮肤转移

皮肤转移癌常发生于腹部（包括脐部）、女阴及背部，腹部者可发生于外科手术瘢痕上或其他诊断穿刺部位。

7. 类癌和神经内分泌癌的皮肤转移

这些肿瘤推测来源于神经嵴组织，其表现为单发或多发丘疹或结节。

皮肤转移癌的出现通常是预后不良的预兆，但并非绝对如此，明确诊断后平均生存率约为6个月，然而，有些患者生存期可能较长。

二、类癌综合征

类癌综合征也称嗜铬细胞瘤、嗜银细胞瘤，为多脏器综合征。类癌综合征是胃肠道或其他器官的内分泌细胞肿瘤分泌大量的药理活性物质所致，皮肤潮红、肠蠕动亢进、支气管痉挛和心瓣膜病变是其主要表现。这种肿瘤发生于嗜银性 Kulchitsky 嗜铬细胞。马来酸二甲麦角新碱和对氯苯丙氨酸可控制腹泻。其主要见于消化道类癌患者。

（一）病因与发病机制

这种细胞位于阑尾或回肠末端，也可位于胃肠道的其他部位，来自肺的支气管腺瘤和极少来自卵巢或睾丸畸胎瘤。类癌可产生 5-羟色胺、组胺、儿茶酚胺、激肽、P 物质、神经降压素和前列腺素，从而导致本病，肿瘤切除即可治愈本病。

（二）临床表现

1. 皮肤损害

（1）阵发性皮肤潮红，见于95%的患者。呈深红、青紫、苍白三期变化。早期潮红偶而发作，病情进展，发作变频繁，持续时间长。

（2）支气管类癌的潮红可累及全身。胃类癌的潮红以颈部周围最明显。

（3）复发性潮红可致永久性毛细血管扩张和面部、颈部青紫。

2. 类癌危象

低血压或高血压，持久潮红，精神错乱和昏迷。

3. 重要病变

胃肠道症状、支气管痉挛和心脏瓣膜病。类癌可伴发许多其他肿瘤和疾病，如胰腺肿瘤（Zollinger-Ellison 综合征）、甲状旁腺腺瘤、肢端肥大症、神经纤维瘤病和库欣综合征（异位 ACTH 产生所致）。

（三）实验室检查

尿 5-羟吲哚乙酸（5-HIAA）测定，超过 30 mg/d 即为阳性，胃类癌仅达 15 mg/d。

（四）诊断与鉴别诊断

1. 诊断

由于类癌综合征少见而缺乏特异性征象，故诊断相当困难（表10-1）。临床出现典型皮肤潮红、酸痛、腹泻、哮喘、右心瓣膜病变及肝肿大等症状时应考虑类癌综合征。静脉注射肾上腺素2～20 μg 能引起皮肤潮红，24 小时尿 5-HIAA 测定超过 58 μmol（15 mg）均有助于诊断。

表 10-1 类癌综合征的诊断依据

临床主征	各种程度的皮肤潮红、瘙痒、硬皮病样或烟酸缺乏病样皮损、内脏病变
胃肠道症状	腹痛、恶心、呕吐
实验室检查	尿 5-HIAA 阳性

2. 鉴别诊断

（1）皮肤肥大细胞增多症：因其释放组胺也出现皮肤潮红和瘙痒，但患者年龄一般在 3 岁以上，尿 5-HIAA 测定正常。

（2）倾倒综合征：因进餐食后突然释放 5-羟色胺而产生类似本病的症状，但患者有胃切除手术史，每于进餐后发病，而与本征不同。

（五）治疗

1. 治疗原则

除去肿瘤和阻断 5-羟色胺等介质释放，抑制其对人体器官、组织的损害。对本病的治疗主要是针对原发类癌的治疗，手术切除肿瘤，不能切除者予以化疗及放疗，减少和缩小肿瘤包块，其他治疗有一般支持疗法、对症治疗及伴发病治疗。

2. 治疗方案

见表 10-2。

表 10-2　类癌综合征的治疗方案

针对肿瘤	切除原发肿瘤
	削减肿瘤量：肿瘤发展甚慢，即使已经发生转移，肿瘤量的有效削减也能减少发病、提高生命质量，肿瘤缩减术可达此目的，如单叶转移时的半肝切除术、肝脏大量浅表转移切除、转移的淋巴结切除
	化疗用于不能切除者；放疗可用钴作姑息疗法
药物治疗	
生长抑素同类物	奥曲肽，能使大多数类癌综合征患者的潮红及其他内分泌综合征大为改善，并能防止和治疗类癌危象
其他药物治疗	
皮肤潮红	5-HT 拮抗剂、糖皮质激素
哮喘	氨茶碱、糖皮质激素
腹泻	对氯苯丙氨酸、甲基多巴
针对类癌介质	α 受体阻滞剂、H_1 及 H_2 受体阻滞剂、5-HT 拮抗剂、干扰素 α、奥曲肽
内脏疾病治疗	心脏瓣膜病、心力衰竭、中枢神经系统紊乱
伴发病治疗	肢端肥大症、库欣综合征、腹泻、胰腺肿瘤、甲状旁腺腺瘤
联合治疗	切除原发肿瘤、削减肿瘤量和应用奥曲肽（必要时佐以干扰素 α）的联合治疗，可使症状大大减轻，提高生命质量

（1）避免摄入含 5-HT 食物，如香蕉、胡桃、番茄等。

（2）手术治疗：切除癌组织及转移灶。

（3）药物治疗：发现生长抑素能防止类癌综合征的潮红和其他内分泌征象，是类癌治疗的重大进步。奥曲肽，100 μg/次，肌内注射，每 8 小时 1 次，可使腹泻停止和潮红消失，通常单剂量是 750 μg 或更低。α 受体阻滞剂：如苯氧苄胺，用于血管舒缓素分泌性肿瘤。H_1 及 H_2 受体阻滞剂：用于组胺和 5-HT 产生性肿瘤。烟酸：可使烟酸缺乏病性皮损消失。化疗：5-FU、环磷酰胺联合化疗。

（4）皮肤潮红：应用 5-HT 拮抗剂如二甲麦角新碱、赛庚啶。

（5）腹泻：对本病的腹泻、腹绞痛应用能抑制 5-HT 合成药，其中对氯苯丙氨酸有良效。

（六）病程与预后

类癌综合征的预后取决于原发类癌的治疗疗效。一般认为类癌生长缓慢，一旦出现症状，仍可存活 5～20 年，因此即使发现较晚也应尽量切除。

参考文献

［1］ 赖维．简明皮肤科诊疗手册［M］．北京：科学出版社，2019.

［2］ F. William Danby．痤疮病因与实用治疗［M］．丛林，尹志强，译．北京：人民卫生出版社，2019.

［3］ 吴志华．临床皮肤科学［M］．北京：科学出版社，2018.

［4］ 朱学骏，顾有守，王京．实用皮肤病性病治疗学［M］.4 版．北京：北京大学医学出版社，2019.

［5］［美］克里斯蒂娜.J. 科奥，［美］罗纳德.J. 巴尔．皮肤病理快速诊断图谱［M］．原书第 3 版．桑红，颜文良，译．北京：中国科学技术出版社，2018.

［6］ 朱学骏，涂平，李若瑜，等．中国皮肤病性病图鉴［M］.3 版．北京：人民卫生出版社，2019.

［7］ 孙乐栋，刘娟．红斑狼疮临床解疑［M］.2 版．北京：科学出版社，2018.

［8］ Jonathan Botting, Julia Schofield. BROWN 皮肤外科及门诊手术教程和图解［M］.5 版．北京：人民卫生出版社，2019.

［9］ 虞瑞尧，漆军．皮肤病彩色图谱［M］.4 版．北京：科学出版社，2019.

［10］ 张学军，郑捷．皮肤性病学［M］.9 版．北京：人民卫生出版社，2018.

［11］ 马振友，李斌，李元文．新编中西皮肤药物手册［M］．郑州：河南科学技术出版社，2019.

［12］ William D. James．安德鲁斯临床皮肤病学［M］.12 版．雷铁池，译．北京：科学出版社，2019.

［13］ 杨志波，王畅，汪海珍，等．白癜风诊断与治疗［M］.4 版．郑州：河南科学技术出版社，2018.

［14］ 杨志波，王畅，刘科林．实用皮肤病诊疗手册［M］.5 版．郑州：河南科学技术出版社，2018.

［15］ 肖国仕，高积慧．皮肤病诊疗手册［M］．郑州：河南科学技术出版社，2019.

［16］ 大卫·J. 杰夫克罗德．皮肤病学彩色图解［M］.6 版．天津：天津科技翻译出版公司，2019.

［17］［美］迪尔克·M. 埃尔斯顿，［美］塔米·弗雷格．皮肤病理学［M］.2 版．张建中，译．天津：天津科技翻译出版公司，2017.

［18］ William D. James, Dirk M. Elston, Patrick J. McMahon．安德鲁斯临床皮肤病图谱［M］．张春雷，译．北京：北京大学医学出版社，2020.

［19］ 李明，孙建方．皮肤科结缔组织病诊治［M］．北京：北京大学医学出版社，2017.

［20］ 吴志华，史建强，陈秋霞，等．皮肤性病诊断与鉴别诊断［M］.2 版．北京：科学技术文献出版社，2018.